U0727247

2020

全科医生（乡村全科）执业助理医师资格考试

精选真题
考点精析

刘 钊◎编著

**紧扣
新大纲**

信昭昭
过医考 *独家秘笈*

表格理解 → 图形记忆 → 口诀背诵

考点贯通

北京航空航天大学出版社
BEIHANG UNIVERSITY PRESS

内 容 简 介

本书根据国家医考中心最新公布的国家乡村全科医师大纲真题进行归纳总结。作者收集近几年来医师资格考试的常考题、必考题，并精选其中高频真题进行详细解析。全书分为三部分：第一部分，医学人文考题，这一部分是背诵部分，难度较小；第二部分，公共卫生考题，多为浅显的知识点，考试真题相对简单；第三部分，全科医疗考题，为乡村医师考试的一个大科目，需要大家重视，很多考生未能通过医考，也是因为忽视了此部分考试的分值。

本书力求在解析试题过程中教会考生做题技巧，提供经典考点的全面总结，相信考生用完此书后可顺利过关，直取证书。

图书在版编目（CIP）数据

全科医生（乡村全科）执业助理医师资格考试精选真题考点精析 / 刘钊编著. -- 北京 ：北京航空航天大学出版社，2019.1

ISBN 978-7-5124-2852-2

Ⅰ．① 全… Ⅱ．① 刘… Ⅲ．① 医师—资格考试—自学参考资料 Ⅳ．① R192.3

中国版本图书馆 CIP 数据核字（2019）第 010005 号

全科医生（乡村全科）执业助理医师资格考试精选真题考点精析

刘　钊　编　著
策划编辑　黄继松
责任编辑　寿亚荷

*

北京航空航天大学出版社出版发行
北京市海淀区学院路 37 号（邮编 100191）　http://www.buaapress.com.cn
发行部电话：（010）82317024　传真：（010）82328026
读者信箱：bhjiaopei@163.com　邮购电话：（010）82316936
北京宏伟双华印刷有限公司印装　各地书店经销

*

开本：787×1 092　1/16　印张：19.75　字数：486 千字
2019 年 1 月第 1 版　2020 年 2 月第 2 次印刷
ISBN 978-7-5124-2852-2　定价：67.00 元

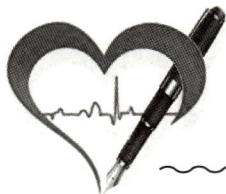

前　言

考生们经常在医师资格考试中遇到这样的困境：明明看过背过的知识点，放到题目中却分析不出题干的重要信息，不知道考什么内容。这就是昭昭老师经常跟考生说的一句话：会看书，不一定会做题。在近 10 年的医师资格考试辅导中，昭昭老师发现，很大一部分考生虽然看过视频、看过讲义，但就是不会做题，导致最后不能顺利过关。若想快速突破这一瓶颈，就需要有老师带领，一道一道做题，训练做题思路，将学到的知识点运用到考题中，教你真正学会如何做题，这样才能真正提高分数，顺利过关。

2020 版《全科医生（乡村全科）执业助理医师资格考试精选真题考点精析》包含了乡村医师资格考试常见考点的考题。2019 年用过此书的同学会惊奇地发现，本书中包含了很多原题。为什么呢？这就是昭昭老师反复跟大家强调的：考题在变，考点不变。

昭昭老师通过本书真正地教给大家如何做题，即昭昭老师解题三部曲：找题眼、明考点、选答案。我们通过对一道一道题目的分析，了解这个题目为什么选 A，更要知道为什么不选剩余的四个选项，以及题干如何改变就会选其他选项。这样训练下来，大家掌握的不仅仅是一个知识点，而是一串知识点，通过一个题目，把与其相同、相似的题目全部掌握。最后就会发现，通过做题对知识点的掌握有了巨大的进步，带来了本质的飞跃，使分数真正得到提高。

现在，市场上模拟题、练习题等种类繁多，质量参差不齐。如果大量做题，盲目采用题海战术，往往会导致有的考点没有复习到，有的考点却复习过了头，复习不得要领。医师资格考试复习最好的辅导书莫过于历年真题，最好的复习方法是"反复推敲历年真题"，这是昭昭老师多年从事医师资格考试培训积累的丰富经验和深刻体会。2020 版《全科医生（乡村全科）执业助理医师资格考试精选真题考点精析》涵盖近 10 年来国家医师资格考试中所涉及的真题，更有昭昭老师的独家讲解，是攻克医师资格考试的利器。紧紧抓住历年真题，沿着真题提供的线索指导复习，真正理解和掌握真题的内涵，就能把握住复习的主动权及方向。这是有效的复习方法，是简捷高效的复习途径。如果备考时间不够，基础知识不扎实，可参考昭昭老师编写的 2020 版《全科医生（乡村全科）执业助理医师资格考试核心考点背诵版》一书，此书将数千页的内容，浓缩为 300 页左右的核心必考点内容，以图表贯通，用口诀背诵，可以达到将知识点深度记忆、永不混淆的目的。

成功属于那些坚持的人，坚持做完本书中的所有习题，掌握其对应考点，就会在医师考试的考场上如鱼得水、游刃有余！

昭昭老师

题 目
第三部分 全科医疗

第一章 全科医学基本知识 ·· 36

第二章 常见症状 ·· 37

第三章 常见多发病 ··· 40

　第一单元 呼吸系统 ·· 40

　　第 1 节 急性上呼吸道感染 ······································ 40

　　第 2 节 急性支气管炎（暂无） ·································· 42

　　第 3 节 慢性阻塞性肺疾病 ······································ 42

　　第 4 节 支气管哮喘 ·· 43

　　第 5 节 肺 炎 ·· 43

　　第 6 节 肺结核 ·· 44

　第二单元 循环系统 ·· 45

　　第 1 节 慢性心力衰竭 ·· 45

　　第 2 节 心律失常 ·· 46

　　第 3 节 原发性高血压 ·· 47

　　第 4 节 冠状动脉粥样硬化性心脏病 ······························ 48

　第三单元 消化系统 ·· 49

　　第 1 节 胃食管反流病 ·· 49

　　第 2 节 急性胃炎 ·· 51

　　第 3 节 慢性胃炎 ·· 52

　　第 4 节 消化性溃疡 ·· 54

　　第 5 节 肝硬化 ·· 57

　　第 6 节 急性阑尾炎 ·· 60

　　第 7 节 胆石症 ·· 60

　　第 8 节 急性胆囊炎 ·· 61

第 9 节 急性胰腺炎 …………………………………………………………………… 62

第四单元　泌尿与生殖系统 ……………………………………………………… 63

第 1 节 尿路感染 …………………………………………………………………… 63

第 2 节 慢性肾小球肾炎 …………………………………………………………… 65

第 3 节 慢性肾衰竭 ………………………………………………………………… 67

第 4 节 前列腺增生 ………………………………………………………………… 68

第 5 节 尿路结石 …………………………………………………………………… 68

第 6 节 异位妊娠 …………………………………………………………………… 69

第 7 节 阴道炎 ……………………………………………………………………… 71

第 8 节 痛　经 ……………………………………………………………………… 73

第五单元　内分泌、血液及代谢 ………………………………………………… 74

第 1 节 缺铁性贫血 ………………………………………………………………… 74

第 2 节 血小板减少性紫癜 ………………………………………………………… 75

第 3 节 甲状腺功能亢进 …………………………………………………………… 76

第 4 节 甲状腺功能减退 …………………………………………………………… 78

第 5 节 糖尿病 ……………………………………………………………………… 79

第 6 节 血脂异常 …………………………………………………………………… 81

第六单元　精神神经 ……………………………………………………………… 82

第 1 节 脑血管病 …………………………………………………………………… 82

第 2 节 癫　痫 ……………………………………………………………………… 83

第 3 节 精神分裂症 ………………………………………………………………… 84

第 4 节 抑郁症 ……………………………………………………………………… 85

第七单元　运动系统 ……………………………………………………………… 86

第 1 节 颈椎病 ……………………………………………………………………… 86

第 2 节 黏连性肩关节囊炎 ………………………………………………………… 87

第 3 节 类风湿性关节炎 …………………………………………………………… 87

第 4 节 骨关节炎 …………………………………………………………………… 88

第八单元　儿科疾病 89

第1节　先天性心脏病 89

第2节　小儿腹泻 90

第3节　小儿急性肾小球肾炎 92

第4节　维生素 D 缺乏性佝偻病 92

第5节　新生儿黄疸 93

第6节　小儿热性惊厥 94

第7节　常见发疹性疾病 94

第九单元　传染病与性病、寄生虫病 95

第1节　病毒性肝炎 95

第2节　流行性脑脊髓膜炎 96

第3节　狂犬病（暂无） 96

第4节　艾滋病 97

第5节　性传播疾病 97

第6节　肠道寄生虫病（暂无） 98

第十单元　五官疾病 98

第1节　结膜炎 98

第2节　中耳炎 99

第3节　鼻炎与鼻窦炎 99

第4节　牙周炎 100

第5节　过敏性皮肤病 100

第6节　真菌性皮肤病 101

第7节　浅表软组织急性化脓性感染 101

第8节　急性乳腺炎 102

第9节　腹股沟疝 102

第10节　痔 103

第十一单元　常见肿瘤 103

第1节　肺　癌 103

第2节　食管癌 105

第 3 节　胃　癌 ·· 106

第 4 节　结、直肠癌 ·· 106

第 5 节　乳腺癌 ·· 107

第 6 节　子宫颈癌 ·· 108

第四章　合理用药 ·· 108

第五章　急诊急救 ·· 109

第一单元　急、危、重症 ·· 109

第二单元　常见损伤 ·· 111

第三单元　意　外 ·· 111

第六章　中医辨证施治和适宜技术应用 ······················ 117

第一单元　中医学基本概念 ······································ 117

第 1、2 节　整体观念和辨证论治 ································ 117

第 3 节　阴　阳 ·· 118

第二单元　诊　法 ·· 121

第 1 节　望　诊 ·· 121

第 2 节　闻　诊 ·· 123

第 3 节　问　诊 ·· 126

第 4 节　切　诊 ·· 131

第三单元　八纲辨证 ·· 132

第四单元　脏腑辨证 ·· 134

第五单元　经络腧穴总论 ·· 136

第六单元　常见病、多发病 ·· 137

第七单元　中成药应用 ··· 149

第 1 节　应用禁忌 ·· 149

第 2 节　用　法 ·· 151

第 3 节　肺系病证常用中成药 ·································· 151

第 4 节　心脑系病证常用中成药 ………………………………………………………… 153

第 5 节　脾胃系病证常用中成药 ………………………………………………………… 154

第 6 节　肝胆系病证常用中成药 ………………………………………………………… 156

第 7 节　肾系病证常用中成药 …………………………………………………………… 156

第 8 节　其他病证常用中成药 …………………………………………………………… 157

第 9 节　调经类常用中成药 ……………………………………………………………… 158

第 10 节　止带类常用中成药 …………………………………………………………… 158

第 11 节　小儿肺系病证常用中成药 …………………………………………………… 159

第 12 节　小儿脾胃系病证常用中成药 ………………………………………………… 159

第 13 节　皮肤与外科常用中成药 ……………………………………………………… 160

第 14 节　骨伤科常用中成药 …………………………………………………………… 160

第 15 节　五官科常用中成药 …………………………………………………………… 161

解　析
第一部分　医学人文

第一章　心理学 …………………………………………………………………………… 164

第二章　伦理学 …………………………………………………………………………… 169

第三章　卫生法规 ………………………………………………………………………… 173

解　析
第二部分　公共卫生

第一章　公共卫生策略 …………………………………………………………………… 188

第二章　卫生统计学和流行病学基本知识 ……………………………………………… 189

第三章　健康教育 ………………………………………………………………………… 190

第四章　传染病及突发公共卫生事件 ………………………………………… 192

第五章　居民健康管理 …………………………………………………………… 193

第六章　卫生监督协管 …………………………………………………………… 194

解　析
第三部分　全科医疗

第一章　全科医学基本知识 ……………………………………………………… 198

第二章　常见症状 ………………………………………………………………… 198

第三章　常见多发病 ……………………………………………………………… 201

第一单元　呼吸系统 ……………………………………………………… 201

第1节　急性上呼吸道感染 ……………………………………… 201

第2节　急性支气管炎（暂无） ………………………………… 202

第3节　慢性阻塞性肺疾病 ……………………………………… 202

第4节　支气管哮喘 ……………………………………………… 203

第5节　肺　炎 …………………………………………………… 203

第6节　肺结核 …………………………………………………… 204

第二单元　循环系统 ……………………………………………………… 204

第1节　慢性心力衰竭 …………………………………………… 204

第2节　心律失常 ………………………………………………… 205

第3节　原发性高血压 …………………………………………… 206

第4节　冠状动脉粥样硬化性心脏病 …………………………… 207

第三单元　消化系统 ……………………………………………………… 208

第1节　胃食管反流病 …………………………………………… 208

第2节　急性胃炎 ………………………………………………… 209

第3节　慢性胃炎 ………………………………………………… 210

第4节　消化性溃疡 211

第5节　肝硬化 212

第6节　急性阑尾炎 215

第7节　胆石症 215

第8节　急性胆囊炎 216

第9节　急性胰腺炎 216

第四单元　泌尿与生殖系统 217

第1节　尿路感染 217

第2节　慢性肾小球肾炎 219

第3节　慢性肾衰竭 220

第4节　前列腺增生 220

第5节　尿路结石 221

第6节　异位妊娠 221

第7节　阴道炎 222

第8节　痛　经 223

第五单元　内分泌、血液及代谢 224

第1节　缺铁性贫血 224

第2节　血小板减少性紫癜 225

第3节　甲状腺功能亢进 225

第4节　甲状腺功能减退 227

第5节　糖尿病 228

第6节　血脂异常 229

第六单元　精神神经 230

第1节　脑血管病 230

第2节　癫　痫 231

第3节　精神分裂症 231

第4节　抑郁症 232

第七单元　运动系统 233

第1节　颈椎病 233

第 2 节　黏连性肩关节囊炎 ··234

第 3 节　类风湿性关节炎 ··235

第 4 节　骨关节炎 ··235

第八单元　儿科疾病 ···236

第 1 节　先天性心脏病 ··236

第 2 节　小儿腹泻 ··237

第 3 节　小儿急性肾小球肾炎 ···238

第 4 节　维生素 D 缺乏性佝偻病 ···238

第 5 节　新生儿黄疸 ··239

第 6 节　小儿热性惊厥 ··240

第 7 节　常见发疹性疾病 ··240

第九单元　传染病与性病、寄生虫病 ···241

第 1 节　病毒性肝炎 ··241

第 2 节　流行性脑脊髓膜炎 ··242

第 3 节　狂犬病（暂无） ··242

第 4 节　艾滋病 ··242

第 5 节　性传播疾病 ··243

第 6 节　肠道寄生虫病（暂无） ··243

第十单元　五官疾病 ···244

第 1 节　结膜炎 ··244

第 2 节　中耳炎 ··244

第 3 节　鼻炎与鼻窦炎 ··244

第 4 节　牙周炎 ··245

第 5 节　过敏性皮肤病 ··245

第 6 节　真菌性皮肤病 ··245

第 7 节　浅表软组织急性化脓性感染 ··246

第 8 节　急性乳腺炎 ··246

第 9 节　腹股沟疝 ··247

第 10 节　痔 ··247

第十一单元 常见肿瘤 ··· 247

第 1 节 肺 癌 ··· 247

第 2 节 食管癌 ··· 249

第 3 节 胃 癌 ··· 249

第 4 节 结、直肠癌 ··· 250

第 5 节 乳腺癌 ··· 250

第 6 节 子宫颈癌 ··· 251

第四章 合理用药 ··· 251

第五章 急诊急救 ··· 252

第一单元 急、危、重症 ··· 252

第二单元 常见损伤 ··· 254

第三单元 意 外 ··· 254

第六章 中医辨证施治和适宜技术应用 ··· 258

第一单元 中医学基本概念 ··· 258

第 1、2 节 整体观念和辨证论治 ··· 258

第 3 节 阴 阳 ··· 259

第二单元 诊 法 ··· 262

第 1 节 望 诊 ··· 262

第 2 节 闻 诊 ··· 263

第 3 节 问 诊 ··· 265

第 4 节 切 诊 ··· 272

第三单元 八纲辨证 ··· 273

第四单元 肺腑辨证 ··· 275

第五单元 经络腧穴总论 ··· 276

第六单元 常见病、多发病 ··· 277

第七单元 中成药应用 ·· 286

第 1 节 应用禁忌 ·· 286

第 2 节 用 法 ·· 288

第 3 节 肺系病证常用中成药 ·· 288

第 4 节 心脑系病证常用中成药 ·· 289

第 5 节 脾胃系病证常用中成药 ·· 290

第 6 节 肝胆系病证常用中成药 ·· 291

第 7 节 肾系病证常用中成药 ·· 291

第 8 节 其他病证常用中成药 ·· 292

第 9 节 调经类常用中成药 ·· 292

第 10 节 止带类常用中成药 ·· 293

第 11 节 小儿肺系病证常用中成药 ·· 293

第 12 节 小儿脾胃系病证常用中成药 ·· 293

第 13 节 皮肤与外科常用中成药 ·· 294

第 14 节 骨伤科常用中成药 ·· 294

第 15 节 五官科常用中成药 ·· 295

题 目
第一部分 医学人文

第一章 心理学

1. "无论是致病、治疗，还是预防和康复都应将人视为一个整体，需要考虑各方面因素的交互作用，而不能机械地将它们分割开"。此观点所反映的医学模式是

   A. 自然哲学的医学模式

   B. 生物－心理－社会医学模式

   C. 神灵主义的医学模式

   D. 机械论医学模式

   E. 生物医学模式

2. 关于生物－心理－社会医学模式，下述提法中错误的是

   A. 人们关于健康和疾病的基本观点

   B. 医学道德进步的重要标志

   C. 医学临床活动和医学研究的指导思想

   D. 医学实践的反映和理论概括

   E. 对医德修养和医德教育的最全面认识

3. 关于医学模式的观点错误的是

   A. 是一种哲学观在医学上的反映

   B. 随历史的发展而不断发展变化

   C. "生物－心理－社会"医学模式的提出并不排斥生物医学的研究

   D. 新的医学模式以身心一元论为基本指导思想，坚持病因一元论的观点

   E. 医学心理学促进和推动了医学模式的转化

4. 人的行为不是由本能决定，也不是简单的外部刺激的结果，而是人的理性评价的结果，这种观点符合

   A. 精神分析理论

   B. 行为主义理论

   C. 人本主义理论

   D. 认知理论

   E. 心理生理学理论

5. 从心理或行为角度研究躯体疾病的预防和健康促进，该项工作属于以下哪个范畴

   A. 临床心理学

   B. 健康心理学

   C. 行为医学

   D. 心身医学

   E. 神经心理学

6. 通过交谈或问卷的方法了解一些人对某一事件的感受、态度和行为，在医学心理学的研究方法中属于

   A. 调查研究

   B. 临床观察研究

   C. 个案研究

   D. 实验研究

   E. 心理测验研究

7. 医学心理学的基本观点不包括

   A. 心身统一的观点

   B. 主动适应与调节的观点

   C. 认知评价的观点

   D. 情绪影响的观点

   E. 道德约束的观点

8. 面对同样的社会应激，有人难以适应

而得病，有人很快渡过难关。 医学心理学解释此现象的基本观点为

A. 社会影响的观点

B. 情绪作用的观点

C. 个性特征的观点

D. 心身统一的观点

E. 主动调节的观点

9. 以下**不属于**医学心理学研究任务的是

A. 心理社会因素在疾病的发生、发展和变化过程中的作用规律

B. 心理评估手段在疾病的诊断、治疗、护理与预防中的作用

C. 医院管理中存在的心理问题及系统的解决方法

D. 运用心理治疗的方法达到治病、防病与养生保健的目的

E. 患者心理活动的特点以及心理护理方法的运用

10. 下列关于医学心理学**实验研究方法**的主要特点叙述正确的是

A. 只以人为实验对象

B. 只记录生物学指标

C. 只在实验室中完成

D. 只使用各种现代仪器设备

E. 只在有目的和一定控制条件下进行

11. 医学心理学研究的**主要对象**是

A. 心理活动的规律的学科

B. 疾病的预防和治疗的原则

C. 疾病的发生发展的规律

D. 人类行为的科学发展

E. 影响健康的有关心理问题和行为

12. 医学心理学是哪一门科学的**分支**学科

A. 医学

B. 社会学

C. 心理学

D. 生理学

E. 生理心理学

13. **生物－心理－社会医学模式**认为

A. 心身是统一的

B. 心理对健康和疾病有能动作用

C. 心理因素、社会因素和生物因素都影响人体健康和疾病的发生

D. 在健康和疾病问题上应将人视为一个整体

E. 以上都是

14. 下列哪项**不属于**医学心理学的研究对象

A. 动物的心理发育

B. 病人的焦虑

C. 人际关系紧张

D. 人的不良行为

E. 人群心理健康水平

15. **不属于**医学心理学相关学科的是

A. 健康心理学

B. 变态心理学

C. 神经心理学

D. 药物心理学

E. 教育心理学

16. 下列关于医学心理学的表述**不正确**的是

A. 是一门交叉学科

B. 是医学的分支学科

C. 以维护和促进人类整体健康为目的

D. 以人作为主要研究和服务对象

E. 研究医学领域中的心理学问题

17. 心理健康**不包括**

A. 智力正常

B. 健康行为

C. 情绪乐观

D. 意识清晰

E. 人格健全

18. 医患沟通中的非言语沟通形式**不包括**

　　A. 引导话题

　　B. 人际距离

　　C. 面部表情

　　D. 身段姿态

　　E. 目光接触

19. **不应列为**心理应激对健康的消极影响的是

　　A. 使已有的疾病加重

　　B. 适应性调整，恢复内稳态

　　C. 使原有的疾病复发

　　D. 损害适应能力，引发心身症状

　　E. 与其他因素共同影响引发新的疾病

20. **长期慢性病患者**，应采取哪种**医患关系**模式

　　A. 被动－主动型

　　B. 主动－被动型

　　C. 指导－合作型

　　D. 共同参与型

　　E. 合作－指导型

21. 按照心身医学的观点，下列疾病中属于**心身疾病**的是

　　A. 精神分裂症

　　B. 抑郁症

　　C. 消化性溃疡

　　D. 大叶性肺炎

　　E. 精神发育迟滞

22. 下列疾病中，**不属于**心身疾病的是

　　A. 十二指肠溃疡

　　B. 抑郁症

　　C. 癌症

　　D. 糖尿病

　　E. 支气管哮喘

23. 属于**精神分析疗法**的是

　　A. 系统脱敏

　　B. 厌恶疗法

　　C. 自由联想

　　D. 森田疗法

　　E. 催眠疗法

24. 下列**不属于**心理治疗原则的是

　　A. 正义原则

　　B. "中立"原则

　　C. 真诚原则

　　D. 保密原则

　　E. 回避原则

25. 男性，19 岁，无业青年，父亲是生意人。该青年 5 年来一直在购买收藏女性的高跟鞋而感到满足，而且晚上要抱着高跟鞋睡觉。在心理咨询门诊诊断为"**恋物癖**"。对此类患者的治疗方法最好选择

　　A. 人本主义

　　B. 厌恶疗法

　　C. 自由联想

　　D. 系统脱敏

　　E. 梦的分析

26. 某单位女职工，在一家医院接受过心理评估与心理治疗。其所在**单位领导**获悉后想了解该患者的心理问题现状，**遂向医院索要心理评估的结果**，但被患者的心理医生拒绝。该心理医生所遵循的原则是

　　A. 耐心原则

　　B. 真诚原则

　　C. 客观原则

　　D. 回避原则

　　E. 保密原则

27. 认为焦虑症症状产生是由于错误学习养成易焦虑的人格后，一旦遇到生活事件便产生焦虑的条件反射，持这种观点的**理论**是

　　A. 精神分析理论

B．认知理论

C．人本主义理论

D．行为理论

E．心理生理理论

28．饮酒后感到"苦恼消除"，以后每逢心情不快就饮酒，这种行为属于

A．惩罚

B．消退

C．反射

D．负强化

E．正强化

29．以下各类心理学中，研究脑和行为关系的属于

30．以下各类心理学中，研究促进心身疾病康复和预防的属于

31．以下各类心理学中，研究心理咨询、心理诊断的属于

（29 ~ 31 题共用选项）

A．生理心理学

B．健康心理学

C．神经心理学

D．临床心理学

E．变态心理学

第二章　伦理学

1．医学伦理学属于

A．环境伦理学

B．社会伦理学

C．元伦理学

D．描述伦理学

E．规范伦理学

2．医学伦理学的学科性质属于

A．医德学

B．元伦理学

C．应用伦理学

D．道德哲学

E．生命伦理学

3．下列关于医学伦理学的研究任务不正确的是

A．确定符合时代要求的医德原则与规范

B．反映社会对医学职业道德的需要

C．为医学的发展导向

D．为符合道德的医学行为辩护

E．直接提高医务人员的医疗技术水平

4．医患关系是以社会主义法制为保障建立起来的

A．权威关系

B．信誉关系

C．互助关系

D．友好关系

E．信托关系

5．关于医患关系的性质，错误的是

A．医患关系是建在依赖基础上的特殊人际关系

B．医患关系是建立在平等基础上的契约关系

C．医患关系是同志式的平等关系

D．医患关系双方因为医生处于主动一方，患者处于被动一方而成为不平等的人际关系

E．医患关系是以社会主义法制为保障建立起来的信托关系

6. 关于医患关系，错误的是
   A. 随着技术的进步，医患关系在很大程度上被物化了
   B. 医患关系的物化必然割裂了医生和患者的情感
   C. 医患关系已从传统的道德调整向道德调整和法律规范过渡
   D. 医患关系的法制化趋势对医生的职业道德提出了越来越高的要求
   E. 医患之间的不协调的出现和增加在一定程度上说明了医患关系的民主化趋势

7. 医患之间的契约关系取决于
   A. 双方是陌生人
   B. 双方是熟人
   C. 双方地位有差别
   D. 双方都有独立人格
   E. 双方构成供求关系

8. 下列最能反映医患关系性质的表述是一种
   A. 商品关系
   B. 陌生人关系
   C. 信托关系
   D. 类似父子的关系
   E. 主动－被动关系

9. 对医患之间信托关系的正确理解是
   A. 陌生人关系
   B. 不同于一般陌生人关系
   C. 类似于陌生人关系
   D. "父子关系"
   E. 主动－被动关系

10. 体现医患之间契约关系的有下列做法，但应将下列哪项除外
   A. 患者挂号看病
   B. 医生向患者作出应有承诺
   C. 先收费用然后给予检查处置
   D. 先签写手术协议书然后实施手术
   E. 患者被迫送红包时保证不给医生宣扬

11. 对于长期慢性病人，宜采取的医患关系模式是
   A. 主动－被动型
   B. 被动－主动型
   C. 指导－合作型
   D. 共同参与型
   E. 合作－指导型

12. 主动－被动型的医患关系主要用于
   A. 康复期治疗患者
   B. 严重昏迷的患者
   C. 急性感染期患者
   D. 慢性感染患者
   E. 焦虑障碍患者

13. 西方早有明确规定而在中国古代没有引起注意的医德规范是
   A. 医学人道准则
   B. 平等待患准则
   C. 保守医密准则
   D. 不伤害病人准则
   E. 尊重女患者准则

14. 下列有关医际关系与医患关系的表述错误的是
   A. 医际关系的恶化在一定程度上将对医患关系产生不良影响
   B. 医患关系的恶化在一定程度上将对医际关系产生不良影响
   C. 处理医际关系与处理医患关系依据的伦理原则是相同的
   D. 医际关系与医患关系既互相独立又互相关联
   E. 良好的医际关系有助于形成良好的医患关系

15. 《医疗机构从业人员行为规范》适用

于哪些人员

A. 医疗机构的医生、护士、药剂、医技人员

B. 医疗机构的医护及后勤人员

C. 医疗机构的管理、医护、药学、后勤等人员

D. 医疗机构内所有从业人员

E. 医疗机构的管理人员、医师、护士、药学技术人员、医技人员、其他人员

16. 以下哪点不是病人的义务

A. 如实提供病情和有关信息

B. 避免将疾病传播他人

C. 尊重医师和他们的劳动

D. 不可以拒绝医学科研试验

E. 在医师指导下对治疗作出负责的决定并与医师合作执行

17. 以下属于医疗机构从业人员基本行为规范的是

A. 爱岗敬业，团结合作

B. 尊重生命，关爱生命

C. 优质服务，医患和谐

D. 严谨求实，精益求精

E. 以上都是

18. 关于医务人员的共同义务和天职描述正确的是

A. 彼此平等，相互尊重

B. 彼此信任，相互协作和监督

C. 彼此独立，相互支持和帮助

D. 共同维护患者的利益和社会公益

E. 相互学习，共同提高和发挥优势

19. 现代的医生义务强调的是

A. 对患者负责任

B. 对集体负责任

C. 对集体和社会负责任

D. 对患者和社会负责任

E. 对社会负责任

20. 关于医患双方权利和义务的下述口号和做法中，不可取的是

A. 医者不是上帝

B. 患者是上帝

C. 把维护患者正当权利放在第一位

D. 医者的正当权益也必须得到保证

E. 患者的权利往往意味着医者的义务

21. 不属于我国社会主义医德基本原则内容的一项是

A. 中西医并重

B. 防病治病

C. 救死扶伤

D. 实行社会主义人道主义

E. 全心全意为人民身心健康服务

22. 不属于医学伦理学原则的是

A. 有利

B. 公正

C. 不伤害

D. 克己

E. 尊重

23. 下列哪项不属于医学伦理学原则

A. 不伤害原则

B. 公正原则

C. 有利原则

D. 尊重原则

E. 人道原则

24. 一足部患有严重溃疡的糖尿病病人，经治疗病情未减轻，且有发生败血症的危险。此时为保证病人的生命而需要对病人截肢。这里包含的冲突是

A. 有利原则与公正原则的冲突

B. 有利原则与尊重原则的冲突

C. 不伤害原则与有利原则的冲突

D. 不伤害原则与公正原则的冲突

E. 不伤害原则与尊重原则的冲突

25. 下列做法中不违背医学伦理学**无伤害（不伤害）原则**的是
    A. 因急于手术抢救患者，未由家属或患者签手术同意书
    B. 发生故意伤害
    C. 造成本可避免的残疾
    D. 造成本可避免的病人自杀
    E. 造成本可避免的人格伤害

26. 对医学伦理学**不伤害原则**的准确理解是对病人
    A. 避免责任伤害
    B. 避免技术伤害
    C. 避免躯体伤害
    D. 避免心理伤害
    E. 以上都是

27. 对病人不一定有助益，可能**违背**医学伦理学有利原则的做法是
    A. 根据病情作相应检查
    B. 根据病情作相应治疗
    C. 根据病情给予止痛手段
    D. 病人受益而不给他人太大伤害
    E. 病人患癌症而到了晚期时告知他本人

28. **不包含**在医学伦理学有利原则之内的是
    A. 努力使病人受益（有助益）
    B. 努力预防和减少难以避免的伤害
    C. 对利害得失全面权衡
    D. 造成有意伤害时主动积极赔偿
    E. 关心病人的客观利益和主观利益

29. 关于尊重原则，**正确**的是
    A. 尊重原则是指尊重那些值得尊重的人和他们的决定
    B. 尊重原则是指尊重所有的人和他们的决定
    C. 尊重原则不包括尊重那些没到法定年龄的人和他们的决定
    D. 尊重原则也包括尊重那些没到法定年龄的人，有时甚至还包括他们的有些决定
    E. 当尊重原则与有利原则冲突时，绝对要以尊重原则为主

30. 关于**不伤害原则**，正确的是
    A. 此原则是绝对的、最基本的
    B. 临床中存在的很多对病人造成伤害的情况，有些是可以避免的
    C. 对病人的不伤害，只是指生理上的不伤害
    D. 对病人的不伤害，是指对病人心理的不伤害
    E. 若不伤害原则与其他原则冲突，则应该以满足不伤害原则为最终选择

31. 检验医学伦理学理论正确性的**唯一标准**是
    A. 理论深刻
    B. 医学实践
    C. 理论系统
    D. 理论全面
    E. 医学科研

32. 公正不仅指形式上的类似，**更强调**公正的
    A. 本质
    B. 内容
    C. 基础
    D. 内涵
    E. 意义

33. 男性，34岁。因不育症到某院诊治。该患者将自己**曾有过不检点的性行为告诉了医生**。其妻随后到诊室了解病情，**医生便告知真实情况**。患者妻子遂提出离婚，于是患者与诊治医生发生纠纷。该医患纠纷发生的最可能的

伦理原因是

A. 患者过去不检点的性行为引起不育

B. 患者有过不检点的性行为

C. 患者将过去不检点的性行为告诉了医生

D. 患者未将过去不检点的性行为告诉妻子

E. 患者的隐私保护权利未得到医生的尊重

34. 男性，29岁。因车祸受重伤被送去医院急救，因没带押金，医生拒绝为病人办理住院手续，当病人家属拿来钱时，已错过了抢救最佳时机。病人死亡。本案例违背了病人权利的哪一点

A. 享有自主权

B. 享有知情同意权

C. 享有保密和隐私权

D. 享有基本的医疗权

E. 享有参与治疗权

35. 男性，38岁。因为脑膜炎要做腰穿检查，有恐惧感。从医德要求考虑，临床医生应向病人做的主要工作是

A. 要得到病人知情同意

B. 告知做腰穿的必要性，嘱咐病人配合

C. 告知做腰穿时应注意的事项

D. 因诊断需要，先动员，后检查

E. 动员家属做病人思想工作

36. 男性，59岁。因肝硬化导致肝癌，目前肝癌患者病情已到晚期，处于极度痛苦之中，自认为是肝硬化，寄希望于治疗。当病情进展和疼痛发作时，多次要求医生给予明确说法和治疗措施。此时，医生最佳的伦理选择应该是

A. 正确对待保密与讲真话的关系，经家属同意后告知实情，重点减轻病痛

B. 恪守保密原则，继续隐瞒病情，直至患者病死

C. 遵循病人自主原则，全面满足病人要求

D. 依据知情同意原则，应该告知病人所有信息

E. 依据有利原则，劝导病人试用一些民间土方

37. 一位50多岁男患者，患慢支肺气肿多年，某日上午因用力咳嗽，突感胸痛气促，立即被送到医院急诊科。体检发现：血压100/70 mmHg，呼吸120次/分，烦躁，唇、指发绀，气管明显偏左，右侧胸廓饱满，叩诊鼓音，呼吸音明显减弱。拟诊右侧气胸，未作相应处理，即送放射科作胸透。透视完后病人出现潮式呼吸，未及抢救即死亡。为防止类似现象，应该

A. 充分检查，明确诊断，不伤害病人

B. 依据症状，请相关医生会诊作决策，不伤害病人

C. 当机立断，审慎地作出诊断并给予处置性穿刺，有利病人

D. 迅速判断并确定恰当目标，作出恰当的医疗决策，有利病人

E. 先行观察，再作处理，有利病人

38. 某中年男患者因心脏病发作被送到急诊室，症状及检查结果均明确提示心肌梗死。患者很清醒，但拒绝住院，坚持要回家。此时医生应该

A. 尊重患者自主权，自己无任何责任，同意他回家

B. 尊重患者自主权，但应尽力劝导患者住院，无效时办好相关手续

C. 尊重患者自主权，但应尽力劝导患者住院，无效时行使干涉权

D. 行使医生自主权，为治救病人，强行把患者留在医院

E. 行使家长权，为治病救人，强行把患者留在医院

（39～40题共用题干）

一小儿，女患者，11岁。患甲状腺癌，并有颈淋巴结转移。医生告诉患儿母亲，女孩需做甲状腺癌根治术。按常规手术后要造成颈部塌陷变形，肩下垂，身体的外观和功能都要受到一定损害。当患儿母亲听到要造成这些后遗症后，断然拒绝治疗，带孩子出院。过了不久，患儿家属考虑到癌症将危及病人的生命。故再次来到医院，要求给予治疗，并请求医生尽可能不给孩子留下终身伤残的痛苦。医生经过再三考虑，决定打破常规，采用一种新的术式，既收到治疗效果，又使女孩子保留外形美观，功能不受破坏。患者及家属同意做此手术，尽管这种术式的治疗效果当时尚不能肯定。手术进行得很顺利，随访远期疗效也很好。

39. 在该事例中，涉及了病人权利的是哪一项

A. 享有基本的医疗权

B. 享有自我决定权

C. 享有自我选择权

D. 享有知情同意权

E. 以上都是

40. 下面说法哪一点是错误的

A. 病人应该在医师指导下对治疗作出负责的决定并与医师合作执行

B. 既要为病人考虑眼前疗效，又考虑远期疗效

C. 医生不可以强求病人做不同意做的手术

D. 医生打破常规，采用治疗效果不肯定的术式的做法是不可取的

E. 医生为病人着想、勇担风险是值得赞扬的

41. 上述各项中属于医生违背不伤害原则的是

42. 上述各项中属于医生违背有利原则的是

43. 上述各项中属于医生违背尊重原则的是

（41～43题共用选项）

A. 当医生检查病人时，由于消毒观念不强，造成交叉感染

B. 医生满足病人的一切保密要求

C. 当妊娠危及母亲的生命时，医生给予引产

D. 医生对病人的呼叫或提问给予应答

E. 医生的行为使某个病人受益，但却损害了别的病人的利益

44. 属于医生违背不伤害原则的是

45. 属于医生违背有利原则的是

46. 属于医生违背尊重原则的是

（44～46题共用选项）

A. 当妊娠危及母亲的生命时，医生给予引产

B. 医生的行为使某个患者受益，但却给别的患者带来了损害

C. 医生对患者的呼叫或提问给予应答

D. 医生给患者实施粗暴性的检查

E. 医生尊重患者是指满足患者的一切要求

47. 最能体现不伤害原则的是

48. 最能体现保护病人隐私准则的是

49. 最能体现知情同意准则的是

（47～49题共用选项）

A. 医生为患者选用疗效相当但价格低廉的药物

B. 医生为患者提供完全、真实的信息，供其选择表态

C. 当医生使用艾滋病患者病情资料时，应作隐去姓名等处理

D. 当医生诊断时应综合考虑病人的各方面因素

E. 当医生治疗时应努力使病人受益

第三章　卫生法规

1. 下述情况中，可在医疗机构试用期满一年后，参加执业医师考试的是
   A. 高等学校医学专业本科以上学历
   B. 高等学校医学专业专科学历
   C. 中等专业学校医学专业学历
   D. 取得助理执业医师执业证书后，具有高等学校医学专科学历
   E. 取得助理执业医师执业证书后，具有中等专业学校医学专业学历

2. 以下情形中，可以参加执业医师资格考试的是
   A. 有医学专业本科以上学历，在医疗机构中工作满一年
   B. 有医学专业本科以上学历，在医疗机构中试用期满一年
   C. 有医学专业本科以上学历，在医疗机构中试用期满二年
   D. 有医学专业专科学历，在医疗机构中试用期满一年
   E. 有医学专业专科学历。在医疗机构中工作满一年

3. 以下情形中，可以参加执业医师资格考试的是
   A. 有医学专科学历，在医疗机构中工作满一年
   B. 有医学专科学历，在医疗机构中试用期满二年
   C. 有医学专科学历，在医疗机构中工作满二年
   D. 取得执业助理医师执业证书后，具有医学专科学历，在医疗机构中工作满二年
   E. 取得执业助理医师执业证书后，具有医学专科学历，在医疗机构中工作满一年

4. 可以参加执业医师资格考试的条件中，不包括
   A. 高等学校医学专业本科以上学历，在医疗机构试用期满一年
   B. 在执业医师指导下，在医疗机构试用期满一年
   C. 在执业医师指导下，在预防机构试用期满一年
   D. 在执业医师指导下，在保健机构试用期满一年
   E. 在执业医师指导下，在卫生行政管理机构试用期满一年

5. 助理医师张某，中专学历，在取得助理医师资格证并注册后，还需在医疗机构中工作满几年才能参加执业医师

考试

   A. 6 年

   B. 5 年

   C. 4 年

   D. 3 年

   E. 2 年

6. 申请个体行医的人，须经执业医师注册后在医疗、预防、保健机构中执业满

   A. 1 年

   B. 2 年

   C. 3 年

   D. 4 年

   E. 5 年

7. 医师中止执业活动二年以上，当其中止的情形消失后，需要恢复执业活动的，应当经所在地的县级以上卫生行政部门委托的机构或者组织考核合格，并依法申请办理下列哪种手续

   A. 准予注册手续

   B. 变更注册手续

   C. 注销注册手续

   D. 中止注册手续

   E. 重新注册手续

8. 医师甲某，定期考核不合格，可暂停其执业活动的时间是

   A. 3 个月至 5 个月

   B. 3 个月至 6 个月

   D. 3 个月至 8 个月

   C. 3 个月至 7 个月

   E. 3 个月至 9 个月

9. 某医师参加医师考核，成绩不合格，其卫生行政部门给予的处理是

   A. 停薪留岗一个月后重新考核

   B. 责令其暂停执业活动三个月至六个月，并接受培训和继续教育

   C. 降低薪酬待遇

   D. 吊销其执业医师证书

   E. 给予行政或纪律处分

10. 医师在执业活动中，有下列行为之一的，予以警告或责令暂停六个月以上一年以下执业活动，情节严重的，吊销其执业证书，构成犯罪的，追究其刑事责任，除了

   A. 发生医疗纠纷的

   B. 未经患者或者其家属同意，对患者进行试验性临床医疗的

   C. 泄露患者隐私，造成严重后果的

   D. 利用职务之便，索取、非法收受患者财物或者牟取其他不正当利益的

   E. 发生自然灾害、突发重大伤亡事故等紧急情况时，不服从卫生行政部门调遣的

11. 医师在执业活动中发生医疗事故不按规定报告的，应承担的法律责任是

   A. 行政罚款处罚

   B. 暂停一至六个月的执业活动

   C. 暂停六至十二个月的执业活动

   D. 注销执业证书

   E. 以上都不是

12. 某县医院妇产科医师欲开展结扎手术业务，按照规定参加了相关培训。培训结束后，有关单位负责对其进行了考核并颁发相应的合格证书。该相关单位是指

   A. 所在医疗保健机构

   B. 地方卫生行政部门

   C. 卫生部

   D. 地方医学会

   E. 地方医师协会

13. 医师在执业活动中享有的权利

   A. 履行医师职责

B. 遵守职业道德

C. 从事医学研究

D. 遵守技术规范

E. 保护患者隐私

14. 属于医师执业活动中享有的权利是

　　A. 尊重患者知情权

　　B. 宣传普及卫生保健知识

　　C. 参加专业学术团体

　　D. 适当接受患者礼品

　　E. 及时汇报传染病疫情

15. 根据执业医师法，医师在执业活动中应履行的义务描述正确的是

　　A. 在注册的执业范围内，选择合理的医疗、预防、保健方案

　　B. 从事医学研究、学术交流，参加专业学术团体活动

　　C. 获得工资报酬和津贴，享受国家规定的福利待遇

　　D. 努力钻研业务，更新知识，提高专业水平

　　E. 参加专业培训，接受继续医学教育

16. 经国家执业医师资格考试，取得执业医师资格的，可以申请注册，受理机构是

　　A. 县级以上人民政府卫生行政部门

　　B. 县级以上人民政府

　　C. 省（自治区）级以上人民政府卫生行政部门

　　D. 国务院卫生行政部门

　　E. 县级以上卫生防疫机构

17. 受理执业医师注册申请的卫生行政部门，对应当准予注册的，准予注册期限是自收到申请之日起

　　A. 7日内

　　B. 10日内

　　C. 15日内

D. 30日内

E. 60日内

18. 医师经注册后，应当按照以下哪项注册的内容执业

　　A. 执业范围

　　B. 执业地点

　　C. 执业范围，执业类别

　　D. 执业范围，执业类别，医疗机构

　　E. 执业范围，执业类别，执业地点

19. 未经医师注册取得执业证书的

　　A. 不得从事医师执业活动

　　B. 可在预防机构从事医师执业活动

　　C. 可在保健机构从事医师执业活动

　　D. 可在执业医师指导下，在预防、保健机构从事医师执业活动

　　E. 可在执业医师指导下从事医师执业活动

20. 以下情形中不予医师执业注册的是

　　A. 受过刑事处罚的

　　B. 受刑事处罚，自刑罚执行完毕之日起至申请注册之日止满二年，但不满三年的

　　C. 不具有完全民事行为能力的

　　D. 受过吊销医师执业证书行政处罚的

　　E. 受吊销医师执业证书行政处罚，自处罚之日起至申请注册之日止满二年的

21. 卫生行政部门决定不予医师执业注册的，申请人有异议时

　　A. 只能申请复议

　　B. 只能向人民法院起诉

　　C. 可随时申请复议或向人民法院起诉

　　D. 可自收到通知之日起10日内申请复议或向人民法院起诉

　　E. 可自收到不予注册通知之日起15日内，申请复议或向人民法院起诉

22. 有下列情形之一的，不予医师执业注册，**除了**

A. 受吊销医师执业证书行政处罚，自处罚决定之日起至申请注册之日止不满一年的

B. 受吊销医师执业证书行政处罚，自处罚决定之日起不满二年的

C. 受吊销医师执业证书行政处罚，自处罚决定之日起满二年不满三年

D. 受刑事处罚，自刑罚执行完毕之日起至申请注册之日止不满一年的

E. 受刑事处罚，自刑罚执行完毕之日起至申请注册之日止不满二年的

23. 受理医师执业注册申请的卫生行政部门对不符合条件**不予注册**的，书面通知申请人并说明理由的期限应当是自收到申请之日起

A. 10 日

B. 15 日

C. 30 日

D. 60 日

E. 90 日

24. 医师注册后有下列情形之一的应当**注销注册**。除了

A. 死亡的

B. 被宣告失踪的

C. 受民事处罚的

D. 受吊销医师执业证书行政处罚的

E. 中止医师执业活动满二年的

25. 医师注册后应当由卫生行政部门**注销注册**的情形之一是

A. 受罚款行政处罚

B. 受警告行政处罚

C. 受责令暂停六个月执业活动的行政处罚

D. 中止医师执业活动满一年的

E. 受吊销执业证书行政处罚的

26. 《人口与计划生育法》规定，计划生育技术服务机构和从事计划生育技术服务的医疗、保健机构应当开展如下工作，**除了**

A. 人口与计划生育基础知识宣传教育

B. 对已婚妇女开展孕情检查

C. 计划生育

D. 生殖保健的咨询

E. 非医学需要的胎儿性别鉴定

27. 对于违反中医医疗机构设置标准者，在县以上中医药管理部门的处罚措施中，哪项**不正确**

A. 责令限期改正

B. 停业整顿

C. 吊销医疗机构执业许可证

D. 取消城镇职工基本医疗保险定点医疗机构资格

E. 对负有责任的主管人员给予刑事处罚

28. 实行**计划生育**的夫妻（　）使用国家发放的避孕药具

A. 免费

B. 1/3 全价

C. 1/2 全价

D. 2/3 全价

E. 全价

29. 当发现严重不良反应的药品时，国家及省级药监局可采取停止生产、销售、使用的紧急控制措施，并应当在**几日内**组织鉴定

A. 1 日

B. 2 日

C. 3 日

D. 4 日

E. 5 日

30. 为促进中医药事业的发展，在对其保障的措施中，以下哪项描述不正确
    A. 医保支持
    B. 经费支持
    C. 文献保护
    D. 西药保护
    E. 中药材保护

31. 以下属于假药的是
    A. 以非药品冒充药物
    B. 未标明有效期
    C. 更改有效期
    D. 更改生产批号
    E. 擅自添加着色剂

32. 不属于医疗事故的情形描述不确切的是
    A. 在紧急情况下为抢救垂危患者生命而采取紧急医学措施造成不良后果的
    B. 输血感染造成不良后果的
    C. 在医疗活动中由于患者病情异常或者患者体质特殊而发生医疗意外的
    D. 在现有医学科学技术条件下，发生无法预料或者不能防范的不良后果的
    E. 因患方原因延误诊疗导致不良后果的

33. 内科医师王某，在春节探家的火车上遇到一位产妇临产，因车上无其他医务人员，王某遂协助产妇分娩。在分娩过程中，因牵拉过度，导致新生儿左上肢臂丛神经损伤。王某行为的性质为
    A. 属于违规操作，构成医疗事故
    B. 属于非法行医，不属医疗事故
    C. 属于超范围执业，构成医疗事故
    D. 属于见义勇为，不构成医疗事故

E. 虽造成不良后果，但不属医疗事故

34. 尸检应当经谁同意并签字
    A. 主管医师
    B. 科室主任
    C. 患者企业单位领导
    D. 院方领导
    E. 死者近亲属

35. 患者死亡，医患双方当事人不能确定死因或者对死因有异议的，应当在患者死亡后多长时间内进行尸检
    A. 12 小时
    B. 24 小时
    C. 48 小时
    D. 72 小时
    E. 1 周

36. 下列病历资料患者无权复印的是
    A. 门诊病历
    B. 住院志
    C. 体温单
    D. 医嘱单
    E. 死亡病例讨论记录

37. 医疗机构可以不给患者及其家属提供的资料是
    A. 住院志
    B. 医嘱单
    C. 疑难病例讨论记录
    D. 特殊检查知情同意书
    E. 护理记录

38. 因抢救急危患者，未能及时书写病历的，有关医务人员应当在抢救结束后几小时内据实补记，并加以注明
    A. 2 小时
    B. 3 小时
    C. 5 小时
    D. 6 小时
    E. 12 小时

39.《突发公共卫生事件应急条例》规定，突发事件监测机构、医疗卫生机构和有关单位发现突发公共卫生事件，应当在多长时间内向所在地县级人民政府卫生行政主管部门报告

A. 30 分钟

B. 1 小时

C. 2 小时

D. 6 小时

E. 12 小时

40. 下列哪项不属于突发公共卫生事件

A. 重大传染病疫情

B. 群体性不明原因疾病

C. 重大食物中毒

D. 严重车祸

E. 重大职业中毒

41. 属于疫苗接种异常反应的是

A. 疫苗本身特性引起的接种后一般反应

B. 疫苗质量不合格

C. 接种单位违反预防接种工作规范

D. 合格疫苗在实施规范接种过程中造成机体器官功能损害

E. 受种者在接种时正处于某种疾病的潜伏期或前驱期，接种后偶合发病

42. 儿童出生后，其监护人应当到儿童居住地承担预防接种工作的接种单位为其办理预防接种证，办理时限为

A. 1 周内

B. 2 周内

C. 3 周内

D. 1 月内

E. 2 月内

43. 不属于医院感染情况的是

A. 住院期间发生的感染

B. 入院前已开始而在医院继续发生的感染

C. 在医院内获得而出院后发生的感染

D. 护士在医院内操作失误获得的感染

E. 医生在医院手术时获得的感染

44. 有关医疗器械、器具的消毒工作技术规范错误的是

A. 进入人体组织的医疗器械、器具和物品必须达到消毒水平

B. 进入人体无菌器官的医疗器械、器具和物品必须达到灭菌水平

C. 接触皮肤、黏膜的医疗器械、器具和物品必须达到消毒水平

D. 各种用于注射、穿刺、采血等有创操作的医疗器具必须一用一灭菌

E. 一次性使用的医疗器械、器具不得重复使用

45. 下列哪种情形不属于特殊使用级抗菌药物

A. 不具有不良反应

B. 需要严格控制使用，避免细菌过快产生耐药

C. 有关其疗效的临床资料较少

D. 价格昂贵

E. 安全性方面的临床资料较少

46. 负责对辖区内村卫生室抗菌药物使用量、使用率等情况进行排名并予以公示的机构是

A. 省级卫生行政部门

B. 市级卫生行政部门

C. 县级卫生行政部门

D. 县医院

E. 乡镇卫生院

47. 下列哪项属于抗菌药物

A. 抗立克次体药物

B. 抗结核药物

C. 抗寄生虫药物

D．抗病毒药物

E．具有抗菌作用的中药制剂

48．关于医疗卫生机构对医疗废物的管理**不正确**的是

A．及时收集本单位的医疗废物

B．建立医疗废物暂时贮存设施

C．使用专用运送工具

D．及时交由医疗废物集中处置单位处置

E．医疗废物不可焚烧掩埋

49．医疗废物暂时保存的时间**不得超过**

A．24 小时

B．2 天

C．3 天

D．5 天

E．1 周

50．下列哪项**不属于**乡村医生在执业活动中履行的**义务**

A．进行一般医学处置，出具相应的医学证明

B．遵守法律、法规、规章

C．关心、爱护、尊重患者，保护患者的隐私

D．努力钻研业务，更新知识

E．村民宣传卫生保健知识，对患者进行健康教育

51．关于乡村医生执业要求**不正确**的说法是

A．乡村医生应当协助有关部门做好初级卫生保健服务工作

B．不得重复使用一次性医疗器械和卫生材料

C．患者情况紧急，应当及时向有抢救条件的医疗卫生机构求助

D．乡村医生不得出具与执业范围无关或者与执业范围不相符的医学证明

E．乡村医生应当在乡村医生基本用药目录规定的范围内用药

52．下列哪项**不属于**乡村医生在执业活动中享有的权利

A．出具相应的医学证明

B．参加专业学术团体

C．参加业务培训和教育

D．获取报酬

E．树立敬业精神

53．中药**二级保护品种**在保护期满后最长可以延长

A．五年

B．三年

C．一年

D．七年

E．六年

54．中药**一级、二级保护品种**在保护期限届满前多久，可以重新申请保护

A．6 个月

B．10 个月

C．3 个月

D．1 年

E．2 年

55．下列哪一项**不属于**"推定医疗机构有过错"的情形

A．违反法律、行政法规、规章以及其他有关诊疗规范的规定

B．隐匿或者拒绝提供与纠纷有关的病历资料

C．伪造、篡改或者销毁病历资料

D．医务人员尚未取得执业医师证书

E．以上都不是

56．医疗侵权赔偿责任中，医疗过错的**认定标准**是

A．未尽到分级诊疗义务

B．未尽到先行垫付义务

C. 未尽到健康教育义务

D. 未尽到主动协商义务

E. 未尽到与当时的医疗水平相应的诊疗义务

57. 《传染病防治法》规定，传染病暴发、流行时，当地政府应当

A. 立即组织力量进行防治，切断传染病的传播途径

B. 限制或停止集市、集会

C. 停业、停工、停课

D. 临时征用房屋、交通工具

E. 宣布疫区

58. 我国《传染病防治法》规定的甲类传染病包括

A. 鼠疫、艾滋病

B. 鼠疫、霍乱

C. 鼠疫、霍乱、艾滋病

D. 鼠疫、霍乱、伤寒和副伤寒

E. 鼠疫、霍乱、艾滋病、伤寒和副伤寒

59. 属于《传染病防治法》规定的乙类传染病的是

A. 鼠疫

B. 流行性感冒

C. 人感染高致病性禽流感

D. 黑热病

E. 霍乱

60. 属于乙类传染病的是

A. 鼠疫

B. 霍乱

C. 艾滋病

D. 麻风病

E. 流行性感冒

61. 下列属于乙类传染病，但是采取甲类传染病的预防、控制措施的是

A. 艾滋病

B. 人感染高致病性禽流感

C. 流行性出血热

D. 登革热

E. 血吸虫病

62. 《传染病防治法》规定，传染病暴发、流行时，当地政府应当

A. 医学观察

B. 留验

C. 隔离

D. 访视

E. 就地诊验

63. 依据《传染病防治法》的规定，各级各类医疗保健机构在传染病防治方面的职责是

A. 对传染病防治工作实施统一监督管理

B. 按照专业分工承担责任范围内的传染病监测管理工作

C. 承担责任范围内的传染病防治工作

D. 领导所辖区域传染病防治工作

E. 设立专人负责各施工区域的卫生防疫工作

64. 李某因患炭疽死亡，依据《传染病防治法》的规定，对其尸体应

A. 立即进行卫生处理，就近火化

B. 必要时可将尸体卫生处理后火化

C. 立即进行消毒处理后火化

D. 必要时可将尸体消毒处理后火化

E. 在指定场所卫生处理后火化

65. 医师应当按照药品说明书中的下列要求开具处方，但不包括

A. 操作规程

B. 药品适应证

C. 药理作用

D. 不良反应

E. 注意事项

66. 处方一般不得超过几日用量
    A. 3 日
    B. 5 日
    C. 7 天
    D. 10 天
    E. 1 月

67. 处方的最长有效期是
    A. 7 天
    B. 10 天
    C. 2 天
    D. 5 天
    E. 3 天

68. 麻醉药品处方的保存时间至少是
    A. 5 年
    B. 1 年
    C. 3 年
    D. 4 年
    E. 2 年

69. 处方开具当日有效。特殊情况下可以延长有效期。但有效期最长不得超过
    A. 2 天
    B. 3 天
    C. 5 天
    D. 7 天
    E. 10 天

70. 必须由病人及其家属或者关系人签字同意的诊疗行为包括
    A. 手术、特殊检查、特殊治疗
    B. 除门诊手术以外的手术、特殊检查、特殊治疗
    C. 除表皮手术以外的手术、特殊检查、特殊治疗
    D. 手术、非常规性的检查、特殊治疗
    E. 手术、创伤性检查、实验性治疗

71. 医疗机构工作人员上岗工作，必须佩戴
    A. 载有本人姓名、性别和年龄的标牌
    B. 载有本人姓名、性别和专业的标牌
    C. 载有本人姓名、专业和职务的标牌
    D. 载有本人姓名、职务或者职称的标牌
    E. 载有本人姓名、职称及科室的标牌

72. 未经医师（士）亲自诊查或亲自接产，医疗机构不得出具以下证明文件，除了
    A. 疾病诊断书
    B. 健康证明书
    C. 死产报告书
    D. 死亡证明书
    E. 医疗纠纷分析证言

73. 以下关于转诊的理解不正确的是
    A. 医疗机构可根据病人的病情决定是否需要转诊，病人可自主决定是否需要转诊
    B. 如患者坚持转诊，而医疗机构认为不宜，患者应签署转诊申请书
    C. 医疗条件不足，医疗机构必须积极履行转诊义务
    D. 如医疗机构对危重患者缺乏治疗条件，不必作任何处理而应立即转诊
    E. 患者要求转诊，不需要医疗机构负责人批准

74. 《医疗机构管理条例》要求医疗机构必须将以下项目悬挂于明显处所，除了
    A. 医疗机构执业许可证
    B. 诊疗科目
    C. 诊疗医生
    D. 收费标准
    E. 诊疗时间

75. 某医院未经批准新设医疗美容科，从外地聘请了一位退休外科医师担任主

治医师，该院的行为的性质属于

A. 非法行医

B. 超范围执业

C. 正常医疗行为

D. 特殊情况

E. 开展新技术

76. 个人门诊在开展诊疗活动前，必须依法取得

A.《设置医疗机构批准书》

B.《设置医疗机构备案回执》

C.《医疗机构执业许可证》

D.《医疗机构校验申请书》

E.《医疗机构申请变更登记注册书》

77. 医疗机构对限于设备或者技术条件不能诊治的患者，应当依法采取的措施描述正确的是

A. 立即进行抢救

B. 及时转诊至上级医院

C. 继续观察治疗

D. 提请上级医院派人会诊治疗

E. 请示当地卫生行政部门依法处理

78. 某市一拾荒人员病危，入院后发现属三无患者（无钱、无身份证明、无陪伴），医疗机构应

A. 先采取必要措施维持生命，待交费后进行转诊治疗

B. 先采取必要措施维持生命，报告当地公安、民政部门决定解决办法

C. 立即抢救

D. 立即抢救，条件许可时及时转诊

E. 接诊医务人员在报请院领导批准后转诊

79. 根据《母婴保健法》的规定，下述不属于孕产期保健服务的是

A. 胎儿保健

B. 孕妇、产妇保健

C. 母婴保健指导

D. 胎儿性别鉴定

E. 新生儿保健

80.《母婴保健法》规定，医疗保健机构依照规定开展的各个项目，必须符合国务院卫生行政部门规定的条件和技术标准，并经哪个部门许可

A. 乡镇卫生院

B. 县级以上地方人民政府卫生行政部门

C. 市级以上地方人民政府卫生行政部门

D. 省级人民政府卫生行政部门

E. 国家卫生行政部门

81.《母婴保健法》规定，从事规定的婚前医学检查、施行结扎手术和终止妊娠手术的人员以及从事家庭接生的人员，必须经过哪个部门考核，并取得相应的合格证书

A. 国家卫生行政部门

B. 省级卫生行政部门

C. 市级以上地方人民政府卫生行政部门

D. 县级以上卫生行政部门

E. 乡镇卫生院

82. 十一届全国人大常委会第（　）次会议表决通过《中华人民共和国精神卫生法》。

A. 二十六

B. 二十七

C. 二十八

D. 二十九

E. 三十

83.《精神卫生法》的实施日期是

A. 2013 年 3 月 20 日

B. 2013 年 4 月 3 日

C. 2013 年 5 月 1 日

D. 2013 年 5 月 30 日

E. 2013 年 6 月 2 日

84. 关于精神障碍患者的治疗措施描述错误的是

A. 患者自愿住院

B. 医疗机构不能同意患者要求的随时出院

C. 自愿住院治疗的精神障碍患者可以要求随时出院

D. 医生应尊重患者的权利

E. 有伤害自身危险情形的精神障碍患者，监护人可以随时要求出院，医疗机构应当同意

85. 青年李某，男性，因包茎到某医院做包皮环切术。在局部注射利多卡因后，即刻出现休克反应，经全力抢救无效死亡。经专家会诊认为其死亡是利多卡因变态反应所致，在临床中极为少见。根据《医疗事故处理条例》规定，李某的死亡应当属于

A. 一级医疗事故

B. 二级医疗事故

C. 三级医疗事故

D. 因不可抗力而造成的不良后果

E. 因患者体质特殊而发生的医疗意外

86. 医师李某，申请开办儿科诊所，经执业注册后，开展了儿科诊疗活动，同时也以所学知识诊治一些妇科病人，李某的行为是

A. 法律允许的行为

B. 医师执业规定所允许的

C. 只要不发生差错，法律即允许

D. 超执业范围的行为

E. 只要是患者自愿，都是法律允许的

87. 某医院年终对全院职工的基本情况作调查了解，其中有以下情况：医生甲因病休息一年多，医生乙因医院效益不好也在家闲了不满二年，医生丙出去参与经营未从事医疗二年多，医生丁承包医院的第二门诊近三年，其余大多数仍在医院坚持工作。依据执业医师法，下列人员中，属于应当注销注册，收回医师执业证书的是

A. 医生甲

B. 医生乙

C. 医生丙

D. 医生丁

E. 以上都不是

88. 黄某，2003 年 11 月因医疗事故受到吊销医师执业证书的行政处罚。2004 年 11 月向当地卫生行政部门申请重新注册，卫生行政部门经过审查，决定对黄某不予注册。理由是黄某的行政处罚自处罚决定之日起至申请注册之日止不满

A. 1 年

B. 2 年

C. 3 年

D. 4 年

E. 5 年

89. 某厂医院医生甲从 1998 年 10 月起，离开医院岗位为工厂从事推销。若甲至 2000 年 9 月 30 日仍不回岗位，其所在医院向准予甲注册的卫生行政部门报告的期限是

A. 7 日内

B. 10 日内

C. 15 日内

D. 30 日内

E. 2 个月

90. 在自然疫源地和可能是自然疫源地的

地区兴办的大型建设项目开工前，建设单位应当申请**当地卫生防疫机构**对施工环境进行

A. 环保调查

B. 卫生调查

C. 卫生资源调查

D. 环境资源调查

E. 危害因素调查

91. **王某经执业医师考试合格并进行注册后**，开办了一家牙科诊所，同时因为其对妇产科知识和操作较为熟悉，所以平时也会诊治一些妇科和产科的患者，其进行的妇产科诊疗活动属于

A. 法律允许的行为

B. 医师执业规定所允许的行为

C. 只要不发生差错，法律即允许

D. 超出执业范围的违法行为

E. 只要是患者自愿，就是法律允许的行为

92. 张、王、李、赵、刘五人的行为如下所述，其中哪位的行为违反了《**执业医师法**》的规定

A. 王医生有个患者经诊断为肺癌，王某没有告知患者本人其真实诊断结果

B. 李医生接诊一名因车祸大出血的患者，其所在医院无条件诊治需立即转诊，但他坚持给患者进行了一定止血处理后才将患者转走

C. 刘医生，在被派往南亚某受灾国家进行医疗援助时下落不明，法院宣告其失踪，四年后他平安返回，则他可立即继续原来的执业活动

D. 小张以师承方式学习传统医学5年多了，他通过了卫生行政部门指定的机构的考核，现在的他可以参加执业医师资格考试

E. 赵医生从北京调动工作到了沈阳，他需要到卫生行政部门更改其执业医师注册

93. 主治医师张某被**注销执业注册满1年**，现欲重新执业，遂向卫生行政部门递交了相关申请，但未批准。其原因是

A. 未经过医师规范化培训

B. 刑事处罚完毕后不满2年

C. 变更执业地点不满2年

D. 未到基层医疗机构锻炼

E. 在医疗机构的试用期不满1年

94. 一职工从沿海城市归来，腹泻1天，10余次，水样便，到市医院求治，疑为肠炎，后粪便培养出 **El-Tor 型细菌**。诊断后11小时医师上报疫情，国家要求**上报此类传染病**最迟不超过

A. 2 小时

B. 6 小时

C. 12 小时

D. 24 小时

E. 48 小时

95. 张某于1999年7月从某医学院**专科毕业**，张某可以

A. 在医疗、预防、保健机构中试用期满一年后参加执业医师资格考试

B. 在医疗、预防、保健机构中试用期满一年后参加执业助理医师资格考试

C. 在医疗、预防、保健机构中试用期满二年后参加执业助理医师资格考试

D. 取得执业助理医师执业证书后，在医疗、预防、保健工作满一年后参加执业医师资格考试

E. 取得执业助理医师执业证书后，在

医疗、预防等机构工作满半年后参加执业医师资格考试

96. 张某没有上过任何层次的医学专业的学校，但他仍有资格参加执业医师资格或执业助理医师资格考试，张某必定具有执业医师法规定的以下情形之一。除了
    A. 以师承方式学习传统医学满三年，经县级以上卫生行政部门确定的传统医学专业组织考核合格并推荐
    B. 以师承方式学习传统医学满一年，经医疗、预防、保健机构考核合格并推荐
    C. 以师承方式学习传统医学满三年，经医疗、预防、保健机构推荐
    D. 经多年实践医术确有专长，经县以上卫生行政部门确定的传统医学专业组织考核合格并推荐
    E. 经多年实践医术确有专长，经医疗、预防、保健机构考核合格并推荐

（97 ~ 98 题共用题干）

医生刘某看药品经营能挣钱，便与院领导拉关系，请假离岗搞药品销售，时间近三年。

97. 对刘某离岗二年以上的行为，医院应当报告准予注册的卫生行政部门的期限是
    A. 离岗满二年的 10 日内
    B. 离岗满二年的 15 日内
    C. 离岗满二年的 30 日内
    D. 离岗满二年后的三个月内
    E. 离岗近三年的当时

98. 医院未按规定履行报告职责，若导致严重后果，由卫生行政部门给予警告，并对该机构的行政负责人给予
    A. 行政处分
    B. 行政罚款
    C. 注销注册
    D. 吊销执照
    E. 以上都不是

99. 取得执业助理医师执业证书后，具有高等学校医学专科学历的，可以在医疗、预防、保健机构中工作满一定年限后报考执业医师资格考试，该年限是

100. 具有高等学校医学专业本科以上学历，报考执业医师资格考试的，需要在医疗、预防、保健机构中试用期满一定年限，该年限是

（99 ~ 100 题共用选项）
    A. 3 年
    B. 5 年
    C. 1 年
    D. 4 年
    E. 2 年

101. 未经患者或其家属同意，对患者进行试验性治疗的，由卫生行政部门给予的处理是

102. 不按规定使用麻醉药品、精神药物，情节严重的，由卫生行政部门给予的处理是

（101 ~ 102 题共用选项）
    A. 暂停执业活动三个月至六个月
    B. 暂停执业活动六个月至一年
    C. 给予行政处分
    D. 吊销医师执业证书
    E. 追究刑事责任

103. 造成医疗责任事故，情节严重的

104. 隐匿、伪造或者擅自销毁医学文书及有关资料，构成犯罪的

105. 擅自开办医疗机构行医给患者造成损

害的

（103～105题共用选项）

A. 责令暂停六个月以上一年以下执业活动

B. 吊销其执业证书

C. 追究刑事责任

D. 罚款

E. 承担赔偿责任

106. 属于医师执业权利的是

107. 属于医师执业义务的是

108. 属于医师执业规则的是

（106～108题共用选项）

A. 对医学专业技术有重大突破，作出显著贡献的医师，应当给予表彰或者奖励

B. 医师应当使用经国家有关部门批准使用的药品、消毒药剂和医疗器械

C. 对考核不合格的医师，可以责令其接受培训和继续医学教育

D. 医师在执业活动中，人格尊严、人身安全不受侵犯

E. 医师在执业活动中，应当遵守法律、法规，遵守技术操作规范

109. 对中止执业活动达到一定年限的医师，应当注销其执业注册，该年限是

110. 急诊处方依法应保存的年限是

（109～110题共用选项）

A. 2 年

B. 3 年

C. 1 年

C. 4 年

E. 5 年

题　目
第二部分　公共卫生

第一章　公共卫生策略

1. 不属于初级卫生保健服务的是
    A. 社区康复
    B. 疾病预防和保健服务
    C. 基本医疗
    D. 专科治疗
    E. 健康教育

2. 初级卫生保健的基本原则不包括
    A. 社区参与
    B. 预防为主
    C. 推广医学尖端技术
    D. 合理分配资源
    E. 合理转诊

3. 下列各类疾病中，主要应采取第一级预防的是
    A. 职业病
    B. 冠心病
    C. 糖尿病
    D. 高血压
    E. 病因不明，难以觉察预料的疾病

4. 用巴氏涂片法对18～65岁有性生活的女性进行宫颈癌的筛检，从疾病的预防策略角度看，这属于
    A. 第一级预防
    B. 第一级预防合并第二级预防
    C. 第三级预防
    D. 第二级预防
    E. 第二级预防合并第三级预防

5. 不属于建立新型农村合作医疗制度的原则是
    A. 自愿参加
    B. 多发筹资
    C. 以收定支
    D. 保障适度
    E. 快速推广

6. 下列哪种药物品种不应当从国家基本药物目录中调出
    A. 发生重大不良反应的
    B. 药监局撤销其药品批准证明文件的
    C. 药品标准被取消的
    D. 根据药物经济学评价，可被风险效益比或成本效益比更好的品种替代的
    E. 价格低廉的药物

第二章　卫生统计学和流行病学基本知识

1. 总体应该由
    A. 研究对象组成
    B. 研究变量组成
    C. 研究目的而定
    D. 同质个体组成
    E. 个体组成

2. 调查 1998 年某地正常成年男子的红细胞数的总体是 1998 年该地

  A. 每个正常成年男子

  B. 全部正常成年男子

  C. 能调查到且愿意接受调查的全部正常成年男子红细胞数的集合

  D. 全部正常成年男子的红细胞数的集合

  E. 正常成年男子的红细胞数

3. 一般不放在统计表中的项目为

  A. 线条

  B. 横标目

  C. 纵标目

  D. 数字

  E. 备注

4. 统计表的主语通常放在统计表

  A. 下面

  B. 上面

  C. 左侧

  D. 右侧

  E. 中间

5. 下列关于统计表制作的叙述正确的是

  A. 纵标目间用竖线分隔

  B. 横、纵标目用斜线分隔

  C. 要求各种指标小数位数一致

  D. 一张表应包含尽量多的内容

  E. 统计表通常包括标题、标目、线条、数字 4 部分

6. 一组变量值，其大小分别为 16，10，12，9，8，11，问平均数是

  A. 23

  B. 11

  C. 12

  D. 10.5

  E. 10.2

7. 原始数据都乘以一个不等于 0 的常数 K

  A. 均数不变

  B. 均数大小不定

  C. 均数变为 K 倍

  D. 均数增加 K 倍

  E. 均数减少 K 倍

8. 计算相对数的目的是

  A. 进行显著性检验

  B. 表示绝对水平

  C. 便于比较

  D. 表示实际水平

  E. 表示相对水平

9. 统计学中，率是指

  A. 某现象实际发生数在全体观察对象中所占比重

  B. 某现象实际发生数与不可能发生该现象的观察单位数之比

  C. 可能发生某现象的单位总数与实际发生数之比

  D. 某现象的实际发生例数与可能发生该现象的观察单位总数之比

  E. 实际发生数占能够观察到的单位数的比例

10. 描述某种事物或疾病发生严重程度的指标是

  A. 率

  B. 构成比

  C. 相对比

  D. 均数

  E. 标准差

11. 构成比之和为

  A. 100%

  B. < 100%

  C. > 100%

  D. 不确定值

  E. 100

12. 人口自然增长率计算公式正确的是
    A. 自然增长率＝粗再生育率－粗死亡率
    B. 自然增长率＝粗出生率－粗死亡率
    C. 自然增长率＝净再生育率－粗死亡率
    D. 自然增长率＝总和生育率－粗死亡率
    E. 自然增长率＝总生育率－粗死亡率

13. 有关粗出生率的表述中不正确的是
    A. 指某年活产总数与同年年平均人数之比
    B. 常用千分率表示
    C. 其优点是资料易获得，计算简便
    D. 缺点是易受人口年龄构成影响
    E. 可以精确地反映某时某地某人群的生育水平

14. 对 2007 年某地人口指标进行统计，发现与 2006 年相比，2007 年少年儿童人口比例增加，则可能出现该地未来的
    A. 死亡率增加
    B. 死亡率下降
    C. 出生率增加
    D. 出生率下降
    E. 人口自然增长率下降

15. 关于流行病学的定义最准确的是
    A. 研究传染病在人群中的分布和影响分布的因素及制定预防对策的科学
    B. 研究疾病在人群中分布的科学
    C. 研究健康状态的分布及影响因素以便采取有效保健措施的科学
    D. 研究非传染性疾病在人群中的分布和影响分布的因素以及预防对策的科学
    E. 研究人群中疾病与相关健康状况的分布及其影响因素，并研究如何防治疾病及促进健康的策略和措施的科学

16. 流行病学研究中所指的群体是
    A. 只限于一个家庭
    B. 只限于非患者
    C. 一定范围内的人群
    D. 只限于全人类
    E. 只限于病人

17. 某医师采用横断面调查研究的方法，调查高血压病在人群中的分布情况，选择最合适的指标为
    A. 病死率
    B. 发病率
    C. 死亡率
    D. 患病率
    E. 二代发病率

18. 某地区在一周内进行了高血压普查，可计算当地高血压的
    A. 罹患率
    B. 发病率
    C. 患病率
    D. 病死率
    E. 续发率

19. 下列哪项不是表示疾病流行强度的指标
    A. 暴发
    B. 大流行
    C. 短期波动
    D. 散发
    E. 流行

20. 疾病的三间分布是指
    A. 年龄分布、性别分布、职业分布
    B. 年龄分布、性别分布、季节分布
    C. 年龄分布、季节分布、地区分布
    D. 季节分布、地区分布、人群分布
    E. 时间分布、地区分布、人群分布

21. 下列哪项**不是**疾病**时间分布**的变化形式
    A. 短期波动
    B. 流行
    C. 季节性
    D. 周期性
    E. 长期变异

22. 流行病学研究对象的**三个层次**是指
    A. 人群分布、时间分布和地区分布
    B. 疾病、伤害和健康
    C. 传染性疾病、非传染病疾病和意外伤害
    D. 疾病分布、危险因素和预防控制措施
    E. 传染病、寄生虫病和地方病

第三章 健康教育

1. **健康教育的对象**是
    A. 全体人群
    B. 健康人群
    C. 亚健康人群
    D. 患者
    E. 隐性感染者

2. 健康教育"**知 - 信 - 行**"理论模式是
    A. 知识、信仰、行动
    B. 知识、态度、行动
    C. 知识、态度、信念
    D. 知识、态度、信念和行为
    E. 知识、信仰、行为

3. 关于健康相关行为改变的理论，知 - 信 - 行**错误**的是
    A. 知识是行为改变的基础和先决条件
    B. 信念通常来自父母及周围尊敬的人
    C. 态度指个人对人或事所采取的一种相对稳定的情感倾向
    D. 价值观是人们认为的最重要的信念和标准
    E. 价值观是最终的目标

4. **健康教育**要提供人们行为改变所必须的
    A. 医疗技术
    B. 诊断技术
    C. 救护技术
    D. 生化检测技术
    E. 知识、技术与服务

5. 关于促进心理健康的原则**错误**的是
    A. 正确地认识社会
    B. 社会适应自如
    C. 保持良好的人际关系
    D. 保持良好的情绪
    E. 提高心理调节和应对能力

6. 下列哪项**不是**影响健康的四大因素之一
    A. 行为和生活方式因素
    B. 资源因素
    C. 生物因素
    D. 环境因素
    E. 卫生服务因素

7. 20 世纪后期以来，影响健康**最主要**的因素是
    A. 生物学因素

B. 行为和生活方式因素

C. 社会环境因素

D. 自然环境因素

E. 卫生保健服务因素

8. 健康教育处方一般不用于

A. 住院教育

B. 门诊教育

C. 入院教育

D. 出院教育

E. 随访教育

9. A型行为性格与下列哪种疾病有关?

A. 溃疡病

B. 风心病

C. 冠心病

D. 癌症

E. 神经症

10. 某患者，竞争意识强，总想胜过他人，老觉得时间不够用，说话快，走路快，脾气暴躁，容易激动，常与他人的意见不一致。其行为类型属于

A. A型行为

B. B型行为

C. C型行为

D. AB混合型行为

E. BC混合型行为

11. 为了减少高血压对社区一般人群和高危人群健康的影响，某社区计划开展一项高血压的健康教育活动，下列不适于本次活动的教育内容的是

A. 遵医服药

B. 膳食限盐

C. 控制体重

D. 应激处理训练

E. 定期测量血压

12. 在制定艾滋病的健康促进规划时，通过工会把工人组织起来，积极开展艾滋病的防治教育，这体现了规划设计的

A. 目标原则

B. 前瞻性原则

C. 整体性原则

D. 灵活性原则

E. 参与性原则

13. 在学校开展学生体检属于健康行为中的

A. 基本健康行为

B. 预警行为

C. 保健行为

D. 遵医行为

E. 病人角色行为

14. 某人多次体检正常，却总怀疑自己患有心脏病，这属于

A. 不良生活方式与习惯

B. 致病行为模式

C. 不良疾病行为

D. 预警行为

E. 病人角色行为

15. 社区居民的价值观在影响健康行为方面属于

A. 促成因素

B. 强化因素

C. 反馈因素

D. 信息因素

E. 倾向因素

16. "你做得很好!"这是对对方做出的

A. 积极性反馈

B. 消极性反馈

C. 模糊性反馈

D. 情感性反馈

E. 鞭策性反馈

17. 促使一个人的健康相关行为发生改变的决定因素是
    A. 强化因素
    B. 倾向因素
    C. 促成因素
    D. 信念（态度）因素
    E. 知识因素

第四章　传染病及突发公共卫生事件

1. 关于传染的概念，下列哪项是错误的
   A. 传染也称感染
   B. 感染病原体后是否发病，主要取决于病原体的特性
   C. 感染病原体后是否发病，主要取决于人体的抗病能力
   D. 传染病是传染或感染过程中的表现形式之一，感染病原体后不一定都发病
   E. 构成传染过程，必须具备病原体、人体及环境三个因素

2. 构成"传染过程"必须具备的因素是
   A. 病原体、易感机体
   B. 寄生虫、中间宿主及终末宿主
   C. 病人、污染物、易感者
   D. 传染源、传播途径、易感人群
   E. 微生物、媒介及宿主

3. 下面哪个因素会使人群易感性降低
   A. 计划免疫
   B. 新生儿增加
   C. 易感人口迁入
   D. 免疫人口免疫力自然消退
   E. 免疫人口死亡

4. 将染疫人收留在指定的处所，限制其活动，并进行观察或治疗，直到消除传染病传播危险，这一措施被称为
   A. 拘留
   B. 隔离
   C. 留验
   D. 医学观察
   E. 医学检查

5. 传染源及其排出的病原体向周围传播所能波及的范围称为
   A. 疫点
   B. 疫区
   C. 疫源地
   D. 自然疫源地
   E. 传染区

6. 疫源地消灭的条件是
   A. 外环境中的病原体已经被彻底清除
   B. 传染源被移走
   C. 全部易感者经该病的最长潜伏期观察均未发病或感染
   D. A+B+C
   E. 上述均错

7. 以下哪项不是疫源地消灭必须具备的条件
   A. 传染源被移走或不再排出病原体
   B. 传染源排于外环境中的病原体被消灭
   C. 所有易感接触者经过该病最长潜

伏期未出现新病例或被证明未受感染

D. 传染源已完全治愈

E. 以上均不是

8. 影响传染病流行的因素是

A. 自然环境的温度及湿度

B. 自然因素和社会因素

C. 社会制度、宗教信仰及地理、气候等

D. 经济条件的好坏

E. 文化水平的高低

9. 影响和制约疾病流行的两个因素指的是

A. 自然因素、气候因素

B. 气候因素、地理因素

C. 地理因素、社会因素

D. 社会因素、气候因素

E. 自然因素、社会因素

10. 早期正确诊断传染病最重要的意义在于

A. 避免延误病情

B. 解决合理治疗

C. 有助于判断预后

D. 有助于流行病学调查

E. 有助于防止传播

11. 根据传染病防治法，甲类传染病是指

A. 鼠疫、狂犬病

B. 黑热病、炭疽

C. 鼠疫、炭疽

D. 鼠疫、霍乱

E. 炭疽、霍乱

12. 根据《中华人民共和国传染病防治法》，下列疾病中要采取甲类传染病的预防、控制措施的是

A. 麻疹

B. 血吸虫

C. 肺炭疽

D. 黑热病

E. 登革热

13. 可通过母婴传播的传染病是

A. 甲型病毒性肝炎

B. 艾滋病

C. 流行性乙型脑炎

D. 疟疾

E. 狂犬病

14. 我国规定甲类传染病报告时限在农村最多不超过

A. 1 小时

B. 2 小时

C. 8 小时

D. 10 小时

E. 12 小时

15. 扩大国家免疫规划是从哪年开始实施的

A. 1978 年

B. 1982 年

C. 2007 年

D. 2008 年

E. 2012 年

16. 疫苗在保存、运输和使用的各个环节都需要持续保冷，这一保冷系统称为

A. 计划免疫

B. 冷链工程

C. 扩大免疫规划

D. 冷链系统

E. 疫苗供应系统

17. 医疗机构发现重大食物中毒事件时，应当在多长时间内向所在地县级人民政府卫生行政主管部门报告

A. 30 分钟

B．1 小时

C．2 小时

D．24 小时

E．12 小时

18．以下**不是**突发公共卫生事件报告内容的是

　　A．事件名称、类别

　　B．发病、死亡人数

　　C．主要症状、体征

　　D．已经采取的措施

　　E．患者姓名

19．1990 年，某城市有麻疹暴发流行。经调查发现，此时期有大量的流动儿童迁入。从人群易感性角度考虑，这主要是因为

　　A．免疫人口减少

B．免疫力自然消退

C．易感人群迁入

D．隐性感染减少

E．儿童比例增加

20．某县医院收治了数名高热伴头痛、鼻塞、流涕、全身酸痛等症状的患者，后被确诊为 H7N9 流感。为了防止疾病传播，该医院严格按照有关规定立即对患者予以隔离和治疗，同时在规定的时限内向当地计生行政部门进行了报告。该规定时限是

　　A．3 小时

　　B．5 小时

　　C．4 小时

　　D．1 小时

　　E．2 小时

第五章　居民健康管理

1．居民健康档案建立的对象是

　　A．辖区所有人员

　　B．辖区部分人员

　　C．辖区内居住半年以上的户籍居民

　　D．辖区内居住半年以上的户籍居民及非户籍居民

　　E．流动人员

2．以下哪种疾病的患者**不用作为**健康管理的重点管理对象

　　A．结核

　　B．感冒

C．高血压

D．退行性骨关节病

E．精神分裂症

3．居民健康档案的个人基本情况包括姓名、性别等基础信息和（）等基本健康信息。

　　A．既往史

　　B．家族史

　　C．既往史和家族史

　　D．月经史

　　E．婚育史

第六章　卫生监督协管

1. 我国发病率最高的食物中毒是
   A. 化学性食物中毒
   B. 有毒动物中毒
   C. 有毒植物中毒
   D. 细菌性食物中毒
   E. 真菌毒素食物中毒

2. 不属于食品污染的是
   A. 肉类制品检出过量亚硝酸盐
   B. 动物性食品中检出沙门氏菌
   C. 河豚中检出河豚毒素
   D. 粮食中残留有机磷杀虫药
   E. 压榨花生油过程中掺入黄曲霉毒素

3. 下列关于食物中毒的发病特点，叙述正确的是
   A. 发病与某种食物有关
   B. 发病曲线呈缓慢上升趋势
   C. 人与人之间有传染性
   D. 临床症状完全不同
   E. 潜伏期较长

4. 导致食物中毒的副溶血性弧菌最容易污染的食品是
   A. 剩米饭
   B. 罐头
   C. 海产品和盐渍食品
   D. 家庭自制豆制品
   E. 禽肉类及其制品

5. 易引起葡萄球菌食物中毒的食品是

6. 易引起沙门氏菌食物中毒的食品是

（5～6题共用选项）
   A. 剩米饭
   B. 动物性食品
   C. 海产品
   D. 鱼虾
   E. 豆制品

题 目
第三部分　全科医疗

第一章　全科医学基本知识

1. 全科医生是
   A. 全面掌握各科专业技术的临床医生
   B. 提供全部"六位一体"社区医生服务的基层医生
   C. 能熟练处理常见健康问题、为社区群众提供上门医疗服务的基层医生
   D. 经全科医学专业培训合格，在社区提供长期负责式医疗保健的医生
   E. 以预防工作为主的医生

2. 全科医生的素质包括
   A. 强烈的人文情感
   B. 扎实的业务技能
   C. 出色的管理能力
   D. 执着的科学态度
   E. 以上均是

3. 关于全科医生的描述正确的是
   A. 全面掌握各科业务技术的临床医生
   B. 提供全部"六位一体"社区卫生服务的基层医生
   C. 能熟练处理常见健康问题，为社区居民提供上门医疗服务的基层医生
   D. 经全科医学专业培训合格，在社区提供长期负责式医疗保健照顾的医生
   E. 以预防工作为主的医生

4. 居民王某，两年前离婚，现与女儿同住，这种家庭类型属于
   A. 核心家庭
   B. 直系家庭
   C. 旁系家庭
   D. 单亲家庭

   E. 丁克家庭

5. 在以家庭为单位的健康照顾中，家庭的功能不包括
   A. 抚养和赡养
   B. 家庭教育
   C. 满足情感需要
   D. 满足生殖和性需要
   E. 经济功能

6. 下列哪项不是核心家庭的特征
   A. 家庭内部资源的可用性大
   B. 规模小
   C. 成员之间的关系较单纯
   D. 结构简单
   E. 相对容易达成一致意见

7. 影响病人的遵医行为的加强因素不包括
   A. 对医生的接诊和处理满意
   B. 力量抗衡，试图否定对方，缺少家庭支持
   C. 医患交流清楚、直接，并涉及所有重要问题
   D. 动力充足
   E. 无经济问题

8. 一对父母带5岁的儿子看病，该患儿高热2天，体温39℃。经检查为病毒性感冒，一般情况良好，无继发感染，患儿父母不接受医生的意见，坚持要求该患儿使用高级抗生素治疗。全科医生对此情况可能采取的最佳做法是
   A. 坚持不开抗生素
   B. 充分的解释教育，说明不开抗生素

的理由，然后由患儿父母决定，并
约定随访计划

C．为了避免医患矛盾，顺从患儿父母
的要求

D．解释不开抗生素的道理，然后由患
儿父母决定

E．既然要求开好药，也能增加创收，
何乐而不为

第二章　常见症状

1．对于发热的分度，下列说法正确的是

A．低热：温度为 37.3 ~ 38 ℃

B．中等度热：温度为 37.8 ~ 39 ℃

C．高热：温度为 39.3 ~ 40 ℃

D．超高热：温度为 40 ℃以上

E．低热：温度为 36.7 ~ 38 ℃

2．体温在 40 ℃以上，24 小时内波动不超过 1 ℃的发热称为

A．弛张热

B．间歇热

C．稽留热

D．波状热

E．回归热

3．败血症的热型常为

A．稽留热

B．不规则热

C．间歇热

D．弛张热

E．波状热

4．自发病起，发热可分为四个期，除了

A．前驱期

B．低热期

C．体温上升期

D．高热期

E．体温下降期

5．体温调节中枢功能失常，所致的发热见于

A．中暑

B．脑膜炎

C．大叶性肺炎

D．脱水

E．脑血栓

6．下面关于水肿的叙述，说法正确的是

A．水肿是指血管外的组织间隙有过多的液体积聚

B．肾源性水肿发生的速度多缓慢

C．肾源性水肿，开始水肿部位从足部开始，下垂部位明显

D．血浆胶体渗透压增高，是水肿形成的机制

E．心源性水肿，一般是由左心衰竭引起的

7．下面关于水肿的临床表现，说法错误的是

A．心源性水肿从足部开始，下垂部位明显

B．肝源性水肿，不是可凹性水肿

C．肾源性水肿伴随高血压，尿量减少

D．内分泌性水肿，通常从胫前或眼眶周围开始水肿

E．营养不良性水肿，常伴有胸腹水

8．肝源性水肿开始水肿的部位是

A．足部

B．胫前

C．眼睑

D．上肢

E．以上均不是

9. 鉴别肝源性水肿和心源性水肿，最有价值的项目是

A．心尖区收缩期杂音

B．腹壁静脉曲张

C．肝肿大

D．肝功能异常

E．脾大

10. 下面关于发绀的说法错误的是

A．发绀常发生在口唇、甲床等

B．正常血液中含血红蛋白为 15 g/dl

C．发绀是由于血液中还原血红蛋白的绝对量减少所致

D．中毒可引起发绀

E．严重贫血常不表现发绀

11. 发绀伴杵状指主要见于

A．发绀型先心病

B．中毒

C．急性心力衰竭

D．肺水肿

E．严重贫血

12. 以下一般不能引起吞咽困难的是

A．口腔、咽、喉病变

B．食管炎

C．食管癌

D．食管憩室

E．肝硬化

13. 食管癌的典型症状为

A．反酸

B．进食哽噎

C．恶心、呕吐

D．进行性吞咽困难

E．乏力

14. 非特异性食管炎的典型症状为

A．进食异物感

B．吞咽困难

C．进食后的烧灼感、疼痛为主，部位不定

D．发热

E．呕吐

15. 下面关于进食哽咽、疼痛、吞咽困难的发病机制叙述错误的是

A．反流性食管炎，由胃内酸性液体反流造成

B．食管平滑肌瘤，肿瘤增大阻塞管腔

C．胃癌不会导致食管狭窄

D．食管结核增殖性病变，可阻塞食管

E．主动脉瘤可压迫食管，引起吞咽困难

16. 慢性咳嗽、咳痰最常见的原因是

A．慢性支气管炎

B．咳嗽变异型哮喘

C．肺瘀血

D．急性咽炎

E．支气管扩张

17. 咯血的出血部位是

A．呼吸道或肺组织出血

B．鼻腔

C．口腔或咽部

D．器官

E．胃或十二指肠

18. 下面关于咳血的叙述说法错误的是

A．24 小时咯血量 500 ml 以上为中量咯血

B．24 小时咯血量 100 ml 以内为小量咯血

C．咯血多为鲜红色或暗红色

D．急性或慢性支气管炎是咯血的常见原因

E．小量到中等量的咯血大多可自行

终止

19. 支气管扩张咯血的性状是
   A. 暗红色
   B. 鲜红色
   C. 砖红色胶冻状
   D. 粉红色泡沫状
   E. 铁锈色

20. 不属于咳血特点的是
   A. 出血感胸闷
   B. 咳嗽后咳出鲜红色血
   C. 鲜红色血中含泡沫状痰
   D. 鲜血经酸碱测定呈酸性
   E. 咳血 5 天后痰中仍带血

21. 以下哪项不属于呼吸困难的病因分类
   A. 肺源性呼吸困难
   B. 心源性呼吸困难
   C. 中毒性呼吸困难
   D. 血液性呼吸困难
   E. 肝源性呼吸困难

22. 吸气性呼吸困难常见于
   A. 慢性支气管炎
   B. 气管异物
   C. 支气管哮喘
   D. 肺炎球菌肺炎
   E. 气胸

23. 吸气性呼吸困难的特点是
   A. 吸气显著费力
   B. 三凹征
   C. 鼻翼翕动
   D. 端坐呼吸
   E. 蹲踞呼吸

24. 三凹征是指
   A. 吸气时，胸骨上窝、锁骨上窝和肋间隙明显凹陷
   B. 呼气时，胸骨上窝、锁骨上窝和肋间隙明显凹陷

   C. 吸气时，呼吸肌用力收缩而使胸腔压力减小
   D. 呼气时，呼吸肌用力收缩而使胸腔压力减小
   E. 查体呼气相延长

25. 下面关于呼吸困难的表述，说法错误的是
   A. 呼吸困难往往有呼吸频率、节律和幅度的改变
   B. COPD 后期出现劳力性呼吸困难
   C. 混合型呼吸困难的发病机制，为小气道狭窄和肺泡弹性回缩力下降
   D. 心源性呼吸困难最常见的原因为慢性充血性心力衰竭
   E. 法洛四联症患者，常常蹲踞位以缓解呼吸困难

26. 下面异常呼吸形式的表现，错误的是
   A. 糖尿病酮症酸中毒——Kussmaul 呼吸
   B. 尿毒症酸中毒——Kussmaul 呼吸
   C. 脑膜炎——周期性呼吸
   D. 吗啡——呼吸深快
   E. 重症肌无力——呼吸浅慢或节律不规整

27. 慢性充血性心力衰竭的特征表现为
   A. 劳力性呼吸困难
   B. 混合性呼吸困难
   C. 夜间阵发性呼吸困难
   D. 吸气性呼吸困难
   E. 呼气性呼吸困难

28. 下列疾病对应的咳痰特点错误的是
   A. 细支气管肺泡癌——大量白色泡沫样痰
   B. 急性左心衰竭——粉红色泡沫样痰
   C. 铁锈色痰——肺炎葡萄球菌肺炎
   D. 砖红色胶冻样痰——肺炎克雷伯杆

菌肺炎

　E． 脓性痰——吸入性肺脓肿

29．老年患者突然发生寒战高热、咳嗽咳痰，痰呈红色胶冻状，引起肺部感染最可能的病原菌是

　A． 表皮葡萄球菌

　B． 金黄色葡萄球菌

　C． 肺炎球菌

　D． 嗜肺军团菌

　E． 肺炎克雷伯杆菌

30．心源性水肿的开始部位是

31．肾源性水肿的开始部位是

　（30 ~ 31 题共用选项）

　A． 从足部开始，下垂部位明显

　B． 从足部开始，腹水常更突出

　C． 从眼睑或足部开始

　D． 从足部开始

　E． 胫前或眼眶周围

32．全身性发绀为

33．发绀常出现在肢体的末端与下垂部位的为

　（32 ~ 33 题共用选项）

　A． 发绀伴呼吸困难

　B． 中心性发绀

　C． 周围性发绀

　D． 发绀伴杵状指

　E． 慢性肺部疾病

第三章　常见多发病

第一单元　呼吸系统

第 1 节　急性上呼吸道感染

1． 急性上呼吸道感染，主要的病原体为

　A． 支原体

　B． 真菌

　C． 病毒

　D． 细菌

　E． 衣原体

2． 引起上呼吸道感染，最常见的病原体是

　A． 衣原体

　B． 真菌

　C． 病毒

　D． 细菌

　E． 支原体

3． 急性上呼吸道感染分为五型，其中不是这五型之一的是

　A． 普通感冒

　B． 咽结合膜热

　C． 急性咽喉炎

D. 细菌性咽 – 扁桃体炎

E. 食管炎

4. 下列哪种疾病，不属于急性上呼吸道感染引起的并发症

A. 手足口病

B. 急性肾炎

C. 中耳炎

D. 颈淋巴结炎

E. 肺炎

5. 有关急性上呼吸道感染描述正确的是

A. 婴幼儿全身症状轻

B. 婴幼儿不易出现并发症

C. 多由细菌感染引起

D. 年长儿症状重，而婴幼儿较轻

E. 特殊类型的上感包括疱疹性咽峡炎和咽结合膜热

6. 引起咽结合膜热的病毒是

A. 呼吸道合胞病毒

B. 腺病毒

C. 柯萨奇病毒

D. 麻疹病毒

E. 偏肺病毒

7. 急性上呼吸道感染直接蔓延，不引起哪种疾病

A. 风湿热

B. 中耳炎

C. 支气管炎

D. 肺炎

E. 咽后壁脓肿

8. 急性上呼吸道感染，最主要的治疗措施是

A. 抗生素治疗

B. 中药治疗

C. 对症治疗

D. 解热、镇痛

E. 止咳化痰

9. 4 岁小儿，春季发病。体温 39.1 ℃，咽部充血，眼部刺痛，颈部、耳后淋巴结肿大。幼儿园同班有数人有相同症状。其最主要的病原体为

A. 腺病毒 3、7

B. 柯萨奇病毒 A 组

C. 溶血性链球菌

D. 副流感病毒

E. 流感杆菌

10. 9 个月婴儿，发热 3 天，烦躁、流涎 1 天。查体：一般状态可，前囟平坦，咽部充血，咽峡及软腭部可见直径 2 ~ 3 mm 的疱疹及溃疡，颈部无抵抗，心、肺听诊正常，诊断为上呼吸道感染。其病原体最可能为

A. 腺病毒

B. 流感杆菌

C. 副流感病毒

D. 溶血性链球菌

E. 柯萨奇病毒 A 组

（11 ~ 12 题共用题干）

5 岁男孩，高热 1 天，食欲不振，流涎。查体：体温 39.6 ℃，咽部充血，软腭部可见数个疱疹及溃疡，腹平软，心肺无异常。

11. 该患儿最可能的诊断为

A. 流行性感冒

B. 疱疹性咽峡炎

C. 川崎病

D. 化脓性扁桃体炎

E. 咽结合膜热

12. 针对上述诊断，最常见的致病菌为

A. 腺病毒

B. 柯萨奇病毒 A 组

C. 溶血性链球菌

D. 副流感病毒

E. 流感杆菌

第 2 节　急性支气管炎（暂无）

第 3 节　慢性阻塞性肺疾病

13.女性，62 岁。间断咳嗽，咳少量白黏痰 10 年。查体：双肺呼吸音粗，未闻及干湿性啰音。血常规正常。胸部 X 线片示肺纹理增粗紊乱，肺功能示 FEV_1 占预计值的 83%，$FEV_1/FVC = 67\%$（舒张后）。该患者最可能的诊断是

A. 支气管哮喘

B. 特发性肺纤维化

C. 支气管肺结核

D. 慢性阻塞性肺疾病

E. 支气管扩张

14.男性，50 岁。常规体检胸部 X 线片示双肺纹理增粗紊乱。既往体健，吸烟 20 余年。行肺功能检查示 $FEV_1/FVC=68.5\%$，FEV_1 占预计值的 68%。支气管舒张试验示 FEV_1 改善 2.5%（30 mL）。该患者首先考虑的诊断是

A. 支气管扩张

B. 慢性阻塞性肺疾病

C. 阻塞性肺气肿

D. 支气管哮喘

E. 慢性支气管炎

15.COPD 慢性肺心病患者肺功能检查，最常见的表现是

A. 阻塞性通气功能障碍

B. 限制性通气功能障碍

C. 通气功能正常，弥散功能正常

D. 通气功能正常，弥散功能降低

E. 小气道功能障碍

16.68 岁，目前诊断为 COPD 慢性肺心病患者。肺功能检查最常见的表现是

A. 通气功能正常，弥散功能降低

B. 小气道功能障碍

C. 限制性通气功能障碍

D. 阻塞性通气功能障碍

E. 通气功能正常，弥散功能正常

17.男性，67 岁。反复咳嗽、咳痰 10 余年，活动后气短 3 年，有吸烟史 30 余年。对诊断最有意义的检查是

A. 血气分析

B. 肺部 CT

C. 心电图

D. 肺通气灌注扫描

E. 肺功能检查

第 4 节　支气管哮喘

18.（昭昭医考）女性，62 岁。反复咳嗽、喘息 15 年，1 个月前搬入新居后再发加重。口服"茶碱类"药物有所缓解。查体：双肺呼吸音低，呼气相延长。胸部 X 线片未见明显异常，肺功能检查示 $FEV_1/FVC=56\%$，舒张试验示 FEV_1 改善率为 12%。该患者应首选考虑的诊断是

  A．慢性阻塞性肺疾病

  B．支气管哮喘

  C．慢性充血性心力衰竭

  D．过敏性肺炎

  E．嗜酸细胞性支气管炎

19.控制支气管哮喘气道炎症的首选药是

  A．糖皮质激素

  B．乙酰半胱氨酸

  C．抗组胺药物

  D．抗胆碱药物

  E．β 受体激动药

20.支气管哮喘患者发作时禁用的药物是

  A．吗啡

  B．氨茶碱

  C．沙丁胺醇

  D．泼尼松

  E．肾上腺素

21.女性，28 岁。出现心悸、多食、溃疡近半年。经查体及实验检查确诊为 Graves 病，患者幼年时有哮喘史。下述何种药物应禁忌

  A．普萘洛尔

  B．甲基硫氧嘧啶

  C．卡比马唑

  D．甲状腺素片

  E．甲巯咪唑

第 5 节　肺　炎

22.（昭昭医考）社区获得性肺炎的病原体中，最常见的革兰阴性杆菌是

  A．厌氧菌

  B．大肠埃希菌

  C．军团菌

  D．流感嗜血杆菌

  E．肺炎克雷伯杆菌

23.院内感染所致肺炎中，主要病原体是

  A．真菌

  B．病毒

  C．耐药金葡菌

  D．需氧革兰阴性杆菌

  E．肺炎球菌

24.男性，76 岁。慢性阻塞性肺疾病病史

30 年。3 天前受凉后出现寒战、高热、咳嗽、咳胶冻状血痰，伴右侧胸痛。查体：T39.5 ℃，R28 次/分，口唇发绀，双肺呼吸音减弱，右上肺可闻及湿啰音。胸部 X 线片示右上肺大片状模糊影。该患者最可能的诊断是

A. 真菌性肺炎

B. 肺炎克雷伯杆菌肺炎

C. 干酪性肺炎

D. 葡萄球菌肺炎

E. 肺炎链球菌肺炎

25. 肺炎链球菌肺炎，痰呈铁锈色与哪一病理分期有关

A. 水肿期

B. 消散期

C. 灰色肝样变期

D. 充血期

E. 红色肝样变期

26. 女性，40 岁。近 4 天出现寒战、高热、咳嗽，咳少许黏痰，略带血。因气急、发绀、休克死亡。病理切片见肺泡内充满红细胞、白细胞和将浆液性渗出，但肺泡壁尚完整，最可能的诊断为

A. 干酪性肺炎

B. 渗出性胸膜炎

C. 肺梗死

D. 肺不张合并感染

E. 肺炎链球菌肺炎

第 6 节　肺结核

27. 不属于继发性结核的是

A. 胸内淋巴结核

B. 浸润性肺结核

C. 干酪性肺炎

D. 结核球

E. 纤维空洞性肺结核

28. 女性，19 岁打工妹。干咳 3 个月伴不规则发热，体温波动在 37.8 ~ 38.5 ℃，无咯血及关节、肌肉痛，先后多次静脉注射"头孢霉素"仍未见效，现停经 50 天。查体：消瘦，双颈部可触及成串小淋巴结，活动，无压痛，右上肺可闻及少量湿啰音。胸片示：右上肺大片密度不均阴影，有小空洞形成。该患者最可能的诊断是

A. 细菌性肺炎

B. 支原体肺炎

C. 过敏性肺炎

D. 干酪性肺炎

E. 肺脓肿

29. 结核病，最重要的社会传染源是

A. 原发型肺结核

B. 浸润性肺结核

C. 急性粟粒型肺结核

D. 慢性血行播散型肺结核

E. 慢性纤维空洞性肺结核

30. 不符合肺结核活动期特点的是

A. 痰涂片找到抗酸杆菌

B. X 线胸片病灶扩大

C. 病灶边缘模糊

D. 空洞形成

E. 病灶密度高，边界清楚

31. 关于原发型肺结核，下列哪项正确
    A. 好发生于双肺锁骨上下
    B. 多发生明显结核中毒症状
    C. 极少发生血行播散
    D. 原发灶及淋巴结不会发生干酪坏死
    E. 肺门或纵隔淋巴结结核较原发综合征更为常见

32. 降低肺结核传染，最主要的措施是
    A. 合理处理肺结核患者痰液
    B. 减少接触排菌者的密切程度
    C. 高危人群的预防性化学治疗
    D. 治愈涂阳肺结核患者
    E. 接种卡介苗

第二单元　循环系统

第 1 节　慢性心力衰竭

1. 老年心力衰竭患者症状加重的最常见诱因是
    A. 过度劳累
    B. 摄入液体过多
    C. 心肌缺血
    D. 室性期前收缩
    E. 呼吸道感染

2. 引起左心室后负荷增高的主要因素是
    A. 肺循环高压
    B. 体循环高压
    C. 回心血量增加
    D. 主动脉瓣关闭不全
    E. 血细胞比容增大

3. 男性，66 岁。急性前壁心肌梗死 2 天，轻微活动即喘憋。查体：BP100/60 mmHg，R102 次 / 分，双肺底可闻及少量细小湿啰音。该患者心功能分级为
    A. Killip Ⅰ级
    B. Killip Ⅱ级
    C. NYHA Ⅱ级

    D. NYHA Ⅲ级
    E. Killip Ⅲ级

4. 右心衰竭体循环瘀血的表现是
    A. 端坐呼吸
    B. 心源性哮喘
    C. 劳力性呼吸困难
    D. 阵发性夜间呼吸困难
    E. 肝颈静脉反流征阳性

5. 关于无症状性心衰，下列哪项正确
    A. 左室已有功能下降，LVEF < 50%，有神经内分泌激活
    B. 左室已有功能下降，LVEF > 50%，有神经内分泌激活
    C. 左室已有功能下降，LVEF < 50%，无神经内分泌激活
    D. 左室已有功能下降，LVEF > 50%，无神经内分泌激活
    E. 此为一短暂的代偿过程

6. 对药物治疗无效的反复发作室性心动过速 / 心室颤动的心力衰竭患者，最

适合的治疗为

A. 服用阿托品

B. 植入性心脏转复除颤器

C. 服用奎尼丁

D. 安置房室顺序起搏器

E. 静脉维拉帕米

7. 心衰的一般治疗措施包括

A. 维持水盐平衡

B. 适当运动

C. 积极控制心律失常

D. 避免使用负性肌力药

E. 以上均是

8. 单纯性慢性左心衰最常见的临床表现是

A. 黄疸

B. 少尿

C. 下肢水肿

D. 劳力性呼吸困难

E. 咳粉红色泡沫样痰

9. 男性，62岁，吸烟者。反复咳嗽、咳痰30年，呼吸困难1周入院。查体：BP150/80 mmHg，呼吸急促，口唇发绀，颈静脉怒张，双肺可闻及干湿啰音，P_2亢进，肝颈回流征阳性，双下肢水肿。该患者最可能的诊断是

A. 右心衰竭

B. 左心衰竭

C. 心包积液

D. 缩窄性心包炎

E. 上腔静脉阻塞综合征

第 2 节　　心律失常

10. 用刺激迷走神经的方法常可以终止哪种心律失常

A. 心房扑动

B. 心房颤动

C. 阵发性室上性心动过速

D. 窦性心律不齐

E. 窦性心动过速

11. 房颤最常见于下面哪种心血管疾病

A. 心肌病

B. 高血压性心脏病

C. 心包炎

D. 风湿性心脏病二尖瓣狭窄

E. 急性心肌梗死

12. 预防房颤患者发生体循环栓塞，应首选下列哪种药物

A. 阿司匹林

B. 华法林

C. 噻乙吡啶

D. 低分子肝素

E. 普通肝素

13. 持续心房颤动重要的治疗是

A. 不需要复律治疗

B. 合并病窦时要电复律

C. 普罗帕酮治疗慢性房颤

D. 一定要复律治疗

E. 预防血栓栓塞

14. 下列哪项心电图是确诊室性心动过速的最重要依据

A. P与QRS波无关

B. PR间期相等

C. RR 间期相等

D. 可见心室夺获波与室性融合波

E. 心室率 100 ~ 250 次 / 分

15. 室性期前收缩引起心悸的感觉正确的是

　A. 恐惧感

　B. 紧缩感

　C. 停跳感

　D. 饥饿感

　E. 灼热感

16. 室速最常见于下列哪种器质性心脏病

　A. 冠心病心肌梗死

　B. 心力衰竭

　C. 心瓣膜病

　D. 二尖瓣脱垂

　E. 心肌病

17. 室性心动过速的临床症状不包括

　A. 低血压

　B. 气促

　C. 晕厥

D. 多尿

E. 可无临床症状

18. 持续性室性心动过速的临床表现特点，下列哪项符合

　A. 心率 100 次 / 分，心律绝对规则

　B. 症状渐发渐止

　C. 诱发呕吐后发作突然终止或无改变

　D. 常伴明显血流动力学障碍

　E. 大多数无器质性心脏病

19. 男性，56 岁，冠心病病人。突感心悸、胸闷，血压为 90/60 mmHg，心尖部第一心音强弱不等；心电图示心房率慢于心室率，二者无固定关系，QRS 波增宽为 0.12 秒，可见心室夺获和室性融合波。诊断为

　A. 心房扑动

　B. 心房颤动

　C. 多发性室性早搏

　D. 阵发性室上性心动过速

　E. 阵发性室性心动过速

第 3 节　原发性高血压

20. 男性，68 岁。高血压病史 5 年，多次测血压 170 ~ 190/90 mmHg。眼底 Ⅲ 级。该患者诊断为

　A. 高血压 Ⅱ 级，中危

　B. 高血压 Ⅱ 级，高危

　C. 高血压 Ⅱ 级，极高危

　D. 高血压 Ⅲ 级，高危

　E. 高血压 Ⅲ 级，极高危

21. 男性，60 岁，突然觉头痛、头晕伴恶心、呕吐，测血压为 240/140 mmHg，该病

例的急救措施为

　A. 立即应用镇静药物

　B. 立即应用止吐药物

　C. 口服降压药

　D. 硝普钠静滴

　E. 立即应用抑制胃酸分泌药物

22. 我国高血压，最常见的并发症是

　A. 冠心病、心肌梗死

　B. 肾衰竭

　C. 糖尿病

D. 眼底出血

E. 脑血管意外

23. 高血压性脑出血急性期，最威胁病人生命的是

A. 出血后血肿形成

B. 出血后并发脑水肿

C. 出血后并发脑疝

D. 昏迷后肺感染

E. 昏迷后电解质紊乱

24. 老年高血压患者脉压增高的原因为

A. 老年人循环血量较少

B. 老年人小动脉弹性降低

C. 老年人血黏度增高

D. 老年人心排血量较少

E. 老年人大动脉弹性降低

25. 高血压联合用药的原则是

A. 无论血压多高，最好使用单一药物治疗

B. Ⅱ级以上高血压开始治疗时应该采用联合治疗

C. 一种药物出现副作用时应加用另一种药物

D. 为了达到疗效，无论何种高血压都是用两种以上的药物治疗

E. 首先用两种不同类药物，无效需加用第三种药物

26. 高血压患者合并下列哪种疾病时禁用β受体阻滞剂

A. 心率较快的患者

B. 支气管哮喘

C. 肾脏器官受损

D. 冠心病

E. 局脂血症

27. 属于β受体阻滞剂的降压药是

A. 卡托普利

B. 硝苯地平

C. 维拉帕米

D. 阿替洛尔

E. 哌唑嗪

28. 无合并症的老年收缩期高血压患者降压宜首选

29. 合并糖尿病、尿蛋白阳性的高血压患者降压宜首选

（28～29题共用选项）

A. 二氢吡啶类钙通道阻滞剂

B. β受体阻滞剂

C. α受体阻滞剂

D. 血管紧张素转换酶抑制剂

E. 中枢交感神经抑制剂

第 4 节　冠状动脉粥样硬化性心脏病

30. 心绞痛与急性心肌梗死临床表现的主要鉴别点是

A. 疼痛部位

B. 疼痛性质

C. 疼痛程度

D. 疼痛放射部位

E. 疼痛持续时间

31. 下列哪项，最有助于区别心绞痛与心肌梗死

A. 心电图变化

B. 疼痛部位

C. 疼痛性质

D. 有无发热

E. 有无心率增快

32. 心绞痛急性发作时，为迅速缓解症状，应首选

A. 皮下注射阿托品

B. 肌内注射哌替啶

C. 口服对乙酰氨基酚

D. 舌下含化硝酸甘油

E. 口服硝酸甘油

33. 当得变异型心绞痛时，下列哪种药物最有效

A. β受体阻滞剂

B. 钙离子拮抗剂

C. α受体阻滞剂

D. 血管紧张素转化酶抑制药

E. 镇静药

34. 采用β受体阻滞剂治疗心绞痛，下列哪项叙述正确

A. 宜用小剂量来治疗心绞痛

B. 易产生耐药性，不宜长期应用

C. 多数患者对本药的耐受性较强

D. 与硝酸酯类药物有拮抗作用，需加大剂量

E. 突然停药有诱发急性心肌梗死的可能

35. 急性心肌梗死早期，最重要的治疗措施是

A. 抗心绞痛

B. 消除心律失常

C. 补充血量

D. 心肌再灌注

E. 增加心肌营养

第三单元　消化系统

第 1 节　胃食管反流病

1. 以下哪种因素，不会导致 LESP 下降

A. 高脂肪饮食

B. 钙通道拮抗剂

C. 妊娠

D. 食道裂孔疝

E. 胆汁中的非结合胆盐

2. 引起胃食管反流病的主要原因是

A. 一过性食管下括约肌（LES）松弛

B. 食管酸清除障碍

C. 胃排空延迟

D. 食管黏膜防御作用降低

E. 食管裂孔沛

3. 下列哪项不属于 GERD 患者的抗反流防御机制异常

A. 夜间胃酸分泌过多

B. 食管下括约肌压力降低

C. 异常的食管下括约肌一过性松弛

D. 胃排空异常

E. 食管酸廓清能力下降

4. 胃食管反流病的典型症状是

A. 反酸、烧心

B. 胸骨后痛

C. 吞咽困难

D. 上腹痛

E. 上消化道出血

5. 女性，38 岁。肥胖，诊断为胃食管反流病，经过正规内科治疗，症状明显缓解。下列有关胃食管反流病烧心的描述，错误的是

A. 烧心是指胸骨后或剑突下烧灼感

B. 常在餐后半小时出现

C. 腹压增高时可加重

D. 弯腰时可加重

E. 卧位可加重

6. 胃食管反流病常发生的消化道外症状是

A. 头晕

B. 咳嗽、哮喘

C. 便血

D. 黄疸

E. 贫血

7. 胃食管反流病的烧心症状多在何时加重

A. 进食前

B. 进食后

C. 睡觉

D. 腹压降低

E. 没有明显差别

8. 对于有典型胃食管反流病症状而内镜检查阴性的患者，以下哪种方法有助于诊断和治疗

A. B 超

B. 胃镜

C. 24 h 胃食管 pH 监测

D. 腹部 B 超

E. 质子泵抑制剂做试验性治疗

9. 关于胃食管反流病内镜检查的描述，不正确的是

A. 内镜检查是反流性食管炎最准确的检查方法

B. 可判断反流性食管炎的严重程度

C. 可判断反流性食管炎有无并发症

D. 结合活检可与其他食管病变作鉴别

E. 内镜检查无食管炎表现可排除胃食管反流病

10. 男性，40 岁。胸痛、反酸、胃灼热、嗳气 2 个月，胃镜检查食管黏膜未见明显异常。最有助于明确诊断的检查是

A. 上消化道气钡双重造影

B. ^{13}C 尿素呼气试验

C. 24 h 胃食管 pH 监测

D. 腹部 B 超

E. 24 h 心电监测

11. 诊断反流性食管炎的最准确的方法是

A. 内镜检查

B. 食道 pH 监测

C. 食道钡餐

D. 食管滴酸试验

E. 质子泵抑制剂试验治疗

12. 男性，55 岁。上腹部不适伴反酸、胃灼热感 5 年，要确诊为胃食管反流病，最主要的检查是

A. 内镜检查

B. 内镜检查 +24 h 食管 pH 监测

C. 食管测压 + 内镜

D. 上消化道造影

E. 上消化道造影 +24 h 食管 pH 监测

13. 关于胃食管反流病维持治疗的叙述，错误的是

A. 通常选用 H_2 受体拮抗剂和质子泵抑制剂

B. 有持续用药和按需治疗两种方法

C. 按需治疗更适宜有并发症者

D. 目前多采用递减策略

E. 以调整至患者无症状的最小剂量为适宜剂量

14. 下列用于胃食管反流病维持治疗的药物中，效果最好的是

A. 西沙比利

B. 吗丁啉

C. 氢氧化铝

D. 西咪替丁

E. 奥美拉唑

15. 胃食管反流病的治疗措施不包括

A. 应用促胃肠动力药

B. 抗酸治疗

C. 高脂肪饮食

D. 减肥

E. 避免饮用咖啡和浓茶

16. 女性，48岁。反酸、烧心、上腹胀4年余。3个月前行胃镜检查无明显异常。对明确诊断有帮助的是

A. 胃排空试验

B. H$_2$受体拮抗剂试验治疗

C. 上消化道钡剂造影

D. 黏膜保护剂试验治疗

E. 质子泵抑制剂试验治疗

第 2 节　急性胃炎

17. 急性糜烂出血性胃炎的常见病因不包括

A. 非甾体抗炎药

B. 脑外伤

C. 乙醇

D. 幽门螺杆菌感染

E. 严重烧伤

18. 下列因素可能诱发急性胃黏膜病变和呕血，但除了

A. 颅脑手术

B. 严重外伤

C. 剧烈呕吐

D. 大面积烧伤

E. 非留体类药物

19. 老年男性，因冠心病服用阿司匹林后恶心，呕吐咖啡样物约 300 ml，排黑便 200 g，头晕心悸，无腹痛，查体：

BP140/90 mmHg，P102 次/分钟，心音低钝，心律齐，双肺呼吸音清，腹软，上腹正中压痛，无反跳痛，肝脾未触及。关于出血原因，最可能的诊断是

A. 消化性溃疡

B. 食管静脉曲张破裂

C. 胃癌

D. Mallory-Weiss 综合征

E. 急性胃黏膜病变

20. 男性，40 岁。因类风湿关节炎经常服用吲哚美辛，近日关节痛加剧，吲哚美辛 25 mg，每日 2 次，昨日发现大便黑色来诊，查粪隐血（+）。最可能的诊断是

A. 胃溃疡并出血

B. 十二指肠溃疡并出血

C. 胃癌并出血

D. 急性胃黏膜病变

E. 食管静脉曲张破裂出血

21. 患者因四肢关节痛，口服布洛芬 3 次/日，3 日后出现上腹不适，恶心，呕吐。呕吐物中少量咖啡样物。既往史有胃部不适，下列处理不妥的是

A. 停用布洛芬，改用强的松

B. 对症处理

C. 加用黏膜保护剂

D. 流食

E. 胃镜检查

第 3 节 慢性胃炎

22. 引起慢性胃炎的主要致病因素是

A. 粗糙或刺激性物理性因素

B. 药物等化学性因素

C. 幽门螺杆菌感染

D. 长期饮酒

E. 机体自身免疫因素

23. 女性，55 岁。4 年来逐渐出现上腹胀满，食欲减退，伴舌炎及巨幼红细胞贫血，胃镜见胃黏膜红白相间，以白为主。该患者诊断首先考虑

A. 慢性浅表性胃炎

B. 早期胃癌

C. 慢性肥厚性胃炎

D. 急性胃黏膜病变

E. 慢性萎缩性胃炎

24. B 型胃炎主要是由下列哪种原因引起的

A. 幽门螺杆菌感染

B. 胆汁反流

C. 消炎药物

D. 吸烟

E. 饮酒

25. 哪一种胃炎易导致贫血

A. 慢性 B 型萎缩性胃炎

B. 慢性浅表性胃炎

C. 慢性 A 型萎缩性胃炎

D. 急性糜烂性胃炎

E. 急性化脓性胃炎

26. 慢性浅表性胃炎的临床表现哪项是错误的

A. 可以引起恶性贫血

B. 有时症状酷似消化性溃疡

C. 消化性溃疡的发生率高

D. 胃酸偏低

E. 易出现嗳气、反酸、腹胀等症状

27. 诊断慢性胃炎最可靠的依据是

A. 慢性上腹部疼痛

B. 胃酸降低

C. X 线钡餐检查

D. 胃脱落细胞检查

E. 胃镜检查及胃黏膜活检

28. 确诊慢性胃炎的主要依据是

A. 年龄

B. X 线钡餐检查

C. 大便潜血试验

D. HP 检查

E. 胃镜及胃黏膜活检

29. 慢性胃炎活动期的判定根据是

A. 胃黏膜有糜烂

B. 胃黏膜出血

C. 胃黏膜中性粒细胞增多

D. 胃黏膜主要呈淋巴细胞、浆细胞浸润

E. 胃黏膜有过形成

（30～35题共用题干）

女性，50岁。反复上腹部疼痛，腹胀5年，无规律性，查体：消瘦，上腹压痛，有舌炎，贫血貌。胃镜检查示黏膜红白相间，以白为主，皱襞平坦，黏膜下血管透见，黏液湖缩小。黏膜活检呈重度不典型增生。

30. 最可能的诊断

　　A. 慢性胃炎

　　B. 慢性浅表性胃炎

　　C. 慢性萎缩性胃窦炎

　　D. 慢性萎缩性胃体炎

　　E. 急性胃炎

31. 这种胃炎在我国主要的好发部位是

　　A. 胃底

　　B. 胃大弯

　　C. 胃小弯

　　D. 胃窦部

　　E. 胃体部

32. 实验室检查的结果正确的是

　　A. 血清壁细胞抗体阴性

　　B. 血清壁细胞抗体阳性

　　C. 基础胃酸分泌增加

　　D. 血清中检测不出其他自身抗体

　　E. 无恶性贫血

33. 其病理表现不正确的是

　　A. 胃腺体部分消失

　　B. 幽门腺化生

　　C. 肠上皮化生

D. 不典型增生

E. 仅黏膜层有炎症细胞浸润

34. 当前正确的治疗方法

　　A. 抑酸药 + 促胃肠动力药

　　B. 抗 Hp 治疗

　　C. 外科手术

　　D. 保护胃黏膜

　　E. 避免服用刺激性的食物和药物，合理饮食

35. 该患者的预后不正确的是

　　A. 胃癌的发生率高

　　B. 极少数的慢性浅表性胃炎可发展为慢性萎缩性胃炎

　　C. 可并发消化性溃疡

　　D. 一定会癌变

　　E. 常合并肠化生

（36～37题共用题干）

女性，56岁。间歇上腹痛2年。近2个月来症状加重，食欲下降，体重下降。贫血貌，上腹部轻压痛，肝脏肋下约1.5 cm，脾脏未触及。血红蛋白75 g/L，大便潜血阴性。

36. 本病例可能的诊断是

　　A. 胃癌

　　B. 胃溃疡

　　C. 慢性浅表性胃炎

　　D. 慢性萎缩性胃体胃炎

　　E. 慢性萎缩性胃窦胃炎

37. 为确定诊断需要首选的检查是

　　A. 腹部 B 超

　　B. 腹部 CT

　　C. 上消化钡餐

　　D. 血清促胃液素测定

　　E. 胃镜检查加胃黏膜活检

第 4 节 消化性溃疡

38. 空腹疼常见于
    A. 胃溃疡
    B. 十二指肠溃疡
    C. 胰腺炎
    D. 胆囊炎
    E. 溃疡性结肠炎

39. 下列哪种说法对胃溃疡是正确的
    A. 胃溃疡可能恶变，故均有手术指征
    B. 饮食疗法也可以促进溃疡愈合
    C. 与十二指肠溃疡相反，胃溃疡不易出血
    D. 通常胃酸正常或降低
    E. 常表现为夜间痛

40. 关于消化性溃疡的治疗，正确的是
    A. 需长期应用黏膜保护剂以降低溃疡复发率
    B. 为降低复发率，需长期服用质子泵抑制剂
    C. 只要内镜证实溃疡已经愈合，溃疡就不会复发
    D. 根除幽门螺杆菌可以降低溃疡的复发率
    E. 有消化道出血的溃疡患者必须长期维持治疗

41. 诊断消化性溃疡并发幽门梗阻最有价值的临床表现是
    A. 呕吐物内含大量宿食
    B. 呕吐后症状可暂时缓解
    C. 腹胀
    D. 呕吐物量大

E. 呕吐物内无胆汁

42. 鉴别良恶性溃疡的最重要方法是
    A. 溃疡大小
    B. 大便潜血
    C. 胃液分析
    D. 胃黏膜组织病理学检查
    E. 幽门螺杆菌检查

43. 男性，60 岁。反复上腹部疼痛伴反酸 20 年，近来食欲欠佳，体重明显下降，下一步应该首选的检查是
    A. 彩超检查
    B. 诊断性治疗
    C. 腹部 CT 检查
    D. 幽门螺杆菌检测
    E. 胃镜 + 活检

44. 男性，25 岁。因反复上腹痛而间断服用 H_2RA 治疗。停药数周后症状再发，医生建议其行内镜检查，在检查前 1 周自服 PPI 治疗，症状改善。胃镜提示：十二指肠球部溃疡变形，Hp 尿素酶试验（－）。下列哪项叙述最恰当
    A. 该患者患 Hp（－）的十二指肠溃疡
    B. 该患者应行 ^{13}C 尿素呼气试验
    C. 应从胃窦和胃体取活检标本行病理学 Hp 染色
    D. 该患者仅用 PPI 可能不能完全治愈
    E. 应行血清学 Hp 抗体检查

45. 治疗消化性溃疡的药物中，抑酸最强、疗效最佳的是
    A. 西咪替丁

B. 阿托品

C. 硫糖铝

D. 奥美拉唑

E. 胶体次枸橼酸铋

46. 男性，45 岁。间断性上腹不适 12 年，近来有饱胀感，嗳气，食欲减退。胃镜及病理检查诊断：慢性胃炎伴轻度肠上皮化生，^{13}C 尿素呼气试验阳性。最主要的治疗是

A. 抑酸药

B. 中药

C. 促胃动力药

D. 根除幽门螺杆菌

E. 胃黏膜保护药

47. 女性，28 岁。反复上腹隐痛伴反酸 4 年。胃镜检查示十二指肠球部溃疡，^{13}C 尿素呼气试验阳性。治疗方案首选 PPI 加

A. 一种有效抗生素

B. 两种有效抗生素

C. 保护胃黏膜药物

D. 促胃动力剂

E. 止痛药

48. 易发生幽门梗阻的溃疡是

A. 胃窦溃疡

B. 幽门管溃疡

C. 胃角溃疡

D. 球后溃疡

E. 胃多发溃疡

49. 关于消化性溃疡的并发症不正确的是

A. 幽门梗阻

B. 穿孔

C. 上消化道出血

D. 癌变

E. 肝性脑病

50. 男性，40 岁。胃溃疡病史 10 余年，1 小时前进食后突发剧烈上腹痛，持续性加重，并迅速波及全腹。查体：BP80/55 mmHg，HR125 次 / 分，体温 38.8 ℃，板状腹，上腹部压痛、反跳痛及肌紧张，肠鸣音减弱，肝浊音界消失。最可能的诊断是

A. 胃黏膜脱垂

B. 复合性溃疡

C. 溃疡癌变

D. 溃疡穿孔

E. 促胃液素瘤

51. 女性，50 岁。经常出现右上腹痛，午夜加重，疼痛放射至背部，先后曾发生 3 次上消化道大出血，X 线胃肠钡餐检查未发现异常，查体右上腹轻压痛。最有可能的诊断是

A. 胃癌

B. 慢性胃炎

C. 十二指肠球后溃疡

D. 胃溃疡

E. 胃黏膜脱垂

52. 男性，40 岁。间歇性上腹痛 3 年，近日出现呕吐，吐后自觉舒适，吐物有酸臭味。查体：上腹饱满，有振水音。诊断可能为

A. 消化性溃疡并幽门梗阻

B. 十二指肠淤滞症

C. 胃癌

D. 急性胃炎

E. 神经性呕吐

（53 ~ 55 题共用题干）

男性，45 岁。胃溃疡病史 8 年，近 3 个月疼痛加重，失去节律，用多种药物治疗无效。查体：浅表淋巴结无肿大，腹平软，上腹部压痛，可扪及肿块。

53. 如果上述诊断成立，首选的处理方

法是

A．继续药物治疗

B．定期随访

C．手术治疗

D．化疗

E．放疗

54．就目前考虑，以下哪项诊断可能性最大

A．胃良性溃疡复发

B．胃溃疡癌变

C．并发幽门梗阻

D．穿透性溃疡

E．复合性溃疡

55．应首选下列哪项检查

A．便潜血试验

B．血清胃泌素测定

C．B超

D．胃镜检查

E．钡餐造影

（56～59题共用题干）

女性，39岁。反复上腹痛伴反酸10年，疼痛于空腹时加重，饭后缓解，近来疼痛加剧，服抗酸药等不能缓解。近3天来上腹痛伴呕吐，呕吐有酸臭味。

56．以下哪项治疗是错误的

A．西咪替丁

B．硫糖铝

C．奥美拉唑

D．山莨菪碱

E．雷尼替丁

57．为明确诊断，对该患者需采取的措

施是

A．上消化道气钡双重造影

B．腹部MRI

C．腹部CT

D．腹部B超

E．胃肠减压后内镜检查

58．上述病例，最可能的诊断是

A．胃窦癌伴幽门梗阻

B．胃溃疡

C．十二指肠溃疡伴幽门梗阻

D．幽门管溃疡

E．胆汁反流性胃炎

59．下列哪项不符合该患者的实际情况

A．呕吐物中有食物和胆汁

B．可见胃型及蠕动波

C．可出现低氯低钾性碱中毒

D．可闻及振水音

E．呕吐物中有宿食

60．毕Ⅱ式胃大部切除术后，餐后呕吐大量不含食物的胆汁。最可能的并发症是

61．毕Ⅱ式胃大部切除术后，呕吐物含食物及大量胆汁。最可能的并发症是

62．毕Ⅱ式胃大部切除术后，上腹剧烈疼痛，呕吐频繁、量少，不含胆汁。最可能的并发症是

（60～62题共用选项）

A．吻合口梗阻

B．输出段梗阻

C．输入段慢性不完全性梗阻

D．输入段急性完全性梗阻

E．碱性反流性胃炎

第5节　肝硬化

63. 在我国，引起肝硬化的**主要病因是**
 A. 肝静脉阻塞综合征
 B. 酒精性肝病
 C. 药物性肝炎
 D. 病毒性肝炎
 E. 自身免疫性肝病

64. 患者，男性，42岁。慢性心衰病史18年，2年来腹胀、乏力、双下肢水肿。查体：肝病面容，颈部数枚**蜘蛛痣**，巩膜黄染，心肺听诊无异常，腹膨隆，肝大肋下3 cm，质硬，无触痛。胃镜显示**胃底静脉曲张**。可能的诊断是
 A. 肝炎
 B. 脂肪肝
 C. 肝硬化
 D. 肝囊肿
 E. 肝脓肿

65. 肝硬化患者肝功能减退的临床表现**不包括**
 A. 齿龈出血
 B. 脾大
 C. 黄疸
 D. 水肿
 E. 肝掌

66. 肝硬化失代偿期**突出**的**临床表现是**
 A. 食管、胃底静脉曲张
 B. 全血细胞减少
 C. 腹腔内出现漏出液
 D. 皮肤色泽变黑
 E. 消瘦贫血营养不良

67. 肝硬化患者肝功能减退的临床表现**不包括**
 A. 水肿
 B. 脾大
 C. 黄疸
 D. 牙龈出血
 E. 肝掌

68. 肝硬化患者出现蜘蛛痣和男性乳房发育的**主要机制是**
 A. 肝脏合成激素能力降低
 B. 肝脏对从肠道吸收的有毒物质解毒能力降低
 C. 肝脏对血管活性物质和雌激素的灭活功能降低
 D. 门脉高压症
 E. 肾素－血管紧张素－醛固酮系统紊乱

69. 男性肝硬化患者**性欲减退、睾丸萎缩、肝掌**的原因是
 A. 雄激素过多
 B. 肾上腺皮质激素过多
 C. 雌激素过多
 D. 甲状腺激素过多
 E. 醛固酮过多

70. 关于肝硬化腹腔积液形成的因素，**不正确**的是
 A. 门静脉压力增高
 B. 原发性醛固酮增多
 C. 低清蛋白血症
 D. 肝淋巴液生成过多

E. 抗利尿激素分泌过多

71. 患者，女，60 岁。慢性乙型病毒性肝炎 15 年，近来腹胀来诊。检查超声提示肝硬化、脾大。患者脾大的原因是

A. 肝静脉压力升高

B. 肝动脉压力升高

C. 门静脉压力升高

D. 腹壁静脉曲张

E. 淋巴回流障碍

72. 肝硬化门静脉高压诊断具有特征性意义的表现是

A. 脾大

B. 腹水

C. 内分泌紊乱

D. 出血倾向和贫血

E. 侧支循环建立

73. 对肝硬化门静脉高压诊断最有价值的是

A. 超声显示肝脏回声不均匀

B. 蜘蛛痣

C. 肝功能异常

D. 钡餐示食管下段有蚯蚓样充盈缺损

E. 脾大

74. 肝硬化患者血清免疫学检查，发现免疫球蛋白的 IgM 显著增加，血清抗线粒体抗体强阳性（1∶128）。最可能的诊断是

A. 肝炎后肝硬化

B. 原发性胆汁性肝硬化

C. 酒精性肝硬化

D. 血吸虫性肝硬化

E. 血色病所致肝硬化

75. 女性，40 岁。9 个月来持续黄疸，伴皮肤瘙痒。查体：巩膜皮肤明显黄染。肝肋下 3 cm，质硬，光滑，脾大肋下 6 cm，血清抗线粒体阳性，血胆红素

134 mmol/L，胆红素 88 mmol/L。最可能诊断为

A. 慢性活动性肝炎

B. 原发性肝癌

C. 原发性胆汁性肝硬化

D. 肝炎后肝硬化

E. 继发性胆汁性肝硬化

76. 男性，45 岁。2 个月前出现食欲缺乏，乏力，右上腹胀痛。查体：巩膜黄染，肝肋下 5 cm，表面凸凹不平，脾肋下 3 cm。下列诊断可能性不大的是

A. 乙肝后肝硬化

B. 原发性肝癌

C. 酒精性肝硬化

D. 淤血性肝硬化

E. 原发性胆汁性肝硬化

77. 对肝硬化有确诊价值的是

A. 肝肿大质地偏硬

B. 脾肿大

C. 丙种球蛋白升高

D. 肝穿刺活检有假小叶形成

E. 食管吞钡 X 线检查有虫蚀样充盈缺损

78. 反映肝纤维化的血清学指标是

A. 胆固醇

B. 乳酸脱氢酶（LDH）

C. γ- 谷氨酰转肽酶（γ-GGT）

D. 透明质酸（HA）

E. 胆汁酸

79. 对判断肝硬化患者预后意义不大的指标是

A. 腹腔积液

B. 清蛋白

C. 血清电解质

D. 凝血酶原时间

E. 肝性脑病

80. 对肝硬化腹腔积液的治疗，一般不主张采用

    A. 高蛋白饮食

    B. 低盐饮食

    C. 卧床休息

    D. 强烈利尿

    E. 腹腔积液浓缩回输

81. 男性，36 岁。肝硬化腹腔积液，尿少，四肢浮肿。心率 125 次/分。呼吸 40 次/分，端坐，有脐疝。治疗中首选

    A. 西地兰静注

    B. 双氢克尿塞口服

    C. 放腹腔积液

    D. 口服甘露醇

    E. 硫酸镁导泻

82. 男性，48 岁。肝硬化病史 5 年，半年来腹胀加重，伴有双下肢水肿。下面治疗措施不当的是

    A. 卧床休息

    B. 低蛋白饮食

    C. 低盐限水

    D. 定期补充白蛋白

    E. 快速、大量利尿以加快腹水消退

83. 肝硬化最常见的并发症是

    A. 上消化道出血

    B. 肝性脑病

    C. 感染

    D. 肝肾综合征

    E. 肝肺综合征

84. 某肝硬化患者，今日进餐时突发呕血，量约 400 mL，遂急诊来院治疗。医生为预防发展为肝性脑病，重要治疗措施为

    A. 加强保肝治疗

    B. 应用左旋多巴

    C. 弱酸溶液洗肠

    D. 复方氨基酸静点

    E. 纠正酸碱平衡

85. 选用下列何种药物可补充正常神经递质，竞争性地排斥假神经递质

86. 选用下列何种药物可使肠内酸化减少氨的吸收

87. 选用下列何种药物可抑制肠道细菌生长，减少氨的形成

    （85 ~ 87 题共用选项）

    A. 乳果糖

    B. 左旋多巴

    C. 肾上腺皮质激素

    D. 溴隐亭

    E. 新霉素

（88 ~ 89 题共用题干）

　　男性，45 岁。肝硬化大量腹腔积液，呼吸困难。用利尿剂后仍尿少。如需放腹腔积液。

88. 第一次单纯放腹腔积液，一般不超过多少合适

    A. 3 000 mL

    B. 1 500 ~ 2 000 mL

    C. 2 500 ~ 3 500 mL

    D. 6 000 ~ 8 000 mL

    E. < 500mL

89. 放腹腔积液加输注清蛋白疗法，每次放多少腹腔积液合适

    A. < 500 mL

    B. 1 500 ~ 2 000 mL

    C. 2 500 ~ 3 500 mL

    D. 4 000 ~ 6 000 mL

    E. 6 000 ~ 8 000 mL

第 6 节　急性阑尾炎

90.急性阑尾炎的主要病因是

　　A．急性腹膜炎扩散

　　B．机体抵抗力下降

　　C．全身感染

　　D．阑尾腔机械性梗阻

　　E．阑尾损伤

91.急性阑尾炎常见的最典型临床表现是

　　A．阵发性右下腹痛

　　B．腰大肌试验阳性

　　C．腹胀

　　D．转移性腹痛

　　E．呕吐

92.急性阑尾炎病人，当腹痛尚未转移至右下腹前，在诊断上具有重要意义的是

　　A．已出现发热

　　B．已有白细胞显著升高

　　C．已有脐区压痛及反跳痛

　　D．脐区及右下腹均有压痛、反跳痛

　　E．压痛已固定在右下腹

93.急性阑尾炎的主要症状是

　　A．畏寒、发热

　　B．恶心、呕吐

　　C．腹泻或便秘

　　D．转移性右下腹痛

　　E．食欲下降

94.急性阑尾炎术后最常见的并发症是

　　A．出血

　　B．切口感染

　　C．粘连性肠梗阻

　　D．阑尾残株炎

　　E．粪瘘

95.急性阑尾炎最严重的并发症是

　　A．门静脉炎

　　B．阑尾化脓穿孔腹膜炎

　　C．阑尾周围脓肿

　　D．膈下脓肿

　　E．肠间积脓

第 7 节　胆石症

96.Charcot 三联症反复发作最大的可能是

　　A．壶腹部癌

　　B．肝细胞癌

　　C．胆总管结石

　　D．黄疸型肝炎

　　E．细菌性肝脓肿

97.上腹部疼痛、寒战、高热和黄疸，最常见于

　　A．胆总管结石合并感染

　　B．急性胆囊炎

C. 胆道蛔虫症

D. 胆总管囊肿

E. 先天性胆道闭锁

98.患者,男,63 岁。右上腹阵发性绞痛伴恶心呕吐 1 小时,既往胆结石病史 3 年。查体:体温 37 ℃,右上腹存在轻度压痛,无腹肌紧张,Murphy 征阴性,

为确诊,进一步检查应首选

A. ERCP

B. 经皮肝穿刺胆管造影（PTC）

C. 白细胞计数和分类

D. 腹部 X 线平片

E. B 超和腹部 CT

第 8 节 急性胆囊炎

99.急性胆囊炎的常见症状不包括

A. 右上腹痛

B. 右肩背痛

C. 脐周痛

D. 畏寒、高热

E. 恶心、呕吐

100.急性胆囊炎疼痛的放射部位为

A. 腰部

B. 右肩或背部

C. 左肩或背部

D. 右下腹部

E. 右胸部

101.下列急性结石性胆囊炎的临床表现特点中,不正确的是

A. Murphy 症阴性

B. 穿孔致弥漫性腹膜炎或穿至邻近脏器形成胆内瘘,可引起胆源性肝脓肿

C. 常在进食油腻食物后发病

D. 右上腹剧烈绞痛,阵发性加重,向右肩背部放射

E. 伴恶心、呕吐等消化道症状,严重者可有畏寒、发热、黄疸

102.急性胆囊炎 B 超提示胆囊出现

A. 萎缩

B. 回声减弱

C. 壁变薄

D. 双壁征

E. 双轨征

103.急性单纯性胆囊炎一般不采用下列哪种治疗措施

A. 禁食

B. 胆囊切除术

C. 胃肠减压

D. 抗感染

E. 输液

104.急性胆囊炎最严重的并发症是

A. 细菌性肝脓肿

B. 胆囊积脓

C. 胆囊坏疽穿孔引起胆汁性腹膜炎

D. 并发急性胰腺炎

E. 胆囊十二指肠内囊

第9节 急性胰腺炎

105. 在急性胰腺炎发病过程中，起最主要
     作用的酶是
     A. 磷脂酶A
     B. 糜蛋白酶
     C. 激肽释放酶
     D. 脂肪酶
     E. 胰蛋白酶

106. 急性坏死性胰腺炎的特点是
     A. 上腹部持续性刀割样疼痛
     B. 恶心、呕吐
     C. 黄疸
     D. 中等程度发热
     E. 脐周或肋腹部皮肤青紫色

107. 急性水肿型胰腺炎的临床表现不包括
     A. 上腹部持续疼痛
     B. 中等程度发热
     C. 恶心、呕吐
     D. 轻度黄疸
     E. 上腹部有压痛、反跳痛与肌紧张

108. 女性，35岁，聚餐饮酒后突然上腹
     部剧烈疼痛，大汗，应想到以下哪种
     急腹症
     A. 急性胰腺炎
     B. 缺血性肠病
     C. 肠易激综合征
     D. 心肌梗死
     E. 急性细菌性痢疾

109. 下列哪项，不是重症胰腺炎的体征
     A. Cullen征
     B. 腹肌紧张、反跳痛明显

C. 上腹或全腹压痛明显
D. 肠鸣音增加
E. Grey-Turner征

110. 年轻男性，于饮酒后突然腹痛、腹胀、
     恶心呕吐，查体：急性病容，腹平坦，
     上腹部轻度肌紧张及反跳痛。为明确
     诊断首选的检查是
     A. 超声
     B. 胃镜
     C. 血、尿淀粉酶测定
     D. 血糖测定
     E. 血钙测定

111. 当为急性坏死型胰腺炎时，下列哪项
     检查结果正确
     A. 血清淀粉酶均升高
     B. 血清脂肪酶早期升高
     C. 血糖升高
     D. 血钙升高
     E. 血白蛋白升高

112. 当为急性胰腺炎时，下列关于淀粉酶
     的说法错误的是
     A. 尿淀粉酶值受患者尿量的影响
     B. 胰源性胸腔积液和腹水中的淀粉酶
        值亦明显升高
     C. 重症胰腺炎的淀粉酶值可正常或低
        于正常
     D. 部分急腹症的淀粉酶一般不超过正
        常值的2倍
     E. 血淀粉酶的高低反映病情轻重

113. 急性胰腺炎解痉镇痛不宜应用

A. 吗啡

B. 异丙嗪

C. 杜冷丁

D. 阿托品

E. 普鲁卡因

114. 急性胰腺炎最基本的治疗方法是

A. 肾上腺皮质激素

B. 胰岛素

C. 抗生素

D. 生长抑素

E. 禁食补液

115. 男性，38 岁。入院诊断为急性胰腺炎，在恢复过程中，饮肉汤一碗，再发上腹部剧痛，注射 654-2 无效，并出现腹胀。处理应是

A. 禁食＋注射吗啡＋输液

B. 胃肠减压＋输液＋哌替啶

C. 注射阿托品＋阿尼利定（安痛定）

D. 胃肠减压＋阿托品＋输液

E. 禁食＋输液＋注射吗啡、阿托品

第四单元　泌尿与生殖系统

第 1 节　尿路感染

1. 尿路感染中最常见的致病菌为

A. 葡萄球菌

B. 真菌

C. 大肠杆菌

D. 病毒

E. 肺炎球菌

2. 诊断急性肾盂肾炎的最重要依据是清洁中段尿细菌培养菌落计数

A. $> 10^3/mL$

B. $> 10^5/mL$

C. $> 2\times10^5/mL$

D. $> 5\times10^5/mL$

E. $> 10\times10^5/mL$

3. 对鉴别上、下尿路感染最有意义的是

A. 中段尿细菌培养阳性

B. 尿路刺激症状

C. 畏寒、发热、腰痛

D. 肾小管浓缩功能正常

E. 尿中白细胞管型

4. 无尿路刺激征的尿路感染是

A. 急性肾盂肾炎

B. 急性膀胱炎

C. 无症状细菌尿

D. 尿道综合征

E. 慢性肾盂肾炎急性发作

5. 女性，33 岁。尿频、尿急、尿痛 1 天，肉眼血尿 2 小时就诊，尿常规：WBC200 个 /HP，RBC150 个 /HP，尿红细胞畸形率 20%，该患者最可能的诊断是

A. 肾小球肾炎

B. 急性间质性肾炎

C. 急性膀胱炎

D. 急性肾盂肾炎

E．慢性肾盂肾炎

6．女性，29 岁。右腰痛伴发热、尿频、尿急、尿痛 2 天，住院治疗，7 年前有类似病史一次。尿常规示白细胞（+++），红细胞（+），尿蛋白（+），血常规白细胞总数升高。泌尿系 B 超及 IVP 未见异常。最可能的诊断是

A．急性膀胱炎

B．慢性膀胱炎

C．急性肾盂肾炎

D．慢性肾盂肾炎

E．慢性肾盂肾炎急性发作

7．女性，32 岁。突然寒战、高热，伴腰痛、尿频、尿急、尿痛 3 天就诊。查体：肾区有叩击痛，化验：尿蛋白（+），镜检：白细胞满视野，白细胞管型 0 ~ 2 个 /HP。最可能的诊断是

A．急性肾小球肾炎

B．慢性肾小球肾炎急性发作

C．急性肾盂肾炎

D．慢性肾盂肾炎隐匿型

E．急性膀胱炎

8．女，42 岁。间断发热、腰痛伴尿频 2 年，每次发作应用抗生素治疗可好转。近半年来夜尿增多。尿常规：尿比重 1.015，RBC0 ~ 1 个 /HP。静脉肾盂造影见肾盂肾盏狭窄变形，肾小盏扩张，首先考虑的诊断是

A．肾结核

B．慢性肾炎

C．肾囊肿合并感染

D．慢性肾盂肾炎

E．肾积水

9．肾盂肾炎最主要的治疗措施是

A．多饮水或输液

B．卧床休息

C．应用糖皮质激素

D．应用抗生素

E．解痉止痛

10．关于慢性肾盂肾炎的临床表现，下列哪项是不正确的

A．尿路刺激症状可不典型

B．可反复急性发作

C．可有高血压

D．可有低热

E．肾小管功能正常

11．患者，女性，23 岁。产后第 5 天出血寒战、高热、腰痛，尿白细胞 30 个 /HP，且伴有夜尿增多、下腹痛，肾区叩击痛（±），血压轻度升高。血象：白细胞 $18×10^9$/L。应该如何诊治

A．先观察体温热型，查出病因后再作处理

B．首先用广谱抗菌药物

C．抗菌药物治疗时少饮水

D．抗菌药物治疗应在取尿标本送检后立即进行

E．暂不用抗菌药物，待细菌培养结果、药敏结果出来后再用抗菌药物

12．女性，30 岁。患急性肾盂肾炎 1 周，下列不宜作为首选的药物是

A．克林霉素

B．半合成广谱青霉素

C．喹诺酮类

D．头孢菌素类

E．红霉素

13．女性，27 岁。因尿急、尿痛 3 天入院，尿常规白细胞 15 ~ 20 个 /HP，红细胞 2 ~ 3 个 /HP，双肾 B 超正常，清洁中段尿培养（+）。关于其治疗，下述描述正确的是

A．应选用单种有效抗菌药物连续治疗

2 周

B. 应选用两种有效抗菌药物连续治疗 2 ～ 4 周

C. 应选用低剂量抗菌药物抑菌疗法

D. 应选用单种有效抗菌药物常规剂量 3 日疗法

E. 应选用常规剂量有效抗菌药物

14. 孕妇患急性肾盂肾炎应首选

A. 青霉素

B. 氨苄青霉素

C. 红霉素

D. 四环素

E. 庆大霉素

15. 判断慢性肾盂肾炎治愈的最主要指标是

A. 尿常规正常

B. 尿细菌培养阴性

C. 尿路刺激征消失

D. 肾功能好转

E. 肾区叩击痛消失

（16 ～ 17 题共用题干）

女性，32 岁。2 天来出现尿频、尿急、尿痛，高热 39℃，腰痛，化验尿常规脓细胞成堆，红细胞（+），血常规白细胞 14×10⁹/L，中段尿细菌培养大肠杆菌菌落计数 14×10⁵/mL。

16. 此患者可能诊断为

A. 急性膀胱炎

B. 急性肾盂肾炎

C. 慢性尿道炎

D. 慢性肾盂肾炎

E. 慢性膀胱炎

17. 该患者化验尿常规检查可见

A. 白细胞管型

B. 红细胞管型

C. 大量蛋白尿

D. 上皮细胞管型

E. 颗粒管型

18. 急性肾盂肾炎的治疗应是

19. 慢性肾盂肾炎的治疗应是

（18 ～ 19 题共用选项）

A. 用药后症状消失即停药

B. 换药指征是用药 48 小时无效，疗程 2 周

C. 应用吲哚美辛

D. 应用糖皮质激素

E. 敏感抗生素分组轮流使用

第 2 节　慢性肾小球肾炎

20. 肾小球肾炎的主要临床表现是

A. 血尿

B. 蛋白尿

C. 水肿

D. 高血压

E. 以上均是

21. 有关慢性肾炎，下列哪一项是正确的

A. 发病与链球菌感染有明确关系

B. 大部分与急性肾炎之间有确定的因果关系

C. 发病机制的起始因素为免疫介导性炎症

D. 不同的病例其肾小球的病变是相同的

E．可发生于任何年龄，其中女性居多

22．慢性肾衰患者易于感染的最主要原因是

A．低蛋白血症

B．贫血

C．白细胞数减少

D．免疫功能下降

E．应用免疫抑制剂

23．下列各选项中，属于慢性肾炎的临床特点的是

A．不会导致尿毒症

B．无蛋白尿

C．双侧肾大小不一致

D．肾功能具有缓慢恶化的趋势

E．没有高血压

24．慢性肾炎合并高血压尿毒症，肌酐清除率为 15 mL/min，同时又有水肿，应选用下列何种药物

A．双氢克尿噻

B．甘露醇

C．呋塞米

D．氨苯蝶啶

E．利尿合剂

25．关于慢性肾炎，下述哪项说法正确

A．多数患者无急性肾炎病史

B．多数由急性肾炎发展而来

C．多数是致病菌侵犯肾小球所致

D．多数因治疗不当或贻误治疗而引起

E．多数由链球菌感染而发病

26．男性，30 岁。眼睑水肿 4 年，下肢水肿，伴腹水 2 个月。查体：BP180/100 mmHg，无颈静脉怒张，心界无扩大，心率 120 次 / 分，律齐，腹腔积液征阳性，肝、脾未及。检查 Hb60 g/L，BUN21 mmol/L，尿比重 1.010，尿蛋白（++），初步诊断为

A．急性肾小球肾炎伴肾功能不全

B．慢性肾功能不全

C．慢性心功能不全

D．缩窄性心包炎

E．肝硬化

27．男性，28 岁。患"慢性肾炎"8 年，查体：血压 160/95 mmHg，Hb85 g/L，尿蛋白（+），颗粒管型 2～3 个 /HP，BUN10 mmol/L，Cr220 μmol/L，对该患者不宜采取

A．低蛋白饮食

B．高蛋白饮食

C．低钠饮食

D．根据尿多少适当限水

E．低磷饮食

28．女性，23 岁。间断出现眼睑、双下肢水肿 3 年，头晕、乏力 1 周。查体：BP155/95 mmHg，睑结膜苍白，眼睑及双下肢轻度水肿。化验尿常规示尿蛋白（++），隐血（++），红细胞 15 个 /HP，血红蛋白 101 g/L，血尿素氮 11.2 mmol/L，血肌酐 240 mmol/L，对于该患者饮食治疗不正确的是

A．低蛋白饮食

B．低蛋白饮食加用必需氨基酸

C．低磷饮食

D．低盐饮食

E．高蛋白饮食

第3节 慢性肾衰竭

29. 我国现在引起慢性肾功能不全的最常见的病因是
    A. 慢性肾盂肾炎
    B. 慢性肾小球肾炎
    C. 肾小动脉硬化
    D. 肾结核
    E. 肾结石

30. 典型慢性肾功能不全的水电解质紊乱是
    A. 高血钾、低血钙、低血磷、高血镁、代谢性酸中毒
    B. 高血钾、低血钙、高血磷、高血镁、代谢性酸中毒
    C. 高血钾、高血钙、低血磷、低血镁、代谢性酸中毒
    D. 高血钾、低血钙、高血磷、低血镁、代谢性酸中毒
    E. 高血钾、高血钙、低血磷、高血镁、代谢性酸中毒

31. 尿液检查下列哪项对慢性肾功能衰竭的诊断最有价值
    A. 比重固定于 1.010
    B. 红细胞数
    C. 白细胞数
    D. 尿蛋白量
    E. 颗粒管型

32. 男性，45 岁。因恶心、呕吐 1 周就诊，检查发现：贫血貌，血压 195/110 mmHg，血肌酐 981 μmol/L；肾脏 B 超：长轴 7.8 cm。最可能的诊断是
    A. 急性肾小管坏死
    B. 慢性肾衰竭
    C. 急性肾小球肾炎
    D. 急性间质性肾炎
    E. 恶性高血压

33. 慢性肾功能不全、高磷血症应如何治疗

34. 慢性肾功能不全伴心力衰竭应如何治疗

（33 ~ 34 题共用选项）
    A. 静脉注射碳酸氢钠
    B. 口服碳酸钙
    C. 血液滤过治疗
    D. 予促红细胞生成素
    E. 补充 1, 25 - 二羟维生素 D_3

第 4 节　前列腺增生

35. 下列关于良性前列腺增生的特点，不正确的是

　　A. 膀胱小梁和假性憩室是前列腺增生引起下尿路梗阻后膀胱内较多见的病理改变

　　B. 可导致老年患者发生尿失禁

　　C. 多在 50 岁以后出现症状

　　D. 症状的严重程度与前列腺增生后的体积呈正相关

　　E. 可并发腹股沟疝

36. 60 岁以上男性发生急性尿潴留的最常见病因是

　　A. 前列腺增生

　　B. 尿道结石

　　C. 膀胱异物

　　D. 尿道肿瘤

　　E. 尿道外伤

37. 前列腺增生症最早出现的症状往往是

　　A. 尿频

　　B. 排尿困难

　　C. 血尿

　　D. 尿痛

　　E. 尿急

38. 男性患者，62 岁。主因排尿困难 6 年，不能排尿 1 天来诊。查下腹部扪及囊性包块，直肠指诊前列腺Ⅱ°大，质地韧，表面光滑，中央沟消失。血 PSA2.2 ng/mL、BUN4.5 mmol/L、Cr267 μmol/L，可能的诊断是

　　A. 前列腺癌

　　B. 良性前列腺增生症

　　C. 前列腺肉瘤

　　D. 前列腺炎

　　E. 以上都不是

39. 保列治治疗前列腺增生的机制是

　　A. 抑制 α 受体

　　B. 抑制 β 受体

　　C. 抑制 5α 还原酶

　　D. 抑制 γ 受体

　　E. 抑制雄性激素受体

第 5 节　尿路结石

40. 上尿路结石出现血尿的特点是

　　A. 无痛性血尿

　　B. 全程血尿

　　C. 活动后血尿

　　D. 初始血尿

　　E. 终末血尿

41. 某青年在运动过程中突发左腰部绞痛、血尿，最大可能是

A. 肾输尿管结石

B. 肾炎

C. 尿道结石

D. 膀胱结石

E. 腰扭伤

42.中年男性，运动后出现肾绞痛及血尿

来院就诊，应首先考虑到

A. 肾下垂

B. 肾、输尿管结石

C. 肾肿瘤

D. 肾结核

E. 肾积水

第 6 节　异位妊娠

43.异位妊娠最常见的着床部位是

A. 卵巢

B. 子宫角

C. 输卵管

D. 子宫颈

E. 腹腔

44.关于输卵管妊娠的诊断，哪项是错误的

A. 有时没有停经史诊断仍可成立

B. 后穹隆穿刺抽不出血液，可排除异位妊娠

C. 阴道有蜕膜管型排出有助诊断

D. 输卵管妊娠破裂常有晕厥与休克

E. 盆腔检查时宫颈可有举痛

45.对异位妊娠患者，下列哪一项检查最有助于诊断

A. 腹部触诊有明显的肌紧张

B. 附件区可触及有触痛的包块

C. 尿 HCG 阳性，后穹隆穿刺抽出不凝血

D. 末梢血白细胞升高

E. 血红蛋白降低

46.关于输卵管妊娠，以下哪项是正确的

A. 必须有停经史

B. 妊娠试验阳性，可排除输卵管妊娠

C. 后穹隆穿刺阴性，可排除输卵管妊娠破裂

D. 迟早一定发生内出血，陷入休克

E. 病程迁延较久者，可因血液凝固与周围器官粘连形成包块

47.关于输卵管妊娠，下列说法哪项是错误的

A. 以壶腹部多见

B. 峡部妊娠比壶腹部妊娠的破裂症状严重

C. 破裂型多于流产型

D. 后穹隆穿刺未吸出陈旧血液，不能排除宫外孕

E. 输卵管妊娠占异位妊娠的 95%

48.输卵管妊娠的子宫内膜可见 A/S 反应，是由哪些激素过度刺激形成的

A. 孕酮、HCG

B. HPL、β-HCG

C. 雌激素，孕激素

D. HCG，雌激素

E. FSH，HPL

49.输卵管妊娠，子宫变化不正确的叙述是

A. 子宫增大

B. 子宫内膜出现蜕膜反应

C. 子宫变软

D. 大于妊娠周数

E. 内膜反应的多样性

50. 女性，32 岁。停经 48 天后，下腹部隐痛半月余，其后阴道持续少量出血 3 天多，右侧附件触及鸡蛋大韧性包块，考虑为

A. 卵巢囊肿

B. 子宫肌瘤

C. 陈旧性宫外孕

D. 妊娠黄体

E. 子宫内膜异位症

51. 26 岁孕妇，停经 48 日后出现阴道少量流血伴右下腹隐痛。今晨起床时突然右下腹剧痛来院。检查：BP90/60 mmHg，面色苍白，下腹稍膨隆，右下腹压痛明显，肌紧张不明显，叩诊移动性浊音（±）。妇科检查：子宫稍大稍软，右附件区触及有压痛包块。恰当诊断应是

A. 急性肠胃炎

B. 急性阑尾炎

C. 右侧卵巢肿瘤蒂扭转

D. 输卵管妊娠流产

E. 急性输卵管炎

52. 28 岁妇女，停经 40 天，阴道不规则少量流血 7 天，尿妊娠试验(＋)，给予刮宫，刮出物病理检查结果为蜕膜组织，考虑最大可能是

A. 先兆流产

B. 异位妊娠

C. 功能失调性子宫出血

D. 炎性子宫出血

E. 葡萄胎

53. 诊断异位妊娠下列哪项指标简单、最可靠

A. 病史，腹部检查及阴道检查

B. 诊断性刮宫

C. 尿妊娠试验

D. B 型超声检查

E. 后穹隆穿刺

（54 ～ 55 题共用题干）

患者，女，28 岁，已婚。一年半前人流 1 次，平素月经正常。因停经 35 天后少量阴道流血 1 周，下腹隐痛 4 天来诊。妇科检查，子宫颈口闭，子宫如正常大小，左侧扪及 3 cm×3 cm×2 cm 大小的包块，有触痛。尿 HCG（＋）。

54. 最可能的诊断是

A. 月经失调

B. 先兆流产

C. 异位妊娠

D. 附件炎

E. 不全流产

55. 最合理的处理方式是

A. 随访尿 HCG

B. 随访子宫大小

C. 后穹隆穿刺

D. 腹腔镜检查

E. 诊断性刮宫

第 7 节 阴道炎

56. 细菌性阴道病的诊断标准不包括
   A. 脓性泡沫分泌物
   B. 氨臭味实验阳性
   C. 阴道分泌物 pH 值 > 4.5
   D. 线索细胞阳性
   E. 匀质、稀薄、灰白色阴道分泌物

57. 治疗滴虫性阴道炎最常用的药物是
   A. 制霉菌素
   B. 青霉素
   C. 头孢拉啶
   D. 甲硝唑
   E. 氟哌酸

58. 滴虫性阴道炎的传播方式不包括
   A. 衣物传播
   B. 性交传播
   C. 公共浴池传播
   D. 母婴垂直传播
   E. 不洁器械和敷料传播

59. 外阴阴道假丝酵母菌的主要传播途径为
   A. 性交传播
   B. 内源性传染
   C. 垂直传播
   D. 接触传播
   E. 呼吸道传播

60. 婴幼儿阴道炎常见于
   A. 3 岁以下
   B. 4 岁以下
   C. 5 岁以下
   D. 6 岁以下

   E. 7 岁以下

61. 关于外阴阴道念珠菌病，叙述正确的是
   A. 念珠菌可分布于正常人消化道、阴道等部位，适于碱性环境
   B. 白色念珠菌是条件致病菌，存在于每位女性体内
   C. 念珠菌感染主要为外源性感染，如接触污染的衣物等
   D. 来自肠道的自身念珠菌感染是该病反复感染的主要原因
   E. 酵母相是该病急性发作时念珠菌的主要形态

62. 关于念珠菌性外阴阴道炎，下列哪种说法不正确
   A. 多发生在育龄妇女
   B. 可经性生活传播
   C. 伴剧烈瘙痒
   D. 表现外阴阴道炎症充血，白带增多，呈豆腐渣样
   E. 阴道分泌物直接涂片镜检查到孢子可以确诊

63. 患者女性，20 岁。主诉阴道瘙痒，阴道分泌物增多并有难闻的气味。患者否认发热、背痛、排尿困难、血尿、阴道出血。她与多位性伴侣有频繁性生活，很少使用防护措施。检查中有中量绿色泡沫状分泌物。对分泌物进行氨臭味试验检测为阴性，测 pH 值为 6。显微镜下见多鞭毛的微生物。该患

者最可能的诊断是

A. 细菌性阴道病

B. 淋病

C. 梅毒

D. 滴虫性阴道炎

E. 阴道念珠菌病

64.50 岁妇女，主诉外阴痒，伴白带多、稀、黄色、有腥臭，查体：阴道黏膜充血明显，有红色斑点，分泌物呈黄色泡沫状，最可能的诊断为

A. 非特异性阴道炎

B. 滴虫性阴道炎

C. 念珠菌性阴道炎

D. 阿米巴性阴道炎

E. 老年性阴道炎

（65 ~ 66 题共用题干）

25 岁妇女，主诉白带多，伴外阴痒。检查见外阴皮肤有抓痕，窥器检查后穹隆处有多量稀薄的白色泡沫分泌物，阴道黏膜有多个散在的红色斑点。

65. 根据上述症状、体征，初步诊断为

A. 念珠菌性阴道炎

B. 滴虫性阴道炎

C. 阿米巴性阴道炎

D. 非特异性阴道炎

E. 以上都不是

66. 依据初步诊断，应选择的治疗措施是

A. 甲硝唑口服，7 天为 1 个疗程

B. 克霉唑栓放阴道内，10 次为 1 个疗程

C. 1% 龙胆紫涂阴道，每周 3 次，2 周为 1 个疗程

D. 制霉菌素栓剂放阴道内，10 次为 1 个疗程

E. 以上都不是

（67 ~ 69 题共用题干）

患者，女性，28 岁。外阴瘙痒伴白带增多 3 天。妇科检查：大量白豆腐渣样浓稠白带，子宫双附件未见异常。

67. 对该患者可能的诊断是

A. 细菌性阴道病

B. 外阴阴道假丝酵母菌病

C. 滴虫性阴道炎

D. 慢性宫颈炎

E. 慢性盆腔炎

68. 关于本病例，以下说法哪项不恰当

A. 病原体为条件致病菌

B. 病原体不耐热，对干燥、日光、紫外线及化学制剂抵抗力较强

C. 妊娠、糖尿病、长期使用抗生素、长期口服避孕药为本病的诱发因素

D. 性伴侣必须同时治疗

E. 本病阴道通常 pH < 4.5

69. 适当的治疗方法有

A. 用 1：5000 高锰酸钾冲洗阴道

B. 用 2% ~ 4% 碳酸氢钠冲洗阴道

C. 用 2% 醋酸冲洗阴道

D. 口服抗生素

E. 克霉唑栓阴道内用药

70. 女性，30 岁。中期妊娠合并糖尿病。近几天自觉白带增多，伴外阴瘙痒。妇科检查：阴道黏膜轻度充血，白色块状分泌物。其诊断可能为

71. 女性，55 岁。近 1 周来感觉阴道轻度刺痛感，伴潮热、出汗。妇科检查：阴道黏膜点状充血，分泌物少量呈淡黄色。其诊断可能为

（70 ~ 71 题共用选项）

A. 念珠菌性阴道炎

B. 滴虫性阴道炎

C. 老年性阴道炎

D. 淋菌性阴道炎　　　　　　E. 细菌性阴道病

第 8 节　痛　经

72. 关于痛经的描述，哪项是错误的
A. 继发性痛经，占 90% 以上
B. 痛经是指在经期前后或行经期间出现下腹疼痛、坠胀
C. 原发性痛经，是指生殖器官无器质性病变的痛经
D. 口服避孕药可治疗痛经
E. 月经期要避免剧烈的体育活动和游泳，并注意经期的卫生

73. 对于痛经，正确的叙述是
A. 痛经主要受精神、神经因素的影响
B. 无排卵月经常常发生痛经
C. 初潮即开始的痛经为原发性痛经
D. 盆腔器质性病变引起的痛经为继发性痛经
E. 以上均不是

74. 原发性痛经和继发性痛经的主要鉴别点是
A. 发病时间
B. 月经是否规律
C. 初潮年龄
D. 有无盆腔器质性疾病
E. 是否需要使用镇痛药

75. 关于痛经的分类，不正确的叙述是下列哪项
A. 原发性痛经
B. 继发性痛经
C. 原发性痛经生殖器官无器质性病变
D. 继发性痛经有盆腔器质性疾病
E. 迟发性痛经

76. 关于痛经的描述，正确的是
A. 凡在行经前后出现的下腹痛者均为痛经
B. 继发性痛经与子宫内膜合成和释放的前列腺素增加有关
C. 继发性痛经系由盆腔器质性疾病引起
D. 痛经不受精神、神经因素影响
E. 宫颈检查是最有价值的辅助诊断方法

77. 关于痛经，不正确的叙述是
A. 痛经为最常见的妇科症状之一
B. 指行经前后或月经期出现下腹部疼痛、坠胀
C. 原发性痛经占痛经不足 10%
D. 症状严重影响生活质量
E. 痛经分为原发性痛经和继发性痛经两类

第五单元　内分泌、血液及代谢

第 1 节　缺铁性贫血

1. 下列哪种贫血是由于造血原料不足或利用障碍引起的
   A. 再生障碍性贫血
   B. 缺铁性贫血
   C. PNH（阵发性睡眠性血红蛋白尿）
   D. 炎症性贫血
   E. 遗传性球形红细胞增多症

2. 缺铁性贫血好发人群包括
   A. 妊娠妇女
   B. 月经期妇女
   C. 婴幼儿
   D. 儿童
   E. 以上均是

3. 较少合并缺铁性贫血的是
   A. 月经过多
   B. 妊娠
   C. 胃切除术后
   D. 急性病毒性肝炎
   E. 萎缩性胃炎

4. 患儿，女，8 个月。牛奶喂养，未加辅食，近半月患儿皮肤渐苍白，进食少，不愿活动，血象 HB100 g/L，RBC3.08×10^{12}/L，为明确贫血的原因，下列哪项检查具有早期诊断价值
   A. 骨髓穿刺
   B. 红细胞游离原卟啉测定

C. 血清铁测定
D. 血清铁蛋白的测定
E. 总铁结合力测定

5. 女性，32 岁。月经过多 2 年，HGB70 g/L，WBC7.0×10^9/L，PLT160×10^9/L，网织红细胞 0.015，血涂片可见红细胞中心淡染区扩大。下列对辅助诊断没有意义的是
   A. 血清铁测定
   B. 总铁结合力测定
   C. 血清铁蛋白测定
   D. 红细胞半寿期测定
   E. 骨髓铁染色检查

6. 在缺铁性贫血的实验室检查中，最能说明体内储备缺乏的指标是
   A. 小细胞低色素
   B. 血清铁降低
   C. 血清铁蛋白降低
   D. 总铁结合力升高
   E. 骨髓铁染色，铁粒幼细胞减少

7. 10 个月患儿，牛乳喂养，未添加辅食，近 2 个月面色苍白，食欲低下，经检查诊断为缺铁性贫血，拟用铁剂治疗，下列说法正确的是
   A. 贫血纠正后即停铁剂
   B. 不宜在两餐之间服用

C. 忌与维生素 C 同服

D. 与牛奶同服

E. 首选二价铁

8. 铁剂治疗缺铁性贫血，其疗效指标最早出现的是

A. 血红蛋白上升

B. 红细胞数上升

C. 红细胞比容上升

D. 网织红细胞数上升

E. 铁蛋白上升

（9～10 题共用题干）

男性，78 岁。面色苍白，食欲不振半年余。查体：皮肤黏膜苍白，舌乳头萎缩，呈"牛肉样舌"。血红蛋白 80 g/L，白细胞 $3.2×10^9$/L，血小板 $66×10^9$/L，网织红细胞 3.4%，平均红细胞体积（MCV）124 fl，白细胞分类正常。

9. 首先考虑诊断为

A. 急性白血病

B. 真菌性舌炎

C. 慢性肝炎

D. 大细胞性贫血

E. 缺铁性贫血

10. 患者出现"牛肉样舌"的原因是

A. 维生素 A 缺乏

B. 叶酸缺乏

C. 钙缺乏

D. 维生素 C 缺乏

E. 铁缺乏

第 2 节　血小板减少性紫癜

11. 患者，女，28 岁。月经量多一年，近 10 日经常鼻出血，脾肋下未及。血红蛋白 90 g/L，白细胞 $10×10^9$/L，血小板 $30×10^9$/L。骨髓检查：粒红细胞系增生旺盛，巨核细胞增多，伴成熟障碍，应诊断为

A. 特发性血小板减少性紫癜

B. 血友病

C. 过敏性紫癜

D. 弥散性血管内凝血

E. 血小板增多

12. 特发性血小板减少性紫癜较少出现

A. 肌肉血肿

B. 鼻出血

C. 月经过多

D. 口腔黏膜出血

E. 皮肤瘀点

13. 过敏性紫癜与特发性血小板减少性紫癜鉴别的关键点是

A. 发病年龄与性别不同

B. 紫癜的部位、性质与特点不同

C. 并发症不同

D. 出、凝血的功能状态不同

E. 血小板计数结果不同

14. 特发性血小板减少性紫癜的常用治疗方法不包括

A. 骨髓移植

B. 脾切除

C. 肾上腺皮质激素

D. 大剂量丙种球蛋白静脉注射

E. 免疫抑制剂

15. 治疗慢性特发性血小板减少性紫癜的目标为

A. 缓解出血症状

B. 血小板寿命恢复正常

C. 血小板数量恢复正常

D. 骨髓象恢复正常

E. PAIgG 转阴

第 3 节　甲状腺功能亢进

16. 甲亢时最具有诊断意义的体征是

A. 心率加快，第一心音亢进

B. 弥漫性甲状腺肿伴血管杂音

C. 突眼

D. 脉压差大

E. 心脏增大

17. 下列哪种病变可导致患者体检发现颈动脉异常搏动

A. 缩窄型心包炎

B. 急性右心室心肌梗死

C. 甲状腺功能亢进

D. 预激综合征

E. 二尖瓣关闭不全

18. 下述哪项检查结果不符合 Graves 症的诊断

A. T_3 抑制试验抑制率 > 50%

B. TSAB 阳性

C. TGAb 和 TPOAb 阳性

D. TSH 降低

E. rT_3 升高

19. 妊娠期甲亢的首选治疗措施是

A. 放射性碘治疗

B. 丙基硫氧嘧啶

C. 心得安

D. 甲状腺次全切除

E. 他巴唑

20. 口服药物治疗甲亢的适应证是

A. 病情轻，甲状腺较小者

B. 年龄超过 30 岁

C. 结节性高功能腺瘤

D. 胸骨后甲状腺肿

E. 中重度甲亢

21. 复方碘溶液治疗用于

A. 甲亢术前准备

B. 甲亢术后复发

C. 甲状腺癌

D. 甲减

E. 亚急性甲状腺炎

22. 下列关于甲亢危象的防治，错误的是

A. 首选 PTU 抑制甲状腺激素的合成

B. 可以使用大剂量碘剂，不耐受碘剂者可长时间使用碳酸锂

C. 糖皮质激素可提高应激能力，抑制 T_4 转变为 T_3

D. 可以应用普萘洛尔降低儿茶酚胺效应

E. 紧急透析或血浆置换来清除循环甲状腺激素

23. 甲状腺危象时，首先选用的药物是

A. 心得安

B. 甲基硫氧嘧啶

C. 丙基硫氧嘧啶

D. 碘化物静脉滴注

E. 氢化可的松静脉滴注

24. 一名 26 岁的女子被送到急诊室，烦躁，体温 40.8 ℃，心率 180 次 / 分，大汗淋漓，恶心、呕吐、腹泻。其母代诉：既往曾患甲亢，3 天前着凉后病情加重。最可能的诊断是

A. 甲亢 + 上呼吸道感染

B. 甲亢 + 急性肺炎

C. 甲亢

D. 甲状腺危象

E. 甲状腺危象前期

25. 女性，25 岁。近 2 个月来有心悸、易出汗，体重减轻约 3 kg，查体：血压 130/70 mmHg，皮肤微潮，双手轻度震颤，无突眼，甲状腺 Ⅰ 度肿大，未闻及血管杂音，心率 94 次 / 分，律齐。为证实是否为甲状腺功能亢进症，应检查

A. 抗甲状腺抗体

B. 甲状腺刺激免疫球蛋白

C. 血 TSH、T_3、T_4

D. 甲状腺 ^{131}I 摄取率

E. 甲状腺核素扫描

26. 男性，60 岁。心悸多食，消瘦半年，气短，水肿 2 天。甲状腺 Ⅱ 度肿大，双肺少许湿罗音，心率 120 次 / 分，心界扩大，肝在右肋下 3 cm，双下肢凹陷性水肿。FT_3、FT_4 均增高，TSH 降低，诊断甲亢、心衰。以下治疗方案哪项不妥当

A. 抗甲状腺药物 + 强心剂

B. 抗甲状腺药物 +β 受体阻滞剂普萘洛尔（心得安）

C. 抗甲状腺药物 + 血管扩张剂

D. 抗甲状腺药物控制后再用 U Ⅱ 治疗

E. 抗甲状腺药物 + 利尿剂

27. 男性，20 岁。间断心悸、出汗 2 月余，体重减轻约 3 kg，查体：BP126/68 mmHg，无突眼，甲状腺 Ⅲ°肿大，可闻及血管杂音，心率 94 次 / 分，律齐。诊断为甲状腺功能亢进症。首选的治疗是

A. 核素 ^{131}I 治疗

B. 口服复方碘溶液

C. 甲状腺大部切除术

D. 口服普萘洛尔

E. 口服丙硫氧嘧啶

28. 男，47 岁。颈部肿物 5 年，近 3 个月来感心悸，多汗，食量加大，检查：无突眼、甲状腺 Ⅱ 度肿大、结节状，脉搏 116 次 / 分，心、肺、腹无异常发现，根据临床表现考虑是

A. 甲状腺腺癌

B. 原发性甲状腺功能亢进

C. 继发性甲状腺功能亢进

D. 高功能甲状腺腺瘤

E. 结节性甲状腺肿

（29 ~ 31 题共用题干）

　　30 岁已婚女性，公司职员，发现明显消瘦 2 个月，近 1 个月进食增多，并感觉疲乏，常有心慌，怕热多汗，易激动而住院。

29. 体格检查最可能的发现是

A. 紧张，消瘦，甲状腺结节性肿大，心率快，律不齐

B. 精神萎靡，皮肤干燥，甲状腺弥漫性肿大，手颤

C. 稍胖，皮肤色素脱失，心脏增大，心律齐

D. 紧张，消瘦，眼突，甲状腺肿大，心率快

E. 消瘦，皮肤结膜苍白，心率快，下

肢肿

30. 对明确诊断最有价值的检查是

A. TT_3，TT_4，TSH

B. FT_3，FT_4，TSH

C. TT_3，TT_4，T_3

D. TGA，TR-Ab

E. TT_3，TT_4，FT_4，TSH

31. 检查后为甲状腺功能亢进症（Graves病），长期抗甲状腺药物治疗最可能的预后是

A. 多数治愈，少数复发

B. 治愈及复发机会相等

C. 最终成为甲低

D. 病情反复发作

E. 完全治愈

32. 哪项甲状腺功能检查是判断预后的重要指标

33. 哪项检查与 Graves 的严重程度相关

（32 ~ 33 题共用选项）

A. 基础代谢率

B. 甲状腺摄碘率

C. 游离甲状腺素

D. 促甲状腺激素（TSH）

E. 甲状腺刺激抗体（TSAb）

第 4 节　甲状腺功能减退

34. 甲减患者易并发冠心病，但心绞痛少见，其原因是

A. 神经反应迟钝

B. 对疼痛不敏感

C. 心肌耗氧量减少

D. 心排血量降低

E. 舒张压水平相对较高

35. 先天性甲状腺功能减退症最主要的原因是

A. 甲状腺不发育或发育不全

B. 甲状腺合成途径酶缺陷

C. 促甲状腺激素缺陷

D. 甲状腺或靶器官反应性低下

E. 孕妇饮食中缺碘

36. 关于甲状腺功能减退黏液性水肿，说法正确的是

A. 黏液水肿性昏迷需立即抢救治疗

B. 黏液性水肿不能用药物治疗

C. 黏液水肿性昏迷需先查明病因

D. 黏液性水肿患者抗休克治疗是防止昏迷的关键

E. 黏液性水肿很严重，常数天就死亡

37. 女性，40岁。因患甲亢曾接受 [131]I 治疗，近 2 年来自觉乏力、畏寒，眼睑及下肢水肿，其水肿最可能的原因是

A. 营养不良性水肿

B. 心源性水肿

C. 甲状腺功能低下

D. 肾源性水肿

E. 低蛋白性水肿

38. 诊断甲状腺功能减退症的必备指标是血清

A. TSH 增高

B. TSH 降低

C. TT_3、TT_4 降低

D. FT_3、FT_4 降低

E. 以上均不是

39. 甲状腺功能减退症的表现是
    A. FT_3正常、FT_4正常、TSH正常
    B. FT_3正常、FT_4正常、TSH减低
    C. FT_3减低、FT_4减低、TSH降低
    D. FT_3降低、FT_4减低、TSH增高
    E. FT_3正常、FT_4减低、TSH增高

40. 下列指标中用于鉴别原发性与继发性甲状腺功能减退的是
    A. TSH
    B. TT_3
    C. TT_4
    D. FT_3
    E. FT_4

41. 甲状腺功能减退的治疗首选是
    A. 左旋甲状腺素
    B. 碘131
    C. 口服碘剂
    D. 甲状腺激素
    E. 补钙

42. 甲状腺功能减退的治疗目标是
    A. 甲减的症状消失和体征消失

B. 血清TSH升高
C. 血清TT_4升高
D. 血清FT_4升高
E. 血清TT_4降低

43. 男性，65岁。因声音嘶哑、反应迟缓、浮肿入院，诊断为慢性淋巴性甲状腺炎、甲减，有黏液性水肿、心包积液。经左旋甲状腺素钠（$L-T_4$）每日25 μg起始，逐渐递增剂量治疗后，上述症状、体征已基本消失。调整剂量是依据
    A. TSH
    B. TT_3
    C. TT_4
    D. FT_3
    E. FT_4

44. 预防甲状腺功能减退症黏液水肿性昏迷的关键是
    A. 坚持甲状腺素替代治疗
    B. 水摄入量不宜过多
    C. 禁用镇静、安眠药
    D. 增强免疫力
    E. 避免过度劳累

第5节 糖尿病

45. 2型糖尿病最基本的病理生理改变是
    A. 极度肥胖
    B. 长期大量摄糖
    C. 长期使用糖皮质激素
    D. 胰岛素分泌绝对或相对不足及靶组织对胰岛素敏感性降低
    E. 老年

46. 有关糖尿病的诊断，下列哪项正确

A. 三多一少症状是诊断糖尿病必须具备的条件
B. 尿糖检查一定阳性
C. 空腹血糖不一定升高
D. 全天任何时候血糖 > 10 mmol/L 即可诊断
E. 所有患者都需行葡萄糖耐量试验进行诊断

47. 若诊断临床糖尿病, 应**首先**选择下述哪项检查
    - A. 尿糖
    - B. 空腹血糖
    - C. 糖化血红蛋白
    - D. 口服糖耐量试验
    - E. 空腹胰岛素测定

48. 2 型糖尿病的**基础治疗**措施是
    - A. 饮食治疗
    - B. 胰岛素治疗
    - C. 双胍类降糖药
    - D. 磺脲类降糖药
    - E. 噻唑烷二酮类降糖药

49. 关于糖尿病的**胰岛素治疗**, 正确的是
    - A. 肥胖的糖尿病人较适宜用胰岛素治疗
    - B. 1 型糖尿病人可不用胰岛素治疗
    - C. 清晨高血糖而半夜有饥饿感、出冷汗的糖尿病人应增加胰岛素剂量
    - D. 因感染发热而厌食的糖尿病人应将胰岛素剂量加倍
    - E. 经一段时间的胰岛素治疗后, 可产生胰岛素抗体

50. 对于糖尿病患者的运动, 说法**错误**的是
    - A. 运动总是使糖尿病患者的血糖降低
    - B. 糖尿病患者应进行有规律的合适运动
    - C. 1 型糖尿病患者的运动宜在餐后进行
    - D. 有大血管和微血管并发症者应在医生指导下运动
    - E. 胰岛功能很差者, 应先给予胰岛素补充治疗后再开始运动

51. 如何处理胰岛素治疗糖尿病过程中的 **Somogyi 现象**

- A. 增加胰岛素剂量
- B. 减少晚间胰岛素剂量
- C. 减少糖类摄入
- D. 减少饮食总热量
- E. 加用双胍类药

52. 女性, 55 岁。**体重 76 kg, 身高 160 cm**。因多饮, 多尿确诊为 2 型糖尿病, 经饮食治疗和运动锻炼, 2 个月后空腹血糖为 **8.8 mmol/L**, 餐后 2 小时血糖为 **13.0 mmol/L**, 进一步治疗应选择
    - A. 加双胍类降血糖药物
    - B. 加胰岛素治疗
    - C. 维持原饮食治疗和运动
    - D. 加磺脲类降血糖药物
    - E. 加口服降血糖药和胰岛素

53. 女性, 36 岁。患**糖尿病** 1 个月, 胰岛素治疗过程中出现**全身性轻度水肿**。此水肿发生的原因是
    - A. 胰岛素过敏
    - B. 维生素 B 缺乏
    - C. 蛋白质缺乏
    - D. 水、钠潴留
    - E. 特发性水肿

54. 男性, 23 岁。2 天来神志朦胧, 嗜睡, 今日昏迷入院。诊断为**糖尿病酮症酸中毒**。以下哪项是主要治疗原则
    - A. 中枢兴奋剂, 胰岛素
    - B. 中枢兴奋剂, 纠正酸中毒
    - C. 补充液体和电解质, 小剂量胰岛素
    - D. 纠正酸中毒, 补充液体和电解质
    - E. 纠正酸中毒, 足量胰岛素

55. 可了解患者**胰岛功能**指标的检验项目是

56. 可反映患者 **2 周左右**血糖水平的检验项目是

57. 可反映患者 **2 月左右**血糖平均水平的检验项目是

（55 ~ 57 题共用选项）

A. 餐后 2 小时血糖

B. 果糖胺

C. 糖化血红蛋白

D. 口服葡萄糖耐量试验（OGTT）

E. 胰岛素或 C 肽释放试验

58. **美吡达**（格列吡嗪）

59. **降糖灵**（苯乙双胍）

（58 ~ 59 题共用选项）

A. 不经肝脏代谢

B. 慢性失血性贫血 95% 的代谢产物在胆汁中排出

C. 易出现乳酸酸中毒

D. 作用时间超过 24 小时

E. 有调节凝血机制的作用

第 6 节　血脂异常

60. 下列哪一项**不属于**高脂血症

A. 胆固醇增高

B. 甘油三酯增高

C. 高密度脂蛋白降低

D. 低密度脂蛋白增高

E. 高密度脂蛋白增高

61. 符合高脂血症患者**饮食治疗**的是

A. 每日脂肪摄入量 < 30% 总热量

B. 饱和脂肪酸占每日脂肪摄入量的 8% ~ 10%

C. 每日胆固醇摄入量 < 300 mg

D. 内源性高甘油三酯血症应限制总热量及糖类

E. 以上均是

62. 男性患者，55 岁。有糖尿病史，查血胆固醇为 7.5 mmol/L，低密度脂蛋白胆固醇为 2 mmol/L，甘油三酯为 2.7 mmol/L，高密度脂蛋白胆固醇为 0.71 mmol/L，应采取哪种**降脂药物**治疗

A. 贝特类药物

B. 烟酸

C. 他汀类

D. 胆固醇吸收抑制剂

E. 普罗布考

第六单元　精神神经

第 1 节　脑血管病

1. 短暂性脑缺血发作的临床表现
   A. 血压突然升高，短暂意识不清，抽搐
   B. 眩晕、呕吐、耳鸣持续一至数日
   C. 发作性神经系统功能障碍，24 小时内完全恢复
   D. 昏迷、清醒、再昏迷
   E. 一侧轻偏瘫，历时数日渐恢复

2. 颈内动脉系统短暂性脑缺血发作的症状可有
   A. 吞咽困难
   B. 运动性失语
   C. 阵发性眩晕
   D. 复视
   E. 交叉性瘫痪

3. 短暂性脑缺血发作，出现相应的症状及体征完全恢复的时间应在
   A. 24 小时内
   B. 28 小时内
   C. 36 小时内
   D. 48 小时内
   E. 72 小时内

4. 短暂性脑缺血发作导致的神经功能缺损症状、体征应在多少小时内完全消失
   A. 2 小时
   B. 6 小时
   C. 12 小时
   D. 18 小时
   E. 24 小时

5. 关于 TIA，下列说法不正确的是
   A. 多发于 50 ~ 70 岁
   B. 发作突然，历时短暂
   C. 颈动脉系统 TIA 以发作偏瘫或单肢轻瘫最常见
   D. 椎 - 基底动脉系统 TIA 以阵发性眩晕为最常见
   E. 症状恢复不完全，留有神经功能受损

6. 脑出血最常见的病因为
   A. 脑动脉粥样硬化
   B. 高血压
   C. 血液病
   D. 脑淀粉样血管病
   E. 脑动脉炎

7. 高血压性脑出血最常见的出血部位是
   A. 脑叶
   B. 脑干
   C. 基底节区
   D. 小脑
   E. 脑室

8. 脑出血病人出现瞳孔不等大、昏迷加深，常提示
   A. 脑室出血

B. 小脑出血

C. 合并蛛网膜下腔出血

D. 脑疝形成

E. 血肿形成

9. 脑出血最重要的内科治疗是

A. 控制脑水肿

B. 止血剂

C. 迅速降血压

D. 抗生素治疗

E. 吸氧

10. 下列关于脑出血的治疗中错误的是

A. 降低血压，血压低于平时血压为宜

B. 急性期绝对卧床，保持生命体征

平稳

C. 控制脑水肿，预防脑疝

D. 加强护理，注意水与电解质平衡

E. 情况允许的条件下可手术清除血肿

11. 患者，女性，36 岁。突发右侧肢体无力，伴言语不能就诊，查头颅 CT 未见异常。有风湿性心脏病、心房纤颤 10 年。最可能的诊断是

A. 脑栓塞

B. 脑血栓形成

C. 脑出血

D. 蛛网膜下腔出血

E. 脑肿瘤

第 2 节 癫 痫

12. 癫痫病人做脑电图检查可以

A. 发现病原

B. 找出最佳的治疗方案

C. 支持临床诊断，但不能否定临床诊断

D. 判断有无智力低下

E. 估计下次发作时间到来

13. 抗癫痫药物治疗的原则是

A. 大剂量、突击、静脉用药

B. 按发作类型短期用药，随时改变品种

C. 按发作类型长期、规则用药

D. 长期、规则用药，禁酒

E. 大剂量、短期，合并用药

14. 关于癫痫，下列说法错误的是

A. 强直发作是一种发作性僵直的强烈的肌收缩

B. 失张力癫痫发作时全身肌张力突然消失致猝倒，同时意识丧失

C. 癫痫按照病因可分为特发性癫痫和症状性癫痫

D. 精神性发作主要表现为各种类型的遗忘症、情感异常、错觉、复杂幻觉

E. 失神发作患者意识短暂中断，发作突然，缓慢停止，每日可发作数次至数百次，事后对发作无记忆

15. 患者，男性，14 岁。上课时突然手中钢笔掉在地上，双眼向前瞭视，呼之不应，持续数秒，过后不能回忆当时情况，以后反复发作，该患者诊断为

A. 癔症

B. 失神发作

C. 肌阵挛发作

D. 失张力发作

E. 局限性癫痫

C. 单纯部分发作

D. 复杂部分发作

E. 癫痫发作后昏睡期

（16 ~ 17题共用题干）

女性，23岁。间断四肢抽搐发作伴意识丧失2年，1小时前复发，神志不清，先后抽搐3次，既往有癫痫、不规则服药史。

16. 病人的癫痫处于何种情况

A. 癫痫持续状态

B. 全身性强直 - 阵挛发作

17. 首选治疗药物是

A. 水合氯醛灌肠

B. 地西泮静注

C. 氯丙嗪静滴

D. 奋乃静口服

E. 10% 葡萄糖酸钙静注

第 3 节　精神分裂症

18. 关于精神分裂症偏执型，不正确的说法是

A. 妄想结构比较松散

B. 不常伴幻觉

C. 妄想内容比较荒谬

D. 缓慢发病者多

E. 及时治疗效果好

19. 不属于精神分裂症阳性症状的是

A. 思维破裂

B. 言语性幻听

C. 影响妄想

D. 思维贫乏

E. 紧张性木僵

20. 紧张综合征主要见于

A. 精神分裂症紧张型

B. 精神分裂症青春型

C. 癔症

D. 神经衰弱

E. 躁狂症

21. 下列何种症状对精神分裂症最有诊断

意义

A. 自罪妄想

B. 嫉妒妄想

C. 牵连观念

D. 被控制感

E. 夸大妄想

22. 精神分裂症的情感障碍主要表现为

A. 情绪低落

B. 情绪不稳

C. 情绪高涨

D. 情感不协调

E. 欣快感

23. 男性，23岁。3个月前起病，说话语无伦次，常自言自语，说自己是神仙，是伟人，对异性有非分之想，攻击亲人。查：意识清晰，兴奋躁动，思维破碎，内容离奇，难以理解，认为门外有人要杀他，有一台电脑在影响他的大脑，使大脑在不停地转。躯体及神经系统检查未见显著体征，该患诊断是

A．躁狂症

B．抑郁症

C．精神分裂症

D．心因性精神障碍

E．神经症

24.精神分裂症

25.激越性抑郁

26.人格障碍

27.慢性酒精中毒

（24～27题共用选项）

A．以幻觉、妄想为主要表现

B．一种偏离特定文化背景的行为模式

C．以抑郁、焦虑情绪为主要表现

D．可表现多个系统的功能损害

E．以情绪高涨、激动不安为主要表现

第 4 节　抑郁症

28.诊断抑郁症的首要症状是

A．精力明显减退、疲乏

B．思维困难、联想缓慢

C．情绪低落、兴趣下降

D．自卑、自责、自杀观念

E．失眠、早醒、体重减轻

29.抑郁患者的木僵哪项是错误的

A．面无表情

B．不吃不喝

C．意识障碍

D．对体内外刺激无反应

E．呆坐呆立

30.重症抑郁发作的睡眠障碍的主要特点是

A．入睡困难

B．易惊醒

C．多梦

D．睡眠减少

E．早醒

31.某抑郁症患者，27岁。复发情绪抑郁、悲观厌世，认为自己是历史罪人，只有死路一条，反复自杀未遂。首选的

治疗方法为

A．心理治疗

B．电抽搐治疗

C．丙咪嗪

D．氟西汀

E．舒必利

32.患者，女性，26岁。近几年来无诱因出现情绪低落，晨重晚轻，兴趣减退，自觉精力减退，易疲劳，少语，失眠，以早醒为主，多次想自杀。最可能的诊断为

A．神经衰弱

B．抑郁症

C．抑郁性神经症

D．反应性抑郁症

E．失眠症

33.情感性精神障碍抑郁发作的精神症状是

34.癔症发作时的精神症状是

（33～34题共用选项）

A．思维奔逸

B．情感淡漠

C. 情感暴发

D. 情感低落

E. 精神运动性兴奋

第七单元 运动系统

第 1 节 颈椎病

1. 颈椎病最常见的类型为

A. 神经根型

B. 脊髓型

C. 交感神经型

D. 椎动脉型

E. 混合型

2. 患者男性，64 岁。颈肩痛 2 个月，并向右手放射，右手拇指痛觉减弱，肱二头肌的肌力弱。初步诊断是

A. 肩周炎

B. 肩袖综合征

C. 椎间盘突出症

D. 颈椎病

E. 臂丛神经炎

3. 椎动脉型颈椎病最突出的症状是

A. 恶心

B. 猝倒

C. 头痛头晕

D. 视物不清

E. 耳鸣耳聋

4. 女性，65 岁。近半年来反复出现头痛、头晕，今晨在突然转头时感觉眩晕耳鸣，恶心呕吐，摔倒在地，2 分钟后缓解。既往曾类似发作 2 次，X 线片示颈 5 ~ 6 椎体后缘骨质增生，椎间孔明显缩小，最可能的诊断是

A. 神经根型颈椎病

B. 脊髓型颈椎病

C. 交感神经型颈椎病

D. 椎动脉型颈椎病

E. 癫痫发作

5. 一男性患者，40 岁。诉头痛头晕，颈侧弯后伸后头晕加重并出现猝倒。肱二头肌腱反射亢进。颈椎斜位片显示钩椎关节增生，其诊断最大可能是

A. 美尼尔征

B. 体位性眩晕

C. 脊髓肿瘤

D. 椎动脉型颈椎病

E. 粘连性蛛网膜炎

6. 男性，50 岁。四肢麻胀，近 2 年乏力逐渐加重。1 个月前不慎滑倒，当即出现四肢活动障碍。查体：神志清楚，头部活动无明显受限，第 2 肋以下皮肤痛觉减退，四肢不能主动活动，肌张力增高，病理征（＋）。X 线片示颈 4 ~ 胸 1 椎体后缘骨质增生，椎间隙变窄，诊断为

A. 外伤性颈髓损伤

B. 颈椎脱位

C. 脊髓型颈椎病

D. 颈椎肿瘤

E. 颈椎管内肿瘤

7. 患者女性，49 岁。颈肩痛 5 年余，出现四肢麻木，无力半年，行走时步态不稳，查体见双手尺侧以下皮肤感觉减退，双下肢肌张力增高，肌力 Ⅲ ~ Ⅳ 级，X 线片见颈椎骨质明显退行性改变，其诊断可能为

A. 颈椎增生

B. 神经根型颈椎病

C. 脊髓型颈椎病

D. 交感神经型颈椎病

E. 椎管内肿瘤

8. 颈椎病患者，MRI 检查见 C5 ~ 6 间盘突入椎管压迫颈脊髓，保守治疗无效，瘫痪渐渐加重，应选择哪种治疗方案

A. 大重量牵引

B. 旋转复位推拿

C. 后路椎板切除手术

D. 前外侧椎管减压术

E. 前路髓核摘除植骨术

第 2 节　黏连性肩关节囊炎

9. 属于肩周炎诊断依据的是

A. 男性多于女性

B. 右侧多于左侧

C. 肩部疼痛，与动作无关系

D. 肩关节外展、外旋、后伸受限

E. 肩部三角肌无萎缩

10. 女性，50 岁。右肩部疼痛，不能梳头。查体：右肩三角肌萎缩，肩关节外展、外旋、后伸明显受限。X 线片未见骨质疏松，肩峰下钙化。其首选诊断为

A. 肩周炎

B. 肩关节结核

C. 肩关节肿瘤

D. 肱骨外上髁炎

E. 风湿性关节炎

11. 肩周炎是自限性疾病，一般恢复时间需要

A. 1 个月左右

B. 3 个月左右

C. 1 年左右

D. 2 年左右

E. 3 年左右

第 3 节　类风湿性关节炎

12. 在类风湿性关节炎中，最常受累的关　　　　　节是

A. 脊柱关节

B. 髋关节

C. 膝关节

D. 远端指间关节

E. 近端指间关节

13. 对类风湿性关节炎，关节畸形的产生下述**有误**的是

　　A. 多见于晚期患者

　　B. 手指可形成天鹅掌畸形

　　C. 重症患者可呈纤维强直

　　D. 可完全丧失关节功能

　　E. 腕关节强直是常见畸形

14. 关于类风湿性关节炎的诊断及病情监测**最重要**的影像学检查是

　　A. CT

　　B. MRI

　　C. 心电图

　　D. X 线平片

　　E. 全身骨扫描

15. 一女性来社区就诊，52 岁。**双手关节反复肿痛伴晨僵** 1 年余，近两年来疼痛加重伴**晨僵**，活动后可缓解。首先考虑的诊断是

　　A. 骨性关节炎痛风

B. 痛风

C. 银屑病关节炎

D. 类风湿性关节炎

E. 风湿性关节炎

16. 患者，女性，50 岁。对称性**多关节肿痛伴晨僵** 1 年余，血 RF1：40（+），ESR100 mm/h。本患者目前**不考虑**的治疗措施是

　　A. 非甾体抗炎药

　　B. 强的松

　　C. 环磷酰胺

　　D. 甲氨蝶呤

　　E. 关节手术

17. 以下为**强直性脊柱炎**的关节炎的特点是

18. 以下为**类风湿性关节炎**的关节炎的特点是

（17 ~ 18 题共用选项）

　　A. 对称性多关节炎

　　B. 累及远端指间关节更明显

　　C. 负重关节症状明显，运动后痛

　　D. 抗双链 DNA 抗体阳性

　　E. 非对称性的下肢大关节炎

第 4 节　骨关节炎

19. **骨关节炎**的主要症状是

　　A. 疼痛

　　B. 晨僵

　　C. 关节肿大

　　D. 休息痛

　　E. 关节畸形

20. **非化脓性骨关节炎**的主要症状是

　　A. 疼痛

　　B. 晨僵

　　C. 关节肿胀

　　D. 骨摩擦音

　　E. 活动受限

21. 下列哪项**不是**骨关节炎好发部位
    A. 膝关节
    B. 颈椎
    C. 腰椎
    D. 第一腕掌关节
    E. 肘关节

22. 下列**不是**骨关节炎的关节肿胀的特点是
    A. 局部骨质增生所致
    B. 关节周围组织肿胀所致
    C. 滑膜肥厚所致
    D. 膝外翻
    E. 膝内翻

23. 患者男性，60岁。反复**双膝关节**疼痛10年，逐渐加重3年，活动时关节有弹响。体检：**双膝关节骨摩擦音**（+），但无明显红肿及压痛，血白细胞 $5.7×10^9/L$，红细胞沉降率18 mm/第1小时，RF13.6 U/L（正常值范围为0～15 U/L），首先考虑的诊断是
    A. 强直性脊柱炎
    B. 反应性关节炎
    C. 系统性红斑狼疮
    D. 骨关节炎
    E. 类风湿性关节炎

24. 对于**骨关节炎**的治疗优先考虑
    A. 对乙酰氨基酚
    B. 非甾体抗炎药
    C. 糖皮质激素
    D. 氨基葡萄糖
    E. 手术

第八单元　儿科疾病

第1节　先天性心脏病

1. 属于**无分流型**先天性心脏病的是
    A. 室间隔缺损
    B. 房间隔缺损
    C. 法洛四联症
    D. 肺动脉狭窄
    E. 动脉导管未闭

2. 婴儿期**持续性青紫**，见于
    A. 房间隔缺损
    B. 室间隔缺损
    C. 肺动脉狭窄
    D. 法洛四联症
    E. 动脉导管未闭

3. 女孩，2岁，平日体健。体检时发现**胸骨左缘第2、3肋间可闻及3/6级收缩期吹风样杂音**，肺动脉瓣区第二心音亢进。最可能的诊断是
    A. 肺动脉瓣狭窄
    B. 动脉导管未闭
    C. 室间隔缺损
    D. 房间隔缺损
    E. 法洛四联症

4. **室间隔缺损**的主要杂音是

A. 第 2 肋间 II 级柔和的收缩期杂音

B. 第 4 肋间 II 级柔和的舒张期杂音

C. 第 2 肋间 II 级柔和的舒张期杂音

D. 第 4 肋间 IV 级粗糙的收缩期杂音

E. 第 4 肋间 IV 级粗糙的舒张期杂音

5. 法洛四联症杂音响度主要取决于

A. 左、右室之间的压力差

B. 肺动脉狭窄的程度

C. 室间隔缺损的大小

D. 主动脉骑跨的程度

E. 右心室肥厚的程度

第 2 节　小儿腹泻

6. 下述病原体中最易引起脓血便的是

A. 轮状病毒

B. 隐孢子虫

C. 鼠伤寒沙门氏菌

D. 产毒性大肠埃希菌

E. 致病性大肠埃希菌

7. 婴儿腹泻重度脱水的主要诊断依据是

A. 眼眶前囟深凹

B. 皮肤弹性极差

C. 哭无泪，尿量极少

D. 精神极度萎靡

E. 外周循环衰竭

8. 小儿腹泻重度低渗性脱水，伴有周围循环衰竭，第 1 天补液，首先用哪种液体

A. 2 : 1 等张含钠液

B. 2 : 3 : 1 含钠液

C. 3 : 2 : 1 含钠液

D. 4 : 3 : 2 含钠液

E. 2 : 6 : 1 含钠液

9. 小儿腹泻第一天补液方法，下列哪项是错误的

A. 低渗性脱水用 4 : 3 : 2 溶液

B. 高渗性脱水用 3 : 2 : 1 溶液

C. 等渗性脱水用 2 : 3 : 1 溶液

D. 脱水性质不明用 2 : 3 : 1 溶液

E. 同时见尿补钾 4 ~ 6 天

10. 患儿，6 个月。腹泻 20 余天，每日 10 余次稀水样便，体重 5.3 kg，精神萎靡，皮肤弹性极差，前囟及眼窝明显凹陷，四肢凉，血压偏低，口渴轻度，尿量极少，血钠 125 mmol/L。考虑诊断为

A. 中度等渗脱水

B. 重度等渗脱水

C. 中度低渗脱水

D. 重度低渗脱水

E. 重度高渗脱水

11. 8 个月男孩，呕吐，腹泻 3 天，无尿 12 小时，T37.8 ℃，嗜睡与烦躁交替，双眼深陷，口唇干燥，皮肤弹性差，四肢冷，见花纹，脉细弱 160 次 / 分，心音低，呼吸深长 60 次 / 分，腹部肠鸣音亢进，血象：HB150 g/L，WBC13.0×10^9/L，L0.60，初步诊断小儿腹泻伴有

A. 重度脱水，代谢性酸中毒

B. 中度低渗性脱水，代谢性酸中毒

C. 重度脱水，低钾血症，代谢性酸

中毒

D. 败血症休克，低钾血症，代谢性酸中毒

E. 重度高渗性脱水，代谢性酸中毒

（12～14题共用题干）

男，4个月，体重5 kg。腹泻3天，每日7～8次，蛋花汤样、无腥臭，奶后呕吐2次。面色稍苍白，上腭裂，精神较差，皮肤稍干燥。眼窝、前囟凹陷。皮下脂肪减少，皮肤弹性较差。哭有泪。四肢末梢较冷，血清钠128 mmol/L。

12. 其第1天补液总量应补充每公斤为

A. 60～80 mL

B. 81～90 mL

C. 90～120 mL

D. 120～150 mL

E. 150～180 mL

13. 当患儿痊愈出院时，对家长可作以下指导，哪项除外

A. 继续母乳喂养，避免夏季断乳

B. 先天性畸形（上腭裂）矫治

C. 注意食具、尿布、玩具消毒

D. 加强气候变化时的护理

E. 迅速添加辅食如蛋黄、炼乳

14. 估计该患儿的脱水程度及性质是

A. 轻度等渗性脱水

B. 中度等渗性脱水

C. 轻度低渗性脱水

D. 中度低渗性脱水

E. 重度低渗性脱水

（15～18题共用题干）

男孩，2岁。因呕吐、频繁水样便3天伴发热于10月底入院。12小时无尿。查体：T38 ℃，颜面苍白，皮肤弹性差，眼窝凹陷，心肺听诊无异常，腹稍涨，肝脾无肿大，膝腱反射未引出，四肢末端厥冷。实验室检查：血钠138 mmol/L。

15. 最可能的诊断是

A. 侵袭性大肠埃希菌肠炎

B. 轮状病毒肠炎

C. 致病性大肠埃希菌肠炎

D. 真菌性肠炎

E. 产毒性大肠埃希菌肠炎

16. 最可能合并的电解质紊乱是

A. 低镁血症

B. 低钾血症

C. 低磷血症

D. 低氯血症

E. 低钙血症

17. 首批应该补充的液体是

A. 1/2张含钠液

B. 1/3张含钠液

C. 2/3张含钠液

D. 1/4张含钠液

E. 2∶1的等张含钠液

18. 该患儿第一天补液总量应是

A. 180～210 mL/kg

B. 120～150 mL/kg

C. 90～120 mL/kg

D. 150～180 mL/kg

E. 60～90 mL/kg

第3节 小儿急性肾小球肾炎

19. 急性肾小球肾炎的常见致病菌是
    A. 溶血性链球菌
    B. 葡萄球菌
    C. 肺炎链球菌
    D. 柯萨奇病毒
    E. 草绿色链球菌

20. 急性肾炎小儿恢复上学的指标是
    A. 尿蛋白消失
    B. 血沉正常
    C. 镜下血尿消失
    D. ASO 正常
    E. 阿迪计数正常

21. 由 A 组乙型溶血链球菌引起的疾病是

22. 可出现睾丸炎、卵巢炎合并症的疾病是

23. 可并发心肌炎、肾炎等合并症的疾病是

（21 ~ 23 题共用选项）
    A. 水痘
    B. 手足口病
    C. 幼儿急疹
    D. 腮腺炎
    E. 猩红热

第4节 维生素 D 缺乏性佝偻病

24. 营养性维生素 D 缺乏性手足搐搦症与佝偻病发病机理的不同点在于
    A. 钙吸收代谢障碍
    B. 磷吸收代谢障碍
    C. 甲状旁腺功能不足
    D. 维生素缺乏
    E. 神经系统兴奋性增高

25. 营养性维生素 D 缺乏性手足搐搦症的治疗步骤应该是
    A. 补钙 → 止惊 → 维生素 D
    B. 止惊 → 补钙 → 维生素 D
    C. 维生素 D→ 止惊 → 补钙

    D. 补钙 → 维生素 D→ 止惊
    E. 维生素 D→ 补钙 → 止惊

26. 患儿，7 月。近日经常夜惊多汗，且抽搐 2 次，抽后意识清，吃奶好，医生诊断为：营养性维生素 D 缺乏性手足搐搦症，本病以下哪项不具备
    A. 喉痉挛
    B. 手足抽搐
    C. 陶瑟征阳性
    D. 面神经征阳性
    E. 婴儿期呈婴儿痉挛性发作

27. 女婴，1 岁半。有多汗，枕秃，常发生

惊厥，不伴发热。查血糖 3.2 mmol/L，血钙 6.5 mg/dl，血镁 1 mg/dl，血磷 12 mg/dl，首先考虑的诊断是

A. 低血糖症

B. 婴儿痉挛症

C. 低镁血症

D. 维生素 D 缺乏性手足搐搦症

E. 维生素 D 缺乏性佝偻病

（28 ~ 30 题共用题干）

8月女婴，生后一直母乳喂养。尚未加辅食，近日时有夜惊多汗，今日突然惊厥发作，四肢抖动，面色苍白，约 1 分钟自行缓解，抽后玩耍如常，近 2 日流涕，但无发热及咳嗽，查体：营养发育较差，前囟平坦，方颅，颈强（－），心肺正常。

28. 该患儿诊断为

A. 高热惊厥

B. 病毒性脑炎

C. 癫痫

D. 低血糖症

E. 营养性维生素 D 缺乏性手足搐搦症

29. 急需做哪项检查，对诊断最有帮助

A. 血 Ca^{2+}、P、AKP

B. 血常规

C. 脑脊液检查

D. 病毒分离

E. 脑电图

30. 若在就诊时再度惊厥发作，急救措施是

A. 立即水合氯醛灌肠，然后给予葡萄糖酸钙静注

B. 立即维生素 D 肌注一次，然后给予葡萄糖酸钙静注

C. 立即 10% 葡萄糖酸钙 5 ~ 10 mL 加入 5% 葡萄糖 10 ~ 20 mL 中静注

D. 立即静点抗生素，然后肌注鲁米那

E. 20% 甘露醇静注

第 5 节　新生儿黄疸

31. 新生儿胆红素生成过多的原因不是

A. 红细胞数相对较多且破坏多

B. 肝及组织内的红蛋白较多

C. 红细胞寿命短

D. 血红蛋白加氧酶含量高

E. 新生儿经常处于饥饿、缺氧的状态

32. 新生儿生后 24 小时内出现黄疸，应首先考虑的诊断是

A. 败血症

B. 新生儿肝炎

C. 胆道闭锁

D. 生理性黄疸

E. 新生儿溶血病

33. 生后 2 周出现以结合胆红素增高为主的疾病是

A. 母乳性黄疸

B. 先天性球形红细胞增多症

C. 胆道闭锁

D. 新生儿溶血症

E. G6H 缺陷症

34. 足月新生儿生理性黄疸多发生于
    - A. 生后第 1 ~ 2 天出现黄疸，10 天左右消退
    - B. 生后第 24 小时出现黄疸，3 天内进行性加重
    - C. 生后第 4 ~ 7 天出现黄疸，10 天后消退
    - D. 生后第 2 ~ 5 天出现黄疸，10 ~ 14 天消退
    - E. 生后第 7 天后出现黄疸，呈进行性加重

第 6 节　小儿热性惊厥

35. 某新生儿出生时重度窒息，生后 10 小时逐渐出现尖叫、烦躁和惊厥，推测因为
    - A. 颅内感染
    - B. 重度贫血
    - C. 低钙血症
    - D. 胆红素脑病
    - E. 缺氧缺血性脑病

36. 1 岁小儿，发热、咳嗽、气促 1 周，近 1 天惊厥 4 次，意识不清。查体：嗜睡，双眼凝视，球结膜水肿，前囟隆起，根据病例诊断最大的可能是
    - A. 肺炎合并轻度缺氧
    - B. 肺炎合并结脑
    - C. 肺炎合并化脑
    - D. 肺炎合并心衰
    - E. 肺炎合并脑水肿

第 7 节　常见发疹性疾病

37. 典型麻疹首先出现皮疹的部位是
    - A. 面部、颈部
    - B. 耳后、颈部发际边缘
    - C. 躯干
    - D. 四肢
    - E. 手、足

38. 在预防麻疹的被动免疫中，下列哪项正确
    - A. 在接触麻疹后 10 天内立即给予免疫血清球蛋白 0.25 mL/kg 可预防发病
    - B. 在接触麻疹后 5 天内立即给予免疫血清球蛋白 0.25 mL/kg 可预防发病
    - C. 在接触麻疹后 5 天内立即给予免疫血清球蛋白 0.05 mL/kg 可预防发病
    - D. 在接触麻疹后 10 天内立即给予免疫血清球蛋白 0.05 mL/kg 可预防发病

E. 以上都不是

39. 幼儿急疹的临床特点是

A. 发热 1～2 天出疹

B. 热退后全身出疹

C. 出疹时全身体温升高

D. 皮疹常有融合

E. 疹退后皮肤留有棕色色素沉着

40. 风疹的典型临床表现是

A. 潜伏期 5～7 天

B. 高热

C. 热退后全身出疹

D. 颈后、枕后、耳后淋巴结肿痛

E. 出疹后脱皮

第九单元　传染病与性病、寄生虫病

第 1 节　病毒性肝炎

1. 慢性乙肝患者，化验乙肝五项指标，HBsAg（＋），抗 HBc（＋），HBeAg（＋），ALT120 U/L，其意义是

A. 病毒有复制，肝脏有损伤

B. 病毒无复制，无传染性

C. 有传染性

D. 肝脏有损伤，无传染性

E. 病毒有复制，有传染性，肝脏有损害

2. 表示近期活动性肝炎的是

A. HBsAg

B. 抗 –HBs

C. HBeAg

D. 抗 HBc–IgM

E. 抗 HBc–IgG

3. 乙型肝炎患者血清中，检出抗 –HBs，说明

A. 肝炎病毒在体内复制

B. 获得免疫，疾病已恢复

C. 病毒变异，仅查出抗 –HBs

D. 免疫耐受，病情迁延不愈

E. 血清中可同时检出 HBsAg

4. 下列检验中对重型肝炎诊断价值最小的是

A. 血清 ALT

B. 血清胆碱酯酶活性明显降低

C. 血清胆固醇明显降低

D. 凝血酶原时间及活动度明显异常

E. 血清胆红素明显升高

5. （昭昭老师）男性，44 岁。10 年前体检时发现 HBsAg 阳性，当时 ALT 正常，未治疗，未定期复查。近 1 年 ALT 反复升高，未进行抗病毒治疗。3 周前劳累后出现食欲下降、尿黄、明显乏力。症状逐渐加重，出现腹胀、尿量减少入院。查体：神志清楚，反应迟钝，扑翼样震颤阳性。心肺查体未见异常，腹部膨隆，无压痛及反跳痛，移动性浊音阳性。实验室检查：ALT176 U/L，TBil432 μmol/L，凝血酶原活动度

32%。最可能的诊断是

A. 慢性乙型肝炎

B. 乙型肝炎肝硬化，失代偿期

C. 急性黄疸型肝炎

D. 慢性重型乙型肝炎

E. 急性重型乙型肝炎

第 2 节　流行性脑脊髓膜炎

6. 我国流行性脑脊髓膜炎流行的**主要菌群**是

A. A 群

B. B 群

C. C 群

D. D 群

E. E 群

7. 流行性脑脊髓膜炎的**主要临床特征**是

A. 急起高热、头痛、呕吐、昏迷、脑膜刺激征

B. 急起高热、头痛、呕吐、昏迷、呼吸衰竭

C. 急起高热、惊厥、呼吸衰竭

D. 缓慢起病，发热不明显、头痛剧烈，无休克

E. 急起高热、头痛、呕吐、皮肤黏膜瘀点瘀斑、脑膜刺激征

8. 男孩，2 岁。发热伴皮肤出血点 1 天，昏迷 2 小时，于 2 月 3 日就诊。查体：**昏迷**，血压测不出，全身可见较多**瘀点、瘀斑**，双下肢有融合成片的紫癜。为**快速**临床诊断，最重要的检查是

A. 凝血功能

B. 头颅 MRI

C. 血常规

D. 瘀点涂片做细菌学检查

E. 脑脊液常规

9. **确诊**流行性脑脊髓膜炎的主要依据是

A. 脑脊液呈化脓性

B. 血清特异性抗体检测阳性

C. 皮肤黏膜瘀点瘀斑

D. 当地有流脑流行

E. 血液、脑脊液涂片镜检或培养发现脑膜炎双球菌

第 3 节　狂犬病（暂无）

第 4 节 艾滋病

10. 以下关于艾滋病的叙述，不正确的是
    A. 是人类免疫缺陷病毒引起的
    B. 即获得性免疫缺陷综合征
    C. 人群对本病普遍易感
    D. 是性接触传染病
    E. HIV 主要侵犯和破坏部分 B 淋巴细胞

11. 艾滋病的表现中，哪种是错误的
    A. 体质性疾病
    B. 神经系统症状
    C. 免疫缺陷所致感染
    D. 免疫缺陷所致肿瘤
    E. 顽固性休克

12. 艾滋病患者肺部机会性感染，最常见的病原体是
    A. 白色念珠菌
    B. 结核杆菌
    C. 疱疹病毒
    D. 巨细胞病毒
    E. 肺孢子虫

第 5 节 性传播疾病

13. 下列关于淋病的叙述不正确是
    A. 主要通过性接触传播
    B. 女性反复感染淋病，可引起宫外孕
    C. 女性淋病的主要并发症是不孕不育
    D. 淋菌引起肛门直肠炎，可出现里急后重，从肛门排出大量脓性、血性分泌物
    E. 人是淋球菌的唯一天然宿主

14. 梅毒树胶样肿区别于结核肉芽肿的主要依据是
    A. 易见朗汉斯巨细胞
    B. 见多量中性粒细胞
    C. 见干酪样坏死
    D. 见多量浆细胞
    E. 见多量上皮样细胞

15. 关于梅毒，下列说法哪项不正确
    A. 硬下疳常为单发
    B. 皮疹常无自觉症状
    C. 三期梅毒破坏性强
    D. 足量驱梅治疗 1 年内转阴即治愈，可终止随访
    E. 通过产道感染的梅毒婴儿属后天梅毒

16. 下列关于梅毒的叙述，错误的是
    A. 血库冷藏 3 天以上的血液也有可能传染梅毒
    B. 自然情况下，梅毒仅感染人
    C. 第一期梅毒的特点是硬性下疳

D．第二期梅毒的特点是出现梅毒疹

E．梅毒治疗多用青霉素

17. 尖锐湿疣的叙述错误的是

A．尖锐湿疣主要由 HPV6、11 型病毒感染泌尿生殖系统引起

B．尖锐湿疣容易癌变

C．增殖的 HPV 病毒只能在皮肤上层细胞核中查到

D．扁平疣不属于尖锐湿疣

E．男性的尖锐湿疣多位于外生殖器和肛周部位

18. 下列关于生殖器疱疹病毒的叙述错误的是

A．常伴有腹股沟淋巴结肿痛

B．男性多见于包皮、龟头、冠状沟、阴茎等处

C．感染的孕妇经阴道分娩时，可引起胎儿感染

D．复发性生殖器疱疹的皮损一般出现在新部位

E．合并 HIV 者，症状更加明显

19. 关于生殖器疱疹病毒感染，下列说法错误的是

A．生殖器疱疹病毒是由单纯疱疹病毒（HSV）感染引起的

B．开始侵犯皮肤黏膜层，后期向黏膜下层、肌层浸润

C．胎儿、新生儿都可感染

D．生殖器疱疹感染后与宫颈癌的发生密切相关

E．感染生殖器疱疹后也使 HIV 的感染性增加

第 6 节　肠道寄生虫病（暂无）

第十单元　五官疾病

第 1 节　结膜炎

1. 急性卡他性结膜炎的临床表现为

A．房水闪光阳性

B．眼压升高

C．前房积脓

D．结膜充血

E．角膜水肿

2. 急性卡他性结膜炎常见的致病菌不包括

A．肺炎球菌

B．Koch-Weeks 杆菌

C．流感嗜血杆菌

D．金黄色葡萄球菌

E．变形杆菌

第2节 中耳炎

3. 急性化脓性中耳炎早期最有效的治疗方法是

   A. 抗生素加激素全身应用

   B. 抗生素全身应用

   C. 抗生素溶液滴耳

   D. 2% 酚甘油滴耳

   E. 咽鼓管吹张

4. 化脓性中耳炎耳源性颅内、外并发症最常见的侵犯传播途径是

   A. 血行途径

   B. 循破坏、缺损的骨壁

   C. 正常的解剖途径

   D. 尚未闭合的骨缝

   E. 上述都不是

5. 急性化脓性中耳炎患者，鼓膜穿孔后立即停用2% 石碳酸甘油滴耳，是因为石碳酸甘油

   A. 对鼓室黏膜及鼓膜有腐蚀作用

   B. 油剂不易经穿孔进入中耳

   C. 仅有止痛作用

   D. 没有抗生素水溶液效果佳

   E. 上述都不是

6. 慢性化脓性中耳炎骨疡型或胆脂瘤型施行乳突根治的目的是

   A. 获得干耳

   B. 提高听力

   C. 清除病灶，预防颅内、外感染

   D. 改善中耳腔压力

   E. 减少脓性分泌物

第3节 鼻炎与鼻窦炎

7. 急性鼻炎最常见的致病微生物是

   A. 流感病毒

   B. 鼻病毒

   C. 腺病毒

   D. 冠状病毒

   E. 柯萨奇病毒

8. 变应性鼻炎鼻分泌物涂片检查可见

   A. 较多嗜酸性粒细胞

   B. 白细胞多见

   C. 红细胞多见

   D. 淋巴细胞多见

   E. 以上都不多见

9. 慢性肥厚性鼻炎鼻塞的特点是

   A. 间歇性

   B. 交替性

   C. 持续性

   D. 寒冷时加重

   E. 居上位的鼻腔通气

10. 变应性鼻炎变态反应的类型是
    A. Ⅰ型
    B. Ⅱ型
    C. Ⅲ型
    D. Ⅳ型
    E. Ⅴ型

第 4 节 牙周炎

11. 哪个不是牙周炎的四大症状
    A. 牙周袋形成
    B. 牙龈炎症
    C. 牙槽骨吸收
    D. 牙移位
    E. 牙齿松动

12. 判断有无牙周炎的重要指征是
    A. 龈袋超过 3 mm
    B. 附着丧失
    C. 龈红肿
    D. 龈出血
    E. 龈乳头增生

第 5 节 过敏性皮肤病

13. 诊断接触性皮炎最常做的皮肤试验是
    A. 皮肤划痕试验
    B. 皮肤斑贴试验
    C. 皮内试验
    D. 被动转移试验
    E. 食物排除试验

    C. 风团直径 8 ~ 10 mm，周围有一较小红晕
    D. 风团直径 2 ~ 3 mm，周围无红晕
    E. 风团直径 1 ~ 3 mm，周围有一较大红晕

14. 激活荨麻疹非变态反应途径的物质是
    A. 青霉素
    B. 真菌
    C. 蛇毒
    D. 血清制品
    E. 花粉

16. 以下哪项是急性荨麻疹的主要原因
    A. 药物和食物
    B. 寄生虫
    C. 胃肠功能紊乱
    D. 病灶感染
    E. 神经精神因素

15. 胆碱能性荨麻疹典型皮损的特点为
    A. 风团直径大小不等
    B. 风团直径 8 ~ 10 mm，周围无红晕

17. 荨麻疹的病因与下列选项有关，除了哪项
    A. 食物
    B. 药物

C. 感染

D. 动植物因素

E. 遗传

18. 患者，女，26岁。皮肤瘙痒难忍，起病急、发展快，局部出现大小不等的红色风团，呈椭圆形、圆形或不规则形状，用钝器以适当压力划过，可出

现皮肤划痕试验阳性，数小时内水肿减轻，应考虑为以下哪一种疾病

A. 急性荨麻疹

B. 急性湿疹

C. 急性接触性皮炎

D. 带状疱疹

E. 水痘

第6节　真菌性皮肤病

19. 慢性湿疹最需与下列哪种疾病鉴别

A. 急性湿疹

B. 慢性单纯性苔藓

C. 荨麻疹

D. 特应性皮炎

E. 药疹

20. 关于体癣，下列哪种说法错误

A. 夏秋季节多发

B. 自觉瘙痒

C. 皮损初起为大水疱

D. 皮损边缘不断向外扩展为界限清楚的环状

E. 多发于肥胖多汗、糖尿病、慢性病及长期使用激素治疗者

第7节　浅表软组织急性化脓性感染

21. 指甲下脓肿，应采取的最佳措施是

A. 理疗

B. 热敷

C. 抗生素

D. 拔除指甲

E. 在甲沟处切开引流

22. 手部化脓性感染的手术原则应不包括

A. 手术时宜应用区域组织阻滞麻醉

B. 对脓液应做细菌培养及药敏试验

C. 应用抗生素

D. 伤口不应置引流物，以免影响功能

E. 炎症消退后，早期进行功能锻炼

23. 脓性指头炎不正确的叙述是

A. 手指末节掌面的化脓性感染

B. 最常见致病菌为金黄色葡萄球菌

C. 治疗初期悬吊前臂平置患手，避免下垂

D. 切开排脓为末节指侧面做横切口，远侧不超过甲沟的1/2，近侧不超过指节横纹，剪去突出的脂肪使脓液引流通畅

E. 有疼痛、肿胀，全身症状

第8节 急性乳腺炎

24. 急性乳腺炎最常见于
    A. 妊娠期妇女
    B. 产后哺乳期妇女
    C. 乳头凹陷妇女
    D. 以上都是
    E. 以上都不是

25. 初产妇哺乳期预防急性乳腺炎的措施错误的是
    A. 养成定时哺乳习惯
    B. 抗生素预防感染
    C. 防止乳头皮肤损伤
    D. 注意婴幼儿口腔卫生
    E. 避免乳汁淤积

26. 患者，女性，23岁。右乳房肿块1年余，1.5 cm×1.5 cm 大小，位于外上象限，质韧，表面光滑，易于推动，腋窝未触及肿块，应考虑的诊断是

27. 患者，女性，45岁。双侧乳房胀痛一年余，月经前痛加重，月经来潮后疼痛缓解，双侧乳房可触及边界不明显的肿块，质韧，腋窝淋巴结不大。应考虑的诊断是

28. 女性，65岁。发现右乳内上象限肿物1周。检查：肿块约 5 cm×6 cm，与皮肤粘连，活动尚可，右腋窝下触及肿大淋巴结。腰椎摄片发现 L1、L2 有骨质破坏症状。病人首先应诊断为

（26～28题共用选项）
A. 急性乳腺炎
B. 乳腺纤维腺瘤
C. 乳腺癌
D. 炎性乳腺癌
E. 乳腺囊性增生病

第9节 腹股沟疝

29. 男性，65岁。右腹股沟可复性球形肿块2年，逐渐增大。查体：站立时右耻骨结节外上方可见一球形肿物，未进入阴囊，平卧时可自行回纳，压迫腹股沟韧带中点上方2 cm处，站立时肿物复出，应诊断为
    A. 右侧精索鞘膜积液

    B. 交通性鞘膜积液
    C. 右腹股沟斜疝
    D. 右侧腹股沟直疝
    E. 右侧股疝

30. 老年多发性腹股沟斜疝，最好的手术方法是
    A. 单纯疝囊高位结扎术

B. 巴西尼（Bassini）法

C. 佛格逊（Ferguson）法

D. 麦克凡（McVay）法

E. 内环修补法

31. 嵌顿性疝与绞窄性疝的主要鉴别是

A. 疝内容物有无血循环障碍

B. 疝内容物多为大网膜

C. 有无肠梗阻表现

D. 疝块是否增大

E. 疝块有无压痛

第 10 节　痔

32. 关于痔的说法，错误的是

A. 可脱出

B. 可出现便血,鲜红色,轻者便纸染血,排便或下蹲肛门用力时滴血、喷射出血

C. 可出现肛门不适、瘙痒

D. 单纯或早期内痔无疼痛

E. 应及早采取治疗

33. 患者，男性，48 岁。过去因痔疮间断

有大便带血，近两月来，大便持续性带血，并伴大便习惯改变。需要首先进行的最简便有效的诊断方法是

A. 钡灌肠

B. 直肠指诊

C. 纤维结肠镜检查

D. 腹部 B 超

E. 腹部 CT

第十一单元　常见肿瘤

第 1 节　肺　癌

1. 早期中心型肺癌的常见症状是

A. 咳嗽、血痰

B. 胸闷、呼吸困难

C. 高热、胸痛

D. 声嘶

E. 上肢及颜面部肿胀

2. 男性，65 岁。咳嗽 2 个月，痰中有时

有血丝，伴消瘦。胸片发现肺部有一团块状阴影，考虑为肺癌。近来出现颜面、颈部及上肢水肿,但下肢无水肿。其水肿最可能的原因是

A. 肺癌压迫上腔静脉

B. 肺癌转移引起心包积液

C. 肺癌转移引起胸腔积液

D. 肺癌综合征

E. 肺癌头颈部转移

3. 临床上可引起霍纳综合征（Hornersyndrome）的肺癌是

　　A. 细支气管 – 肺泡癌

　　B. 肺转移癌

　　C. 中心型肺癌

　　D. 周围型肺癌

　　E. 肺上沟癌

4. 杵状指（趾）最常见于下列哪种疾病

　　A. 流行性感冒

　　B. 支气管哮喘

　　C. 肺癌

　　D. 急性支气管炎

　　E. 自发性气胸

5. 男性，40岁。既往20年前患过肺结核，平素健康，近3个月来有刺激性咳嗽，痰中偶有血丝，有时发热。X线示：右肺上叶前段有2 cm×2.5 cm的块状阴影，边缘不整呈分叶状，痰查脱落细胞3次均阴性，诊断首先考虑

　　A. 肺结核

　　B. 肺脓肿

　　C. 肺囊肿

　　D. 肺癌

　　E. 肺良性肿瘤

6. 男性，72岁。吸烟。近半年有咳嗽，痰中带血丝，近2月出现声嘶，查右锁骨上窝触及一肿大淋巴结，质硬，无压痛，则可能为

　　A. 非霍奇金淋巴瘤

　　B. 肺门淋巴结结核

　　C. 慢性肺脓肿

　　D. 咽喉炎

　　E. 肺癌

7. 女性，60岁。既往有结核病史，低热

消瘦4个月，伴咳嗽，咳痰带血，近2周自觉右上肢内侧疼痛，无力，右侧瞳孔缩小，右上睑下垂，胸片见右侧肺尖部致密阴影，最可能的诊断是

　　A. 右侧活动性肺结核

　　B. 肺癌伴Horner综合征

　　C. 右侧肺炎

　　D. 肺结核合并脑血栓

　　E. 支气管扩张

8. 患者，男性，53岁。吸烟史33年，每日1包。有咳嗽咳痰病史约7年，气促进行性加重2年。近两个月发现痰中经常带有血丝，无脓痰，无发热，昨日起出现大口咯血，伴气促加重，感右胸隐痛。诊断应高度警惕下列哪种疾病

　　A. 支气管扩张并咯血

　　B. 支气管肺癌

　　C. 慢性支气管炎合并肺结核

　　D. 慢性支气管炎合并肺栓塞

　　E. 慢性支气管炎急性发作

9. 中心型肺癌与肺门淋巴结结核鉴别，最好的手段是

　　A. 支气管造影

　　B. 有无浅表淋巴结肿大

　　C. 结核菌素试验

　　D. X线胸片

　　E. 纤维支气管镜检查

10. 中心型肺癌的X线胸片常见

　　A. 肺内孤立结节影

　　B. 肺门肿块影

　　C. 胸膜增厚

　　D. 肿块贴近胸膜

　　E. 肺段不张影

11. 中央型肺癌胸部X线片的直接征象是

　　A. 阻塞性肺炎

B. 局限性肺气肿

C. 胸腔积液

D. 肺不张

E. 肺门类圆形阴影

12.周围型肺癌出现下列情况，可以**手术治疗**的是

A. 对侧肺门淋巴结转移

B. 同侧锁骨上窝淋巴结转移

C. 肿瘤侵犯气管

D. 同侧肺门淋巴结转移

E. 恶性胸腔积液

13.有关肺癌治疗方法，选择**正确**的是

A. 腺癌首选放疗

B. 小细胞未分化癌首选手术

C. 小细胞未分化癌首选化疗和放疗

D. 鳞癌首选放疗

E. 鳞癌首选化疗

14.肺癌的 X 线胸片的特征符合下列哪项

15.肺结核的 X 线胸片的特征符合下列哪项

16.肺炎球菌肺炎的 X 线胸片的特征符合下列哪项

（14 ~ 16 题共用选项）

A. X 线胸片见单个薄壁空洞

B. X 线胸片有偏心空洞，内壁凸凹不平

C. X 线胸片呈大片状阴影，呈肺叶或肺段分布

D. X 线胸片呈大片状阴影，内为单个空洞伴液平

E. X 线胸片上肺有小片状阴影伴空洞

第 2 节　食管癌

17.**Barret 食管**是指下列哪一种

A. 食管鳞状上皮增生

B. 黏膜固有层乳头向表面延伸

C. 上皮层内中性粒细胞和淋巴细胞浸润

D. 黏膜糜烂或溃疡形成

E. 食管下段的复层鳞状上皮被单层柱状上皮所替换

18.食管癌病人有**持续性胸背痛**，多表示

A. 癌肿部有炎症

B. 癌已侵犯食管外组织

C. 有远处血行转移

D. 癌肿较长

E. 食管气管瘘

19.女性，56 岁，**进行性吞咽困难** 3 个月，食管钡剂检查提示：食管在中段有 4 cm 长不规则充盈缺损。**最佳治疗方案**是

A. 手术切除

B. 全量放射治疗

C. 免疫治疗

D. 单纯化学治疗

E. 中医治疗

第 3 节 胃 癌

20. 以下哪项属于胃癌前病变
    A. 胃黏膜上皮中度以上非典型增生
    B. 胃溃疡
    C. Hp 相关性胃炎
    D. 残胃炎
    E. 慢性萎缩性胃炎

21. 怀疑胃癌者的首选诊断方法是
    A. X 线钡餐
    B. 胃镜检查
    C. B 超
    D. CT
    E. 核磁共振

（22 ~ 24 题共用题干）

女性，56 岁。上腹不适嗳气 1 个月，进食如常，胃镜示：胃角小弯侧 1 cm×0.6 cm 局限性黏膜粗糙、糜烂，亚甲蓝喷洒后着色明显。

22. 下列哪种疾病可能性大

A. 慢性胃炎
B. 疣状胃炎
C. 嗜酸性胃炎
D. 胆汁反流性胃炎
E. 早期胃癌

23. 如病理检查发现腺癌细胞，下列哪项检查最有助于肿瘤分期
    A. 上消化道钡餐
    B. 超声内镜
    C. 上腹 CT
    D. 腹部 B 超
    E. 血管造影

24. 下列治疗首选
    A. 内镜治疗
    B. 外科手术
    C. 化疗
    D. 放疗
    E. 免疫治疗

第 4 节 结、直肠癌

25. 结肠癌最早出现的临床症状是
    A. 腹部肿块
    B. 全身症状如贫血、消瘦、低热等
    C. 肠梗阻症状
    D. 排便习惯和粪便性状的改变
    E. 阵发性绞痛

26. 降结肠癌最早常见的临床表现是
    A. 贫血，黏液血便
    B. 恶心、呕吐
    C. 大量频繁腹泻
    D. 排便习惯改变
    E. 左腹部触及肿块

27. 下列哪种疾病与结肠癌关系最密切
    A. 回盲部结核
    B. 家族性结肠息肉病
    C. 溃疡性结肠炎
    D. 血吸虫性肉芽肿
    E. 结肠息肉

28. 男性，48岁，间断腹痛、腹胀20余年，加重3个月，大便4～5次/天，略不成形。纳差，1个月内体重下降5 kg。化验便隐血（±～+）。血Hb104 g/L。确诊的最佳手段是
    A. 血液生化
    B. 结肠镜
    C. 便找瘤细胞
    D. 腹部CT
    E. 腹部超声

29. 男性，37岁。近1个月来经常排鲜血便，血量少不与粪便混合，伴里急后重，不发热，无腹痛，最可能的诊断是
    A. 直肠癌
    B. 急性坏死性肠炎
    C. 胃癌
    D. 肠结核
    E. Crohn病

第5节　乳腺癌

30. 癌常常发生于乳腺的哪个部位
    A. 外上象限
    B. 乳腺内上侧
    C. 乳腺外下象限
    D. 乳腺尾叶
    E. 乳腺内下象限

31. Paget病是
    A. 导管内癌
    B. 髓样癌
    C. 大肝腺样癌
    D. 乳头湿疹乳腺癌
    E. 炎性乳癌

32. 女性，48岁。发现右乳无痛性肿块半年，肿块大小约2 cm×2 cm，右侧腋窝未触及肿大淋巴结。该病人最不可能的诊断是
    A. 乳腺囊性增生病
    B. 急性乳腺炎

    C. 乳腺恶性肿瘤
    D. 乳腺纤维腺瘤
    E. Paget病

33. 女性，25岁。发现右乳单发肿块2年，边界清楚，表面光滑，肿块活动度大，2年来肿块无明显增大，最可能的诊断是
    A. 浆细胞性乳腺炎
    B. 乳腺纤维腺瘤
    C. 乳腺脂肪坏死
    D. 乳腺囊性增生
    E. 乳腺癌

34. 诊断乳腺癌可靠的特殊检查是
    A. 放射性核素检查
    B. 钼靶照相
    C. 红外线扫描
    D. 乳腺超声
    E. 细针穿刺

35.ER 阳性的乳腺癌患者可以选用哪种药物行针对性治疗
   A. 维甲酸
   B. 三尖极酯碱
   C. 三苯氧胺
   D. 四氢叶酸钙
   E. 雌二醇

第 6 节 子宫颈癌

36.51 岁妇女，宫颈刮片细胞学检查为巴氏 Ⅲ 级，阴道镜下多点活检，为宫颈上皮重度非典型增生，进行住院治疗，应采取何种合适的治疗方法
   A. 激光治疗
   B. 宫颈锥形切除
   C. 全子宫切除术
   D. 次广泛性子宫切除术
   E. 放射治疗（腔内）

37. 孕 34 周妇女。血性白带 1 周，窥器检查见宫颈重度糜烂，触之易出血，宫底脐上 3 指，胎心正常，宫颈细胞学检查巴氏 Ⅲ 级，宫颈活检初步诊断为子宫颈原位癌。处理应是

   A. 待足月分娩后再做检查
   B. 待 36 周终止妊娠后再作处理
   C. 立即剖腹取胎 + 放疗
   D. 立即剖腹取胎 + 全子宫切除
   E. 先放射治疗

38. 女性，50 岁。宫颈细胞学检查为巴氏 Ⅲ 级，阴道镜下多点活检为宫颈上皮重度不典型增生。应采取的治疗措施是
   A. 宫颈激光治疗
   B. 宫颈锥形切除
   C. 腔内放射治疗
   D. 全子宫切除术
   E. 全子宫切除术 + 双附件切除术

第四章 合理用药

1. 妊娠期可以选用的抗菌药物有
   A. 庆大霉素
   B. 环丙沙星
   C. 克拉霉素
   D. 哌拉西林
   E. 左氧氟沙星

2. 引起医院内感染的致病菌主要是
   A. 革兰阳性菌
   B. 革兰阴性菌
   C. 真菌
   D. 支原体
   E. 立克次体

3. 下列情况中，哪种是使用抗生素的适应症

    A．昏迷

    B．有机磷中毒

    C．上呼吸道感染

    D．人工关节移植手术

    E．CO 中毒

4. 已经感染的病人，当使用抗菌药物针对感染进行治疗时，应该明确

    A．是否存在感染

    B．感染的部位及病原体

    C．病原体可能存在的耐药性

    D．明确致病菌的特点

    E．以上都对

5. 抗菌药物的疗程，因感染不同而异，

一般宜用至体温正常、症状消退后的几小时？特殊情况需妥善处理。

    A．8 h

    B．24 h

    C．48 h

    D．72 ～ 96 h

    E．96 h

6. 胆汁中药物浓度最高的头孢菌素类药物是

    A．头孢曲松

    B．头孢氨苄

    C．头孢哌酮

    D．头孢呋辛

    E．头孢噻吩

第五章　急诊急救

第一单元　急、危、重症

1. 男性，40 岁。高热、腹痛 48 小时，血压 90/70 mmHg，神志清楚，面色苍白，四肢湿冷，全腹压痛，肠鸣音消失，诊断为

    A．出血性休克

    B．感染性休克

    C．创伤性休克

    D．心源性休克

    E．过敏性休克

2. 女性，45 岁。遭车祸时左季肋部撞伤脾破裂。血压 80/60 mmHg，神志尚清楚，脉搏 120 次/分，表情淡漠，口渴，

面色苍白。估计出血量达

    A．400 ～ 500 mL

    B．600 ～ 700 mL

    C．800 ～ 1 600 mL

    D．1 700 ～ 2 400 mL

    E．大于 2 400 mL

3. 休克患者应采取的体位是

    A．平卧位

    B．头和躯干抬高 10°

    C．头、躯干抬高 10° ～ 20°，下肢抬高 20° ～ 30°

    D．躯干抬高 20° ～ 30°，下肢抬高

15°～20°

E. 下肢抬高 60°

4. 外科救治感染性休克时**不正确**的做法是

A. 应用抗菌药物

B. 补充血容量

C. 待休克好转后手术处理感染灶

D. 使用皮质激素

E. 采用血管扩张药物治疗

5. 治疗感染性休克时，纠正血容量不足的**首选**液体类型是

A. 以平衡盐溶液为主，配合适量血浆或全血

B. 以胶体溶液（代血浆）为主

C. 以等渗生理盐水和代血浆为主

D. 以等渗葡萄糖溶液和代血浆为主

E. 以全血配合等渗葡萄糖溶液

（6～7 题共用题干）

男性，38 岁。双侧股骨干骨折 3 小时，体温 36.5 ℃，脉搏细弱，**血压 60/40 mmHg**，四肢冰冷，无尿。

6. **初步诊断**是

A. 轻度休克

B. 中度休克

C. 重度休克

D. 感染性休克

E. 高排低阻型休克

7. **首选**的治疗措施是

A. 静脉用强心药物

B. 迅速扩充血容量

C. 立即手术治疗

D. 利尿剂改善肾功能

E. 应用抗生素

8. 男性，70 岁。因腹主动脉瘤破裂，突然神志丧失，呼吸不规则，心音听不清，

行**心脏按压**，判断其是否有效的主要方法是

A. 摸颈动脉搏动

B. 摸桡动脉搏动

C. 摸股动脉搏动

D. 测血压

E. 观察末梢循环状态

9. 男性，66 岁。发作性胸痛 1 小时。在问病史过程中**突然跌倒**，对呼唤和推搡无反应。此时应立即采取的措施是

A. 做超声心动图

B. 送往抢救室

C. 触诊大动脉

D. 做心电图

E. 查看瞳孔

10. 心肌梗死**最先出现和最突出**的症状是

A. 恶心、呕吐、腹痛

B. 剧烈胸痛

C. 心力衰竭

D. 心律失常

E. 发热

11. 急性心肌梗死早期**最重要**的治疗措施是

A. 抗心绞痛

B. 消除心律失常

C. 补充血量

D. 心肌再灌注

E. 增加心肌营养

12. 癫痫持续状态判断的标准之一，是指一次发作的时间**至少超过**

A. 10 分钟

B. 15 分钟

C. 20 分钟

D. 25 分钟

E. 30 分钟

13. 女性，20 岁。1 型糖尿病患者，出现

恶心、厌食 2 天,神志不清 1 小时,查体:面色潮红,呼吸深快,意识障碍。诊断方面最可能是

A. 糖尿病酮症酸中毒

B. 糖尿病高渗性昏迷

C. 乳酸性酸中毒

D. 糖尿病合并尿毒症酸中毒

E. 低血糖昏迷

14. 糖尿病酮症酸中毒首先静脉滴注的药物是

A. 碳酸氢钠

B. 甘露醇

C. 胰岛素

D. 抗生素

E. 多巴胺

第二单元　常见损伤

1. 对诊断实质性脏器损伤帮助最大的检查项目是

A. 腹部 CT

B. 腹部 B 超

C. 核磁共振

D. 腹部 X 光片

E. 诊断性腹腔穿刺术或灌洗术

2. 腹部损伤中最常受损的器官是

A. 肝

B. 胰腺

C. 肾

D. 胃

E. 脾

3. 急性硬脑膜外血肿的 CT 检查结果符合下列哪项

4. 急性脑内血肿的 CT 检查结果符合下列哪项

（3～4 题共用选项）

A. CT 示新月形高密度灶

B. CT 示棱形高密度灶

C. CT 示新月形稍低密度灶

D. CT 示脑内高密度灶

E. CT 示骨板下圆形高密度灶

第三单元　意　外

1. 敌敌畏中毒者呼吸的气味是下列哪项

2. 肝昏迷者呼吸的气味是下列哪项

（1～2 题共用选项）

A. 酒味

B. 肝臭味

C. 烂苹果味

D. 大蒜味

E. 氨味

3. 病人突然昏迷、抽搐、瞳孔缩小、皮肤湿冷、多汗、呼吸困难,应考虑下列哪种疾病可能性大

A. CO 中毒

B. 巴比妥类药物中毒

C. 中暑

D. 阿托品中毒

E. 有机磷农药中毒

4. 重度有机磷农药中毒的表现，下列组合哪项是正确的

A. 瞳孔明显缩小、大汗、流涎、视力模糊、肌无力

B. 瞳孔明显缩小、大汗、流涎、视力模糊、心动过速

C. 瞳孔明显缩小、大汗、流涎、视力不清、紫绀

D. 瞳孔明显缩小、大汗、流涎、视力模糊、血压升高

E. 以上都不正确

5. 关于有机磷的代谢和排泄，正确的是

A. 在体内蓄积，毒性持久

B. 经肾排泄

C. 肝内氧化产物不如原来毒性强

D. 肝内水样产物比原来毒性强

E. 经皮肤、呼吸道吸收，不经胃肠道排泄

6. 一般认为在服毒后多长时间内洗胃最佳

A. 1 h

B. 1 ~ 3 h

C. 4 ~ 6 h

D. 6 ~ 12 h

E. 12 ~ 24 h

7. 治疗急性有机磷农药中毒致肺水肿的主要药物是

A. 西地兰

B. 阿托品

C. 解磷定

D. 安定

E. 地塞米松

8. 有机磷中毒时应用阿托品，下列哪项是错误的

A. 用量应根据病情适当使用

B. 达到阿托品化后减少阿托品的剂量或停用

C. 与胆碱酯酶复活剂合用时，阿托品的剂量应减少

D. 重度中毒时应静脉给药

E. 当出现阿托品中毒时应立即间隔给药

9. 急性有机磷中毒患者应用阿托品过量引起中毒时，解毒剂是

A. 依地强钠钙

B. 毛果芸香碱

C. 青霉胺

D. 亚甲蓝

E. 二巯基丙醇

10. 一农民师傅诊断为急性有机磷农药中毒，该患者的临床表现除哪项外，均可诊断为重度中毒

A. 呼吸麻痹

B. 肺水肿

C. 昏迷

D. 瞳孔缩小

E. 脑水肿

11. 女性，35 岁。误服有机磷农药后出现多汗、流涎、呼吸困难、肺水肿。其口鼻分泌物为

A. 水样

B. 脓样

C. 黏液脓性

D. 血样

E. 泡沫样

（12 ~ 13 题共用题干）

某患者，因欲自杀服用有机磷农药，被发现后急送医院。查体：昏迷状态，呼吸困难，

皮肤湿冷，双瞳孔如针尖大小。

12. 该患者入院给予洗胃，**最好**选用哪种洗胃液
    A. 1∶5 000 高锰酸钾液
    B. 硫酸铜溶液
    C. NaHCO$_3$ 和水
    D. 生理盐水
    E. 清水

13. 在治疗本病时应用阿托品，下列哪一项**不是**阿托品治疗的有效指标
    A. 口干、皮肤干燥
    B. 颜面潮红
    C. 心率加快
    D. 瞳孔较前缩小
    E. 肺部啰音减少或消失

14. 一氧化碳中毒**最具特征**的表现是
    A. 头痛、头晕
    B. 四肢乏力
    C. 口唇黏膜呈樱桃红色
    D. 恶心呕吐
    E. 意识障碍

15. 下列哪项不是急性**一氧化碳中毒**的临床表现
    A. 昏迷
    B. 口唇黏膜呈樱桃红色
    C. 抽搐
    D. 呼吸困难
    E. 贫血

16. 一氧化碳中毒时**最先受累**的器官是
    A. 肺
    B. 脑
    C. 肾
    D. 肝
    E. 胃肠

17. 关于下列职业病与特殊效应指标配对**错误**的是

A. 振动病——白指激发试验
B. 放射病——外周血白细胞数
C. 急性苯胺、硝基胺类中毒——高铁血红蛋白
D. 急性一氧化碳中毒——血红蛋白破坏
E. 急性有机磷中毒——全血乙酰胆碱酶活性

18. 患者女性，54 岁。因急性中度**一氧化碳中毒**、意识障碍入院治疗，经吸氧、支持及对症治疗后，患者意识恢复，好转出院，2 周后患者突然出现失语、不能站立、偏瘫，大小便失禁。查体：T36.5 ℃，P85 次/分，R16 次/分，BP125/70 mmHg，**双侧病理反射阳性**。最可能的诊断是
A. 药物中毒
B. 急性脑出血
C. 急性一氧化碳中毒迟发脑病
D. 急性脑梗死
E. 中枢神经系统感染

19. 某地因工业事故，使多人 CO 中毒，其中昏迷者被送到医院。此时**最有效**的抢救措施是
A. 鼻导管吸氧
B. 20% 甘露醇快速静脉滴入
C. 亚冬眠治疗
D. 高压氧治疗
E. 血液透析

20. 急性酒精中毒昏迷期**最主要**的死因是
A. 共济失调
B. 休克
C. 心律失常
D. 呼吸麻痹
E. 脑水肿

21. 急性酒精中毒的临床表现中描述**错误**

的是

A. 出现头痛、兴奋、欣快感、语言增多

B. 出现肌肉运动不协调

C. 出现口语含糊不清

D. 表现为昏睡、瞳孔扩大、体温降低、呼吸慢而有鼾声

E. 发生酒精中毒性心肌病

22.下列关于单纯性戒断综合征中描述 **最正确** 的是

A. 在减少饮酒后 6 ~ 24 小时发生，出现震颤、焦虑不安、兴奋、失眠、心动过速、血压升高、大量出汗、恶心、呕吐

B. 在减少饮酒后 48 小时后发生，出现震颤、焦虑不安、兴奋、失眠、心动过速、血压升高、大量出汗、恶心、呕吐

C. 饮酒时出现震颤、焦虑不安、兴奋、失眠、心动过速、血压升高、大量出汗、恶心、呕吐

D. 在减少饮酒后 6 ~ 24 小时发生，出现意识障碍

E. 在减少饮酒后 10 ~ 24 小时发生，出现幻觉并常有癫痫发作

23.以下对于酒精中毒的处理 **错误** 的是

A. 急性中毒吸入中毒者应立即脱离现场

B. 急性中毒口服者在 60 分钟内可催吐

C. 慢性中毒者彻底戒酒，加强营养，治疗贫血和肝功能损伤，**给予其**他对症治疗措施

D. 戒断综合征应安静休息，保证睡眠。加强营养，补充 B 族维生素

E. 重症戒断综合征患者可以适当给予

镇静药物控制

24.下列哪一项 **不是** 镇静催眠药物

A. 安定

B. 眠尔通

C. 阿托品

D. 苯妥英钠

E. 水合氯醛

25.下列关于镇静催眠药物的说法 **错误** 的是

A. 可出现意识丧失、反射消失、呼吸抑制等症状

B. 根据中枢神经系统抑制表现可分为轻、中、重度的中毒

C. 中度中毒时刻出现呼吸慢、不规则、脉细、心律失常

D. 胃内容物、尿、血、呕吐物毒物分析可发现该类药物，并可测出血药浓度

E. 中毒途径绝大多数为口服，少数为静脉或肌内注射

26.关于镇静催眠药物中毒的治疗 **错误** 的是

A. 经口服中毒，清醒者给予催吐和洗胃，昏迷者易插管洗胃

B. 洗胃可以使用硫酸镁

C. 镇静催眠药物的特效药物是氟马西林

D. 洗胃后经胃管注入活性炭，并有硫酸钠导泻

E. 心律失常者应予以心电监护，必要时给予抗心律失常药物治疗

27.巴比妥类中毒，患者处于 **深昏迷状态**，治疗 **首选**

A. 辅酶

B. 吸氧

C. 甘露醇

D. 呼吸中枢兴奋剂

E. 红霉素

28. 病人因安眠药中毒需用胃管洗胃时，洗胃液用量一般需

A. 2 000 mL

B. 3 000 mL

C. 4 000 mL

D. 5 000 ~ 10 000 mL

E. > 10 000 mL

29. 治疗急性酒精中毒选用

30. 治疗镇静催眠药物中毒选用

（29 ~ 30 题共用选项）

A. 细胞色素

B. 纳洛酮

C. 甘露醇

D. 安易醒

E. 抗生素

31. 中暑最常见的临床类型为

A. 热射病

B. 先兆中暑

C. 中暑痉挛

D. 中暑衰竭

E. 日射病

32. 中暑最危重的临床类型是

A. 先兆中暑

B. 热痉挛

C. 热惊厥

D. 热射病

E. 热衰竭

33. 高温作业工人在供给饮料和补充营养时，下列不合理的是

A. 饮料应含适当的盐分

B. 饮水方式以少量多次为宜

C. 水分与盐分应与出汗量相当

D. 膳食总热量应比普通工人低

E. 蛋白质占总热量比例比普通工人高

34. 以下哪项不属于窒息常见的原因

A. 用物堵塞呼吸孔道

B. 患急性喉头水肿

C. 一氧化碳中毒

D. 脑循环障碍引起的中枢性呼吸停止

E. 流鼻涕

35. 以下有关窒息的临床表现一定不正确的是

A. 可有咳嗽

B. 一定不能呼吸

C. 脸会短时间内变成红色或青紫色

D. 瞳孔可能散大

E. 病人可发生昏迷

36. 成人和儿童窒息常用的急救法是

A. 足蹬法

B. 切开气道

C. 吸氧

D. 锤击胸部

E. Heimlich 急救法

37. 下列哪项属于淡水溺水的特点

A. 血浆渗透压增高

B. 血浆渗透压降低

C. 高镁血症

D. 高钙血症

E. 血浆渗透压正常

38. 海水淹溺和淡水淹溺均会出现下列哪项改变

A. 缺氧

B. 血浆渗透压升高

C. 血浆渗透压降低

D. 血容量骤增

E. 溶血

39. 成人双手占体表面积的

A. 3%

B. 5%

C. 7%

D. 9%

E. 12%

40. 下列情况属于浅Ⅱ度烧伤的是

A. 伤及表皮浅层，生发层健在

B. 伤及表皮层

C. 伤及表皮生发层、真皮乳头层

D. 伤及皮肤全层

E. 伤及皮下组织

41. 烧伤包扎疗法的处理，以下哪项不正确

A. 创面先清创

B. 先盖一层干纱布

C. 应敷 2 ~ 3 mm 的吸收性棉垫

D. 由肢体近端至远端包扎

E. 包扎应露出肢端

42. 大面积烧伤 24 小时内的病人，首选的主要治疗措施是

A. 处理创面

B. 镇静止痛

C. 液体复苏

D. 控制感染

E. 补充营养，增强免疫

43. 烧伤最常见的死亡原因是

A. 休克

B. ARDS

C. 肾功能衰竭

D. 感染

E. 心功能衰竭

44. Ⅱ度冻伤下述哪项表述是错误的

A. 伤口及真皮

B. 愈合不会留瘢痕

C. 有水疱形成

D. 局部红肿痛

E. 处理不当可发生感染

45. 冻伤病人急救时不宜

A. 将伤肢或冻僵的肢体浸入 40° 到 43° 温水中

B. 轻轻按摩冻伤周围组织以复温

C. 用人体体温温暖局部

D. 心跳呼吸停止者需行抢救

E. 无温水时用火烘烤

46. 电击伤的临床诊断依据应包括

A. 电击或触电史

B. 皮肤电灼伤或触电后跌伤

C. 意识丧失、抽搐

D. 心律失常，心脏骤停

E. 以上都是

47. 关于电击伤的介绍，哪项不正确

A. 出现痛性肌肉收缩，惊恐，面色苍白

B. 出现头痛、头晕、心悸

C. 出现心律失常，心脏骤停

D. 出现呼吸极微弱呈"假死状态"，呼吸停止

E. 电击伤部位有出血表现

48. 雷击伤时最常出现

A. 惊恐、面色苍白、头痛、头晕、心悸

B. 意识丧失、心跳和呼吸骤停

C. 低血容量性休克

D. 急性肾衰竭

E. 心肌和传导系统损害

49. 关于电击伤的叙述哪项不正确

A. 高频交流电危害性较低频交流电为大

B. 交流电的危害性较直流电为大

C. 电流引起肌肉强烈收缩

D. 电击伤引起心室颤动

E. 电击伤累及脑干，呼吸、心跳迅速停止

50. 银环蛇咬伤致死的主要原因是

A. 循环衰竭

B. DIC

C. 呼吸衰竭

D. 肾衰竭

E. 肝功能衰竭

51. 毒蛇咬伤患肢结扎时间应间隔多少时间放松一次

A. 2 分钟

B. 5 分钟

C. 10 分钟

D. 15 分钟

E. 20 分钟

52. 蜜蜂蜇伤后，可用下列哪种液体涂擦

A. 3% 氨水

B. 0.5% 碘伏

C. 75% 乙醇

D. 95% 乙醇

E. 葡萄糖

第六章 中医辨证施治和适宜技术应用

第一单元 中医学基本概念

第 1、2 节 整体观念和辨证论治

1. 整体观念的内容为

A. 人体是一个有机整体

B. 人与自然环境的统一性

C. 人与社会环境的统一性

D. 五脏一体观，形神一体观

E. 以上均是

2. 人体是一个有机整体，其中心是

A. 心

B. 脑

C. 经络

D. 脏腑

E. 五脏

3. 中医学整体观念的内涵是

A. 人体是一个整体，人与自然、社会相互统一

B. 人体是一个有机整体

C. 自然界是一个整体

D. 人体三焦是一个整体

E. 五脏与六腑是一个整体

4. 中医学的基本特点是

A. 整体观念和辨证论治

B. 四诊八纲和阴阳五行

C. 同病异治和异病同治

D. 八纲辨证和五行学说

E. 阴阳学说和五行学说

5. 下列表述中不属于症的是
   A. 胸闷
   B. 恶寒
   C. 口苦
   D. 发热
   E. 消渴

6. 中医学认识疾病和治疗疾病的基本原则是
   A. 整体观念
   B. 辨证论治
   C. 辨病论治
   D. 标本论治
   E. 对症治疗

7. 有机整体的中心是

8. 有机整体的主宰是

（7～8 共用选项）
   A. 脑
   B. 肝
   C. 心
   D. 五脏
   E. 经络

9. 中医学理论体系的指导思想是

10. 中医学的治疗特点是

（9～10 共用选项）
   A. 八纲辨证
   B. 精气血津液辨证
   C. 脏腑辨证
   D. 整体观念
   E. 辨证论治

第3节 阴 阳

11. "益火之源，以消阴翳" 指的是
    A. 阴病治阳
    B. 阳病治阴
    C. 热者寒之
    D. 寒者热之
    E. 阳中求阴

12. 对阴阳偏盛采用的治疗原则是
    A. 损其有余
    B. 补其不足
    C. 寒者热之
    D. 热者寒之
    E. 调整阴阳

13. "阴病治阳" 的病理基础是
    A. 阴虚
    B. 阳虚

    C. 阴盛
    D. 阳盛
    E. 阴阳两虚

14. 所谓 "独阴不生，独阳不长" 说明阴阳之间的何种关系（真题）
    A. 阴阳对立制约
    B. 阴阳互根
    C. 阴阳交感互藏
    D. 阴阳消长
    E. 阴阳转化

15. "阴阳离决，精气乃绝" 阐述的阴阳关系是
    A. 阴阳消长
    B. 阴阳交感
    C. 阴阳转化

D. 阴阳对立

E. 阴阳互根

16. 下列各项中，属于阴的是

　　A. 脉象洪大

　　B. 面色鲜明

　　C. 迟脉

　　D. 脉象滑数

　　E. 声高

17. 关于阴和阳的概念描述中，最确切的是

　　A. 阴和阳是中国古代的两点论

　　B. 阴和阳即是矛盾

　　C. 阴和阳代表对立的事物

　　D. 阴和阳代表对立又相互关联的事物属性

　　E. 阴和阳说明相互关联着的事件

18. 阴在内，阳之守也；阳在外，阴之使也"，主要说明阴阳之间存在何种关系

　　A. 对立制约

　　B. 互根互用

　　C. 互为消长

　　D. 平衡协调

　　E. 互相转化

19. 药味分阴阳，属阳的是

　　A. 酸、苦、咸

　　B. 辛、苦、咸

　　C. 辛、甘、淡

　　D. 甘、淡、涩

　　E. 甘、苦、淡

20. 昼夜分阴阳，属于"阴中之阴"的时间是

　　A. 上午

　　B. 中午

　　C. 下午

　　D. 前半夜

　　E. 后半夜

21. 人体形体组织按阴阳属性划分，属阴中之阳的是

　　A. 皮

　　B. 脉

　　C. 肉

　　D. 筋

　　E. 骨

22. 诊断疾病时以气息分阴阳，属阳者为

　　A. 语声低微

　　B. 语声无力

　　C. 少言沉静

　　D. 语声高亢

　　E. 低声懒言

23. "阴胜则阳病"说明了阴阳之间的何种关系

　　A. 阴阳交感

　　B. 阴阳互根

　　C. 阴阳对立

　　D. 阴阳消长

　　E. 阴阳转化

24. 下列选项中，可以用阴阳相互转化来解释的是

　　A. 阴损及阳

　　B. 阴病治阳

　　C. 阳中求阴

　　D. 寒极生热

　　E. 热者寒之

25. 属阳的脉象是

　　A. 沉

　　B. 涩

　　C. 洪

　　D. 细

　　E. 小

26. 对自然界相互关联的某些事物或现象对立双方属性的概括是

　　A. 阴阳

B. 五行

C. 精气

D. 藏象

E. 天地人

27. 下列**属阴**的事物是

A. 浮脉

B. 面色鲜明

C. 下降

D. 背

E. 声高

28. 下列**属阳**的事物是

A. 青、白

B. 晦暗

C. 黄、赤

D. 呼吸微弱

E. 声音低怯

29. 下列**属阳**的是

A. 寒证

B. 表证

C. 里证

D. 血虚证

E. 精虚证

30. "**动极者镇之以静，阴亢者胜之以阳**"，说明了阴阳之间的什么关系

A. 阴阳对立

B. 阴阳互根

C. 阴阳平衡

D. 阴阳转化

E. 阴阳制约

31. "**阴中求阳，阳中求阴**"治法的理论依据是

A. 阴阳协调平衡

B. 阴阳对立制约

C. 阴阳互根互用

D. 阴阳相互转化

E. 阴阳互为消长

32. 四时阴阳的消长变化，从**冬至到立春**为

A. 阴消阳长

B. 重阴必阳

C. 阴长阳消

D. 重阳必阴

E. 由阳转阴

33. "**重阴必阳，重阳必阴**"说明了阴阳之间的哪种关系

A. 相互交感

B. 对立制约

C. 互根互用

D. 消长平衡

E. 相互转化

34. "**壮水之主，以制阳光**"的治法，最适于治

A. 阴盛则寒之证

B. 阴虚则热之证

C. 阴盛伤阳之证

D. 阴损及阳之证

E. 阳损及阴之证

35. 下列各项，适用于"**阴虚则热**"的是

A. 热者寒之

B. 阴病治阴

C. 阳病治阴

D. 阴中求阳

E. 寒者热之

36. "**阴病治阳**"的病理基础是

37. "**阳病治阴**"的病理基础是

（36 题 ~ 37 题共用选项）

A. 阴偏衰

B. 阳偏衰

C. 阴偏盛

D. 阳偏盛

E. 阴阳两虚

38. "**壮水之主，以制阳光**"适用的病

证是

39."益火之源，以消阴翳"适用的病证是

（38题～39题共用选项）

A. 阳偏衰

B. 阳偏盛

C. 阴偏盛

D. 阴偏衰

E. 阴阳两虚

40.五脏分阴阳，属于"阴中之阳"的

脏是

41.五脏分阴阳，属于"阳中之阴"的脏是

（40题～41题共用选项）

A. 肝

B. 心

C. 脾

D. 肺

E. 肾

第二单元　诊　法

第1节　望　诊

1. 戴阳证患者的表现为

A. 面黄隐隐

B. 面色红赤

C. 面色淡白

D. 面色淡青

E. 面色苍白，颧颊部嫩红如妆

2. 在望病人面色时，应首先注意区分的是

A. 主色与客色

B. 善色与恶色

C. 主色与恶色

D. 常色与病色

E. 主色与病色

3. 下列各项中，不属于病色表现的是

A. 面色淡青

B. 面色淡黄

C. 面色淡白

D. 面色红赤

E. 红黄隐隐

4. 以下哪项不是面色发青所属病证

A. 痛证

B. 寒证

C. 惊风

D. 水饮

E. 血瘀

5. 以下哪项不是面色发黑所属病证

A. 水饮

B. 湿证

C. 肾虚

D. 寒证

E. 瘀血

6. 阳气暴脱病人的面色是

A. 面白无华

B. 面色淡白

C. 面色苍白

D. 面色青紫

E. 面色青黑

7. 以下不属于五色中白色主病的是

A. 气虚

B. 血虚

C. 寒邪

D. 阳虚

E. 湿邪

8. 满面通红者多属于

A. 阴虚火旺

B. 虚阳上越

C. 外感发热

D. 真寒假热

E. 阳气暴脱

9. 脾胃气虚的面色是

A. 面黄虚浮

B. 面色萎黄

C. 面目俱黄

D. 面色青黄

E. 以上都不是

10. 面色黧黑，肌肤甲错的病机是

A. 肾虚

B. 水饮

C. 寒证

D. 瘀血

E. 痛证

11. 面色淡黄，枯槁无华称为

A. 黄胖

B. 萎黄

C. 阴黄

D. 阳黄

E. 黄疸

12. 下列各项，属常色的是

A. 枯槁晦暗

B. 鲜明暴露

C. 明润而不应时应位

D. 红黄隐隐，荣润光泽

E. 独呈黄色而无血色相间

13. 实热证的面色是

A. 满面通红

B. 两颧潮红

C. 面色青灰

D. 面红如妆

E. 面黄带晦

14. 面色黄而虚浮，多见于

A. 寒湿郁滞

B. 湿热交蒸

C. 脾虚湿蕴

D. 气血两虚

E. 以上都不是

15. 肾虚水饮的面色特征是

A. 面色暗淡

B. 面黑干焦

C. 眼眶周围色黑

D. 面色黧黑

E. 面色晦暗如烟熏

16. 下列各项，不属青色所主病证的是

A. 寒证

B. 惊风

C. 血瘀

D. 疼痛

E. 热证

17. 患者干咳无痰，胸痛，午后颧红，夜间低热，盗汗，口干咽燥，形体消瘦，脉细数。其典型舌象应是

A. 舌红苔黄

B. 舌红少苔

C. 舌绛苔黄

D. 舌紫苔黄

E. 舌淡少苔

18. 舌苔干燥，扪之无津，甚则干裂的舌

象是

A. 滑苔

B. 燥苔

C. 糙苔

D. 润苔

E. 腻苔

19. 舌苔黄腻的临床意义是

A. 湿热内蕴

B. 大肠热盛

C. 心火亢盛

D. 肺热壅盛

E. 热陷心包

20. 主瘀血证的面色为

21. 主水湿内停证的面色为

（20～21 题共用选项）

A. 青色、赤色

B. 青色、黑色

C. 黄色、黑色

D. 赤色、黑色

E. 赤色、白色

第 2 节　闻　诊

22. 带下色黄，质黏臭秽，多属

A. 脾气虚弱

B. 湿热下注

C. 脾肾阳虚

D. 寒湿下注

E. 以上都不是

23. 妇女带下色白，清稀如涕，无臭味，多属

A. 热毒侵袭

B. 冲任亏虚

C. 寒湿下注

D. 肝经郁热

E. 湿热下注

24. 病室中有尸臭气多为

A. 患者失血

B. 瘟疫发作

C. 脏腑衰败

D. 肾衰

E. 消渴病重

25. 当瘟疫类疾病发生时病室中气味为

A. 腐臭气

B. 臭气触人

C. 尿臊气

D. 蒜臭气

E. 烂苹果气

26. 病室有蒜臭气味多见于

A. 瘟疫发生

B. 溃腐疮疡

C. 脏腑衰败

D. 肾功衰竭

E. 有机磷中毒

27. 病人口气腐臭或吐脓血多为

A. 牙疳

B. 内有脓疡

C. 胃

D. 口腔不洁

E. 龋齿

28. 病人口气酸臭，脘腹胀满者属

A. 肝胃蕴热

B. 胃肠蕴热

C. 食积胃肠

D. 内有脓疡

E. 口腔不洁

29. 尿液散发烂苹果味多见于

A. 消渴病

B. 失血

C. 脏腑败坏

D. 瘟疫

E. 水肿病晚期

30. 导致出现咳声如犬吠，声音嘶哑，吸气困难的病因是

A. 风邪与痰热搏结

B. 久病肺气虚损

C. 燥邪犯肺

D. 寒痰湿浊停肺

E. 阴虚疫毒攻喉

31. 金实不鸣是指

A. 咳声嘶哑

B. 咳声不扬

C. 新病音哑或失音

D. 肺实作喘

E. 咳声紧闷

32. 咳声不扬，痰黄难咯者属

A. 痰湿阻肺

B. 热邪犯肺

C. 燥邪犯肺

D. 肺肾阳虚

E. 寒邪犯肺

33. 久病，重病呃逆不止，声低气怯者属

A. 胃气衰败

B. 脾胃气虚

C. 脾胃阳虚

D. 寒邪客胃

E. 热邪客胃

34. 水逆呕吐的特点是

A. 吐势徐缓，吐物清稀

B. 呕吐黏稠苦水

C. 口干欲饮，饮后则吐

D. 喷射状呕吐

E. 朝食暮吐，暮食朝吐

35. 热邪犯胃，其呕吐的特点是

A. 呕声壮厉，吐黏稠黄水

B. 呕吐呈喷射状

C. 呕吐酸腐食糜

D. 朝食暮吐

E. 暮食朝吐

36. 呕吐呈喷射状者多为

A. 热伤胃肠

B. 脾胃阳虚

C. 热扰神明

D. 食滞胃脘

E. 饮邪犯胃

37. 金破不鸣是指

A. 久病失音

B. 少气

C. 肺虚咳嗽

D. 肾虚作喘

E. 抑郁太息

38. 以下哪项不是实喘的特征

A. 发作急骤

B. 呼吸深长

C. 息粗声高

D. 呼多吸少

E. 张口抬肩

39. 喘证的临床表现应除外哪一项

A. 呼吸困难

B. 鼻翼翕动

C. 张口抬肩

D. 喉中痰鸣

E. 难以平卧

40. 寒痰停肺咳嗽的特点是

A. 咳声轻清低微

　　B. 咳声重浊紧闷

　　C. 咳声不扬痰黄稠

　　D. 阵发性痉挛性咳嗽

　　E. 干咳无痰或少痰

41. 咳声短促，连续不断，咳后有鸡鸣样
　　回声称为

　　A. 顿咳

　　B. 肺痨

　　C. 肺痈

　　D. 肺痿

　　E. 白喉

42. 咳声如犬吠样，可见于

　　A. 百日咳

　　B. 白喉

　　C. 感冒

　　D. 肺痨

　　E. 肺痿

43. 食滞胃脘呕吐的特点是

　　A. 喷射状呕吐

　　B. 饮后即吐出

　　C. 朝食而暮吐

　　D. 呕吐物酸腐

　　E. 吐黏稠之黄水

44. 病室有烂苹果样气味提示

　　A. 溃腐疮疡

　　B. 有机磷中毒

　　C. 消渴病危重期

　　D. 失血

　　E. 脏腑衰败

45. 消渴并发症患者所处病室可出现的气
　　味是

　　A. 蒜臭气味

　　B. 血腥气味

　　C. 尿臊气味

　　D. 烂苹果味

　　E. 苦杏仁味

46. 痰湿阻肺的特征是

47. 燥邪犯肺的特征是

　　（46 ~ 47 题共用选项）

　　A. 咳声不扬，痰黄质稠

　　B. 咳声重浊紧闷

　　C. 干咳少痰或无痰

　　D. 咳有痰声，痰多易咯

　　E. 咳声如犬吠，声音嘶哑

48. 呼吸急迫困难，张口抬肩，难以平卧
　　的是

49. 呼吸急促困难，喉中痰鸣的是

　　（48 ~ 49 题共用选项）

　　A. 短气

　　B. 夺气

　　C. 少气

　　D. 喘

　　E. 哮

50. 口气臭秽者多属于

51. 口臭难闻，牙龈腐烂者多属于

　　（50 ~ 51 题共用选项）

　　A. 口腔不洁

　　B. 食积胃肠

　　C. 胃热

　　D. 牙疳

　　E. 内有溃腐脓疡

第3节　问　诊

52. 长期低热，以午后或夜间低热为主，其病机是
    A. 气虚
    B. 血虚
    C. 阴虚
    D. 阳虚
    E. 气阴两虚

53. 小儿夏季长期发热，秋凉自愈，其病机是
    A. 气虚
    B. 血虚
    C. 阴虚
    D. 气血两虚
    E. 气阴两虚

54. 渴喜热饮而量不多，或水入即吐多为
    A. 湿热内蕴
    B. 痰饮内停
    C. 营分热盛
    D. 阴虚津亏
    E. 瘀血内阻

55. 口干，但欲漱水不欲咽兼面色黧黑多见于
    A. 营分热盛
    B. 湿热内蕴
    C. 阴虚津亏
    D. 痰饮内停
    E. 瘀血内停

56. 下列各项中，关于十问歌的内容正确的是
    A. 一问头身二问汗

B. 三问寒热四问便
    C. 五问胸腹六饮食
    D. 七聋八渴俱当辨
    E. 以上均非

57. 下述哪项不是由肾气不足所致
    A. 小便失禁
    B. 小便频数
    C. 小便涩痛
    D. 遗尿
    E. 小便余沥不尽

58. 久病小便频数，色清量多，夜间明显者多见于
    A. 膀胱湿热
    B. 热盛伤津
    C. 中气下陷
    D. 肾阳不足
    E. 以上都不是

59. 尿后余沥不尽的病机是
    A. 肾精亏虚
    B. 肾阴亏虚
    C. 肾气不固
    D. 膀胱湿热
    E. 肾不纳气

60. 脾肾两虚大便的特点是
    A. 泻下黄糜
    B. 完谷不化
    C. 泻下腐臭
    D. 溏结不调
    E. 便下脓血

61. 以下哪项不是便秘的常见原因
   A. 胃肠积热
   B. 食滞胃肠
   C. 阳虚寒凝
   D. 阴津亏损
   E. 腹内癥块

62. 大便先干而后稀多见于
   A. 命门火衰
   B. 脾虚
   C. 肾虚
   D. 湿邪困脾
   E. 肝郁脾虚

63. 大便溏结不调多见于
   A. 脾虚
   B. 肾虚
   C. 脾肾阳虚
   D. 肝郁脾虚
   E. 食滞胃肠

64. 肾气不固所导致的小便改变是
   A. 小便短赤
   B. 小便频数而清
   C. 小便浑浊
   D. 小便涩痛
   E. 小便频数而短少

65. 下列哪项不是出现头汗的常见原因
   A. 虚阳上越
   B. 阳气内郁
   C. 上焦热盛
   D. 中焦湿热
   E. 进食辛辣热汤

66. 下述何证可以出现自汗与盗汗并见
   A. 气虚证
   B. 气滞证
   C. 阴虚证
   D. 血瘀证
   E. 气阴两虚证

67. 手足心汗出量多见于
   A. 阳气内郁
   B. 气血失和
   C. 阴虚发热
   D. 虚阳上越
   E. 上焦热盛

68. 自汗的病机是
   A. 气虚
   B. 阴虚
   C. 血虚
   D. 痰盛
   E. 气滞

69. 头脑空痛，腰膝酸软者属于
   A. 风寒头痛
   B. 气虚头痛
   C. 血虚头痛
   D. 肾虚头痛
   E. 风热头痛

70. 下列关于头痛不同性质的内容叙述错误的是
   A. 头痛连项，遇风加重者属风寒头痛
   B. 头痛怕热，面红目赤者属风热头痛
   C. 头痛如裹，肢体困重者属风湿头痛
   D. 头痛绵绵，过劳则盛者属肾虚头痛
   E. 头痛眩晕，面色苍白者属血虚头痛

71. 常见于头、脘腹、胁肋、腰背处的疼痛为
   A. 隐痛
   B. 酸痛
   C. 重痛
   D. 灼痛
   E. 冷痛

72. 常见于咽喉、口舌、胁肋、脘腹、关节处的疼痛为
   A. 隐痛
   B. 酸痛

C. 重痛

D. 灼痛

E. 冷痛

73. 以下哪项表现可不见绞痛的症状

A. 心脉痹阻的真心痛

B. 结石阻滞胆管的上腹痛

C. 结石阻滞于肾的腰痛

D. 寒邪犯胃的胃脘痛

E. 痰浊阻肺的胸痛

74. 疼痛不剧，尚可忍耐，绵绵不休，此为

A. 酸痛

B. 隐痛

C. 空痛

D. 窜痛

E. 胀痛

75. 下列哪项不是目眩的常见原因

A. 风热上袭

B. 痰蒙清窍

C. 肝火上炎

D. 肝阳上亢

E. 肝阳化风

76. 睡后易醒，醒后不易入睡多见于

A. 心肾不交

B. 食滞内停

C. 胆郁痰扰

D. 心脾两虚

E. 以上均不是

77. 常见饭后嗜睡，其原因多为

A. 脾气虚弱

B. 湿邪困脾

C. 心肾阳虚

D. 邪闭心神

E. 以上都不是

78. 精神疲惫，神识朦胧，困倦嗜睡多见于

A. 心肾阳衰

B. 痰湿困脾

C. 脾虚不运

D. 邪闭心神

E. 营血亏虚

79. 下列哪项不是失眠的病因

A. 阴血亏虚

B. 痰湿困脾

C. 心胆气虚

D. 食积胃脘

E. 阴虚火旺

80. 突发耳鸣，声大如潮，按之不减者属

A. 肾精亏损

B. 阴虚火旺

C. 肝肾阴虚

D. 肝胆火盛

E. 肝血不足

81. 下列哪项不是月经先期的常见病因

A. 气虚

B. 阴虚火旺

C. 营血亏损

D. 阳盛血热

E. 肝郁血热

82. 以下哪项不是头晕的常见原因

A. 瘀阻脑络

B. 肝阳上亢

C. 痰湿内阻

D. 外感风寒

E. 肾虚精亏

83. 下列哪项不是肺痨病的临床表现

A. 咳嗽胸痛

B. 两颧潮红

C. 咯痰腥臭

D. 夜间盗汗

E. 午后潮热

84. 伤风表证的特征是
   A. 恶寒重发热轻
   B. 恶寒轻发热轻
   C. 发热重恶寒轻
   D. 发热重恶寒重
   E. 发热轻而恶风自汗

85. 风热表证的特征是
   A. 恶寒重发热轻
   B. 恶寒轻发热轻
   C. 发热重恶寒轻
   D. 发热重恶寒重
   E. 发热轻而恶风自汗

86. 风寒表证的特征是
   A. 恶寒重发热轻
   B. 恶寒轻发热轻
   C. 发热重恶寒轻
   D. 发热重恶寒重
   E. 发热轻而恶风自汗

87. 下列哪项是久病畏寒的主要因素
   A. 风邪袭表
   B. 寒邪内侵
   C. 湿邪外袭
   D. 阳气虚衰
   E. 阴液亏损

88. 恶寒战栗与高热交替发作，发有定时，此为
   A. 少阳病
   B. 疟疾
   C. 热入血室
   D. 阳明病
   E. 表寒证

89. 疾病初期恶寒与发热同时并见，其证属
   A. 风寒表证
   B. 外感表证
   C. 表热里寒证
   D. 半表半里证
   E. 表寒里热证

90. 恶寒发热并见，常见的病症是
   A. 虚证
   B. 实证
   C. 表证
   D. 里证
   E. 寒证

91. 患者身热不扬，午后热甚，头身困重，舌红苔黄腻，脉濡数。此证之发热属于
   A. 阴虚潮热
   B. 阳明潮热
   C. 湿温潮热
   D. 气虚发热
   E. 阳明经热

92. 下列各项，属阳明潮热发热特点的是
   A. 低热，食后发作
   B. 夏季长期低热
   C. 热势较低，午后或夜间发生
   D. 身热不扬，午后热甚
   E. 热势较高，日晡为甚

93. 寒热往来见于下列哪种证候
   A. 表寒
   B. 里寒
   C. 表热
   D. 里热
   E. 半表半里

94. 外感热病中，正邪相争，提示病变发展转折点的是
   A. 战汗
   B. 自汗
   C. 盗汗
   D. 冷汗
   E. 热汗

95. 有形实邪阻闭气机所致的疼痛，其疼

痛性质是

A. 胀痛

B. 灼痛

C. 冷痛

D. 绞痛

E. 隐痛

96. 病势较缓，尚可忍耐，但绵绵不休的症状，称为

A. 空痛

B. 酸痛

C. 胀痛

D. 重痛

E. 隐痛

97. 少阳经头痛的特征是

A. 前额连眉棱骨痛

B. 两侧太阳穴处痛

C. 后头部连项痛

D. 头痛连齿

E. 头痛晕沉

98. 肾精不足所致头痛的特点是

A. 隐痛

B. 绞痛

C. 胀痛

D. 刺痛

E. 空痛

99. 视物旋转动荡，如在舟车之上，称为

A. 目昏

B. 目痒

C. 目眩

D. 雀目

E. 内障

100. 下列不会导致失眠的是

A. 痰湿内盛

B. 食积胃脘

C. 阴虚火旺

D. 痰火扰心

E. 心胆气虚

101. 下列哪项不会出现口渴多饮

A. 热盛伤津

B. 汗出过多

C. 剧烈呕吐

D. 泻下过度

E. 湿热内阻

102. 口渴喝的量少或水入即吐属

A. 瘀血内停

B. 痰饮中阻

C. 阴虚津亏

D. 湿热证

E. 阳明热盛

103. 饥不欲食可见于

A. 胃火亢盛

B. 胃强脾弱

C. 脾胃湿热

D. 胃阴不足

E. 肝胃蕴热

104. 饭后困倦嗜睡，少气懒言，食量减少的临床意义是

A. 痰湿困脾

B. 脾气不足

C. 心肾阳虚

D. 邪闭心神

E. 热入营血

105. 病人口淡乏味，其临床意义是

A. 脾胃气虚

B. 食滞胃脘

C. 痰热内盛

D. 湿热蕴脾

E. 肝胃郁热

106. 下列各项，口苦的临床意义是

A. 湿热蕴脾

B. 痰热内盛

C. 心血不足

D. 心火上炎

E. 胃火炽盛

107. 口中粘腻不爽，其临床意义是

A. 胃火炽盛

B. 湿热蕴脾

C. 胆火上炎

D. 心火上炎

E. 脾胃气虚

108. 下列七情致病影响脏腑气机的表述，
不准确的是

A. 思则气结

B. 恐则气乱

C. 怒则气上

D. 喜则气缓

E. 悲则气消

109. 七情刺激，易导致心气涣散的是

A. 喜

B. 怒

C. 悲

D. 恐

E. 惊

110. 燥热伤津常见口味为

111. 心火上炎常见口味为

（110 ～ 111 共用选项）

A. 口淡

B. 口苦

C. 口涩

D. 口甜

E. 口咸

112. 上焦热盛可见于

113. 中焦湿热可见于

（112 ～ 113 共用选项）

A. 自汗

B. 盗汗

C. 大汗

D. 战汗

E. 头汗

114. 睡眠时时惊醒，不易安卧多见于

115. 不易入睡，甚至彻夜不眠，兼心烦不
寐多见于

（114 ～ 115 共用选项）

A. 心肾不交

B. 胆郁痰扰

C. 心脾两虚

D. 心阳亏虚

E. 心脉痹阻

116. 头晕昏沉，痰多苔腻多为

117. 头晕目眩，倦怠乏力多为

（116 ～ 117 共用选项）

A. 肝阳上亢

B. 痰湿内阻

C. 气血亏虚

D. 肾精不足

E. 肝火上炎

第 4 节   切   诊

118. 气滞血瘀的痛证可见哪种脉象

A. 革脉

B. 紧脉

C. 滑脉

D. 实脉

E. 涩脉

119. 痛证与痰饮均可见的脉象是

  A. 滑脉

  B. 紧脉

  C. 动脉

  D. 牢脉

  E. 弦脉

120. 肝胆病的脉象常为

  A. 长脉

  B. 滑脉

  C. 洪脉

  D. 弦脉

  E. 数脉

121. 气血两虚证所见脉象中不包括

  A. 弱脉

  B. 细脉

  C. 微脉

  D. 缓脉

E. 虚脉

122. 痰饮证的脉象多见

  A. 弦脉

  B. 细脉

  C. 芤脉

  D. 革脉

  E. 缓脉

123. 下列与滑脉的主病无关的是

  A. 痰湿

  B. 阳虚

  C. 实热

  D. 食积

  E. 妊娠

124. 下列不属于弦脉所主的病证是

  A. 诸痛

  B. 疟疾

  C. 痰饮

  D. 胃热

  E. 肝郁

第三单元　八纲辨证

1. 不属于阳虚证临床表现的是

  A. 畏冷肢凉

  B. 口淡不渴

  C. 舌红少苔

  D. 小便清长

  E. 脉沉迟无力

2. 下列属于阴虚证临床表现的是

  A. 呼吸急促

  B. 五心烦热

  C. 口渴饮冷

  D. 唇舌干燥

  E. 汗热味咸而黏

3. 下列哪项应归属于阳证

  A. 里实热证

  B. 表实热证

  C. 里实寒证

  D. 表实寒证

  E. 里虚热证

4. 以下哪项不是虚证的临床表现

  A. 五心烦热

  B. 舌嫩少苔

  C. 腹胀满不减

  D. 声低息微

  E. 怕冷喜加衣

5. 下列症状哪项不是实证的临床表现

　　A. 五心烦热

　　B. 大便秘结

　　C. 小便不通

　　D. 痰涎壅盛

　　E. 腹痛拒按

6. 下列各项中不属于寒证临床表现的是

　　A. 小便清长

　　B. 恶寒畏寒

　　C. 脉紧迟

　　D. 舌淡苔白

　　E. 口渴欲饮

7. 热证临床表现不包括的是

　　A. 恶热喜冷

　　B. 口渴欲饮

　　C. 小便短黄

　　D. 脉紧迟

　　E. 舌红苔黄

8. 以下哪一项不是热证的表现

　　A. 面赤

　　B. 小便短赤

　　C. 大便秘结

　　D. 口淡不渴

　　E. 咯痰黄稠

9. 下列哪项不是鉴别寒证与热证的要点

　　A. 身热与身冷

　　B. 面赤与面白

　　C. 口渴与不渴

　　D. 舌苔黄与白

　　E. 头痛与不痛

10. 表证与里证最主要的鉴别点是

　　A. 寒热是否并见

　　B. 是否有汗

　　C. 舌苔是黄是白

　　D. 是否头身疼痛

　　E. 是否咳嗽有痰

11. 下列哪项不是里证的临床表现

　　A. 恶寒发热

　　B. 口渴饮冷

　　C. 胃痛喜按

　　D. 舌质红苔黄

　　E. 脉洪大

12. 下列哪项不是表证必备的特点

　　A. 感受外邪所致

　　B. 起病急

　　C. 病位浅

　　D. 病程短

　　E. 必发展为里证

13. 下列对表证和里证鉴别的叙述，正确的是

　　A. 表证多见腹痛，里证多见头痛

　　B. 表证多见浮脉，里证多见沉脉

　　C. 表证舌苔滑腻，里证舌苔薄

　　D. 表证多见外感，里证全属内伤

　　E. 表证但热不寒，里证但寒不热

14. 下列对表证与里证鉴别的叙述，最恰当的是

　　A. 表证多为新病，里证多为久病

　　B. 表证病轻较浅，里证病较深重

　　C. 表证寒热并见，里证寒热单见

　　D. 表证起病较急，里证起病较缓

　　E. 表证多为外感，里证皆属内伤

15. 寒热证的鉴别要点中不包括下列哪项

　　A. 面色

　　B. 口渴与不渴

　　C. 大便

　　D. 有无汗出

　　E. 舌象

16. 下列各项，一般不属寒证症状的是

　　A. 面色㿠白，大便稀溏

　　B. 口淡不渴，小便清长

　　C. 大便秘结，口臭咽干

D. 苔白而润，舌淡胖大

E. 脉象沉紧

17. 下列各项，不属虚证临床表现的是

A. 声低气弱

B. 体质虚弱

C. 舌质淡嫩

D. 疼痛拒按

E. 病程较长

18. 下列关于实证和虚证的鉴别，错误的是

A. 实证疼痛拒按，虚证疼痛喜按

B. 实证多发热，虚证多恶寒

C. 实证声高气粗，虚证声低息微

D. 实证舌质老，虚证舌质嫩

E. 实证脉有力，虚证脉无力

19. 卧时向外，身轻自能转侧，语声高亢，此属

20. 蜷卧少动，精神萎靡，倦怠无力，属于

（19～20题共用选项）

A. 阴证

B. 阳证

C. 寒证

D. 热证

E. 表证

第四单元　肺腑辨证

1. 心阳虚的脉象表现是

A. 脉细

B. 沉迟无力或结代

C. 脉微欲绝

D. 散脉

E. 濡脉

2. 男，26岁。结婚四年不育，常腰痛，头晕耳鸣，足软无力，脱发，舌淡苔薄白，尺脉弱。其临床意义是

A. 肾精不足

B. 肾阳虚衰

C. 肾阴不足

D. 肾气不固

E. 肺肾气虚

3. 心血虚证与心阴虚证的共同临床表现是

A. 五心烦热

B. 失眠多梦

C. 颧红

D. 面色淡白

E. 脉细数

4. 脾阳虚证腹痛的临床表现是

A. 胀痛拒按

B. 胀痛喜按

C. 冷痛拒按

D. 刺痛拒按

E. 绵痛喜按

5. 症见于咳，痰少而稠，口干咽燥，五心烦热，盗汗，舌红少津，脉细数，属于

A. 肺阴虚

B. 肺气虚

C. 燥邪犯肺

D. 风寒犯肺

E. 风热犯肺

6. 不是肾阴虚证表现的是

A. 阳强易举

B. 遗精

C. 崩漏

D. 经少、经闭

E. 滑精早泄

7. 脾虚气陷证的临床意义是

A. 脾阳虚

B. 脾阴虚

C. 脾气虚

D. 湿热蕴脾

E. 脾不统血

8. 下列各项，不属于肝火炽盛主要症状的是

A. 胁肋灼痛

B. 头晕胀痛

C. 面红目赤

D. 抑郁寡欢

E. 耳鸣如潮

9. 寒滞胃肠证的病性是

A. 实寒证

B. 虚寒证

C. 阳虚证

D. 气虚证

E. 虚实夹杂证

10. 视物模糊或夜盲症的临床意义是

A. 肝血虚

B. 肝阴虚

C. 肝阳虚

D. 阻肝阳上亢

E. 肝郁气滞

11. 男,43岁。干咳3年余。近1个月来，因过于劳累，咳嗽加剧，痰中带血丝，自觉手足心热，入睡后出汗，醒后汗止，尿少便干，两颧潮红，舌红苔少而干，脉细数。其临床意义是

A. 燥邪犯肺证

B. 肝火犯肺证

C. 邪热壅肺证

D. 肺阴虚证

E. 肺气虚证

12. 下列各项，不属于热极生风证临床表现的是

A. 高热神昏

B. 四肢抽搐

C. 角弓反张

D. 两目上视

E. 目合口开

13. 女，17岁。因高考将至、过度紧张而致心情烦躁，入夜难眠，口干多饮，舌红苔黄干，脉数的临床意义是

A. 心阴虚证

B. 肝阴虚证

C. 心血虚证

D. 心火亢盛證

E. 肝火上炎证

14. 下列各项，不属于肾精不足证临床表现的是

A. 耳鸣耳聋

B. 发脱齿摇

C. 夜尿频多

D. 神情呆钝

E. 足痿无力

15. 女子胎动易滑的临床意义是

A. 肾精不足

B. 肾阴虚证

C. 肾阳虚证

D. 肾气不固

E. 肺肾气虚

16. 女，31岁。皮下常出现淡紫色瘀斑，伴见面色无华，食少便溏，少气懒言，舌淡苔白，脉细弱。其临床意义是

A. 血虚证

B. 血寒证

C. 脾阳虚证

D. 血热证

E. 脾不统血

17. 女，26岁，已婚。胃脘隐痛，饥不欲食，口燥咽干，大便干结，舌红少津，脉细数。其临床意义是

A. 脾阴不足

B. 胃阴不足

C. 胃燥津亏

D. 胃热炽盛

E. 肝胃不和

18. 肝阳上亢证的舌象表现是

A. 舌红少津

B. 舌淡苔白

C. 舌红苔润

D. 舌红苔黄

E. 舌红苔厚

第五单元　经络腧穴总论

1. 股骨大转子至腘横纹间骨度分寸为

A. 13寸

B. 15寸

C. 18寸

D. 19寸

E. 12寸

2. 根据骨度分寸，腘横纹（平髌尖）至外踝尖的距离是

A. 12寸

B. 13寸

C. 14寸

D. 16寸

E. 19寸

3. 根据常用骨度分寸，印堂穴至后发际正中的距离是

A. 12寸

B. 14寸

C. 15寸

D. 18寸

E. 19寸

4. 按照骨度分寸，肘横纹至腕掌侧横纹之间的距离是

A. 8寸

B. 9寸

C. 12寸

D. 13寸

E. 15寸

5. 前发际至后发际的骨度分寸是

6. 两肩胛骨喙突内缘之间的骨度分寸是

（5～6题共用选项）

A. 13寸

B. 12寸

C. 9寸

D. 6寸

E. 5寸

7. 肘横纹至腕掌背侧横纹的骨度分寸是

8. 天突至歧骨的骨度分寸是

9. 脐中至曲骨的骨度分寸是

（7～9题共用选项）

A. 3寸

B. 5寸

C. 8寸

D. 9寸

E. 12寸

第六单元　常见病、多发病

1. 漏肩风手阳明经证的针灸配穴是
   A. 外关
   B. 后溪
   C. 合谷
   D. 列缺
   E. 内关

2. 与面瘫关系密切的经筋是
   A. 足太阳、足阳明经筋
   B. 手阳明、足太阳经筋
   C. 足阳明、手太阳经筋
   D. 足厥阴、手阳明经筋
   E. 手少阳、足太阳经筋

3. 泄泻的基本治疗原则是
   A. 清肠化湿
   B. 消食化积
   C. 祛风散寒
   D. 运脾化湿
   E. 健脾化湿

4. 肺炎喘嗽痰热闭肺证的临床表现为
   A. 恶寒发热，呛咳不爽，呼吸气急，痰白而稀
   B. 发热恶风，咳嗽气急，痰黄而黏，口渴咽红
   C. 发热烦躁，咳嗽喘促，气急鼻煽，喉间痰鸣
   D. 低热盗汗，干咳无痰，面色潮红，舌红少苔
   E. 面白少华，动则汗出，咳嗽无力，纳差便溏

5. 小儿肺炎喘嗽痰热闭肺证的治法是
   A. 辛温宣肺，化痰止咳
   B. 辛凉宣肺，清热化痰
   C. 开肺化痰，止咳平喘
   D. 清热涤痰，开肺定喘
   E. 清热解毒，泻肺开闭

6. 治疗带下过多肾阳虚证，应首选的方剂是
   A. 内补丸
   B. 完带汤
   C. 知柏地黄汤
   D. 止带方
   E. 肾气丸

7. 肾阳虚带下过多的主证哪一项是错误的
   A. 带下量多，质清稀如水，终日淋漓不断
   B. 腰酸如折，小腹冷感
   C. 小便频数清长，夜间尤甚，大便溏薄
   D. 畏寒肢冷，面色晦黯
   E. 烘热汗出，头晕耳鸣

8. 肾阳虚带下过多的治法是
   A. 温肾健脾，固涩止带
   B. 温补肝肾，固涩止带
   C. 温肾培元，固涩止带
   D. 温补肾气，固涩止带
   E. 温补肾阳，固涩止带

9. 湿热下注证带下过多的主证哪一项是错误的
   A. 带下量多，色黄，质黏腻，有臭气
   B. 带下色白质黏如豆腐渣样，阴痒
   C. 胸闷口腻，纳食较差，小腹作痛

D. 面部烘热，五心烦热，失眠多梦

E. 舌苔黄腻，脉滑数

10. 肾虚型月经先后无定期的首选方是

A. 右归丸

B. 固阴煎

C. 定经汤

D. 知柏地黄汤

E. 补肾地黄丸

11. 月经先后无定期属肝郁者，可用

A. 固阴煎

B. 逍遥散

C. 左归饮

D. 定经汤

E. 大补元煎

12. 下列哪项不属肾虚型月经先后无定期的主证

A. 经行乳胀

B. 月经量少、色淡黯、质清

C. 腰骶酸痛

D. 头晕耳鸣

E. 脉细弱

13. 肝郁型月经先后无定期的主要证候中，错误的是

A. 月经周期或先或后

B. 经量或多或少

C. 经行不畅，色黯有块

D. 胸胁、乳房胀痛

E. 小腹绞痛，拒按

14. 气滞血瘀而致痛经，经期最佳治法是

A. 理气行滞，调经止痛

B. 理气行滞，化瘀止痛

C. 疏肝理气，行滞止痛

D. 理气行滞，活血调经

E. 疏肝理气，活血行滞

15. 因气滞血瘀而致痛经，最佳选方是

A. 身痛逐瘀汤

B. 血府逐瘀汤

C. 少腹逐瘀汤

D. 柴胡疏肝散

E. 开郁种玉汤

16. 哪一项不是寒凝血瘀型痛经的主要证候

A. 经行小腹冷痛，得热痛减

B. 经行小腹疼痛，拒按

C. 经行量少，色淡红，质稀薄

D. 面色青白，畏冷身疼

E. 舌黯，苔白腻，脉沉紧

17. 寒凝血瘀型痛经的临床特点是

A. 经行小腹绵绵作痛，小腹空坠喜按揉

B. 经后小腹隐隐作痛，腰骶酸胀，头晕耳鸣

C. 经期小腹冷痛拒按，得热痛减，行经量少，色黯黑有块

D. 经后小腹冷痛喜按，得热则舒

E. 经行小腹胀痛拒按，经色紫黯有块，血块排出后痛减

18. 气滞血瘀型痛经的主证是

A. 经行小腹胀痛拒按，乳胀胁痛，经行量少，淋漓不畅

B. 经行小腹冷痛，喜按喜揉，得热则舒，畏寒肢冷

C. 经行小腹疼痛，有灼热感，低热起伏

D. 经行小腹隐痛，头晕耳鸣，腰膝酸软

E. 经行小腹绵绵作痛，经血量少，色淡，质稀

19. 胁痛的基本治则是

A. 疏肝理气止痛

B. 清热利湿止痛

C. 祛瘀通络止痛

D．养阴柔肝止痛

E．疏肝和络止痛

20.下列哪一项**不是**肝郁气滞胁痛的特点

A．胁肋胀痛

B．走窜不定

C．入夜痛甚

D．胸闷嗳气

E．疼痛每因情志变化而增减

21.下列哪一项**不是**瘀血阻络胁痛的特点

A．胁肋刺痛

B．胸闷腹胀

C．痛有定处

D．入夜痛甚

E．舌质紫暗

22.下列哪一项**不是**肝络失养胁痛的特点

A．胁肋灼热疼痛

B．悠悠不休

C．遇劳加重

D．舌红少苔

E．头晕目眩

23.眩晕的**特点**是

A．坐立不安

B．头重如蒙

C．头痛头胀

D．头晕眼花

E．恶心呕吐

24.眩晕的**治疗原则**是

A．补虚泻实，调整阴阳

B．滋养肝肾，补气行血

C．清肝泻火，降逆化痰

D．平肝潜阳，养心安神

E．以上均不是

25.下列哪项**不是**眩晕肝阳上亢证的主症

A．头痛

B．面赤

C．烦躁

D．口苦

E．呕吐

26.**阳明头痛**，可选用的**引经药**是

A．羌活、蔓荆子

B．羌活、川芎

C．葛根、白芷

D．柴胡、川芎

E．吴茱萸、藁本

27.**外感头痛**的致病因素以下列哪项为主

A．风邪

B．寒邪

C．湿邪

D．热邪

E．燥邪

28.前额部及眉棱骨等处的头痛多为

A．太阳头痛

B．厥阴头痛

C．阳明头痛

D．少阳头痛

E．太阴头痛

29.下列哪项**不是**外感头痛的特征

A．灼痛

B．掣痛

C．重痛

D．胀痛

E．空痛

30.内痔的**好发部位**是

A．膀胱截石位 3、7、11 点

B．膀胱截石位 6、12 点

C．膀胱截石位 3、9 点

D．膀胱截石位 5、7 点

E．膀胱截石位 2、5 点

31.中风的**基本病机**是

A．痰火上逆，扰动清窍

B．外邪阻滞经络，脑窍失养

C．阴阳失调，神机逆乱

D. 阴阳失调，气血逆乱，上犯于脑

E. 脑髓空虚，清窍失养

32. 中风与厥证的区别是有无

A. 神昏

B. 肢厥

C. 口吐涎沫

D. 牙关紧闭

E. 后遗症

33. 下列哪项不是中风的主症

A. 猝然昏仆

B. 半身不遂

C. 口眼歪斜

D. 四肢抽搐

E. 语言不利

34. 疖的治疗方法，以下列哪项为主

A. 散风清热

B. 泻火解毒

C. 凉血活血

D. 清热解毒

E. 和营解毒

35. 不寐的病位主要在

A. 心

B. 脑

C. 肝

D. 脾

E. 肾

36. 不寐的病机总属

A. 邪扰心神，心神不宁

B. 气血阴阳亏虚，心失所养

C. 阴虚火旺，心肾不交

D. 脾虚不运，心神失养

E. 阳盛阴衰，阴阳失交

37. 不寐之心脾两虚证的主治方剂是

A. 归脾汤

B. 龙胆泻肝汤

C. 黄连温胆汤

D. 六味地黄丸合交泰丸

E. 安神定志丸合酸枣仁汤

38. 治疗胸痹心血瘀阻证，若伴气虚自汗者，可选用的方剂为

A. 生脉散合失笑散

B. 补中益气汤合当归活血饮

C. 四君子汤合复方丹参滴丸

D. 人参养营汤合桃红四物汤

E. 补中益气汤合失笑散

39. 治疗咳嗽常须佐以化痰药物，下列哪味药物不宜用于热痰证候

A. 全瓜蒌

B. 川贝母

C. 白芥子

D. 竹茹

E. 天竺黄

40. 咽痒咳嗽声重，气急，咳痰稀薄色白，伴恶寒，鼻塞，流清涕，肢体酸楚，舌苔薄白，脉紧，属咳嗽之何证

A. 风寒咳嗽

B. 风热咳嗽

C. 燥热咳嗽

D. 凉燥咳嗽

E. 肝火犯肺

41. 治疗咳嗽痰热郁肺证的最佳方剂是

A. 桑菊饮

B. 桑白皮汤

C. 清肺饮

D. 清金化痰汤

E. 泻白散

42. 咳嗽气粗，或喉中有痰声，痰多质黏腻或黄稠，咯吐不爽，舌质红，舌苔黄腻，脉滑数。辨证为

A. 咳嗽之肺阴亏耗证

B. 咳嗽之风燥伤肺证

C. 咳嗽之痰热郁肺证

D. 咳嗽之痰湿蕴肺证

E. 咳嗽之肝火犯肺证

43. 外感咳嗽与内伤咳嗽的鉴别，下列哪项无意义

A. 病程的长短

B. 起病的缓急

C. 咳嗽的多少

D. 疾病的新久

E. 以上均非

44. 风寒和风热的辨证依据，下列哪项是错误的

A. 恶寒、发热的轻重

B. 渴与不渴

C. 舌苔黄与白

D. 脉浮与不浮

E. 咽喉红肿疼痛与否

45. 感冒风寒束表证的代表方是

A. 荆防达表汤

B. 葱豉桔梗汤

C. 新加香薷饮

D. 参苏饮

E. 加减葳蕤汤

46. 下列不是寒湿腰痛特点的是

A. 腰部冷痛重着

B. 腰痛如刺

C. 静卧痛不减

D. 寒冷阴雨天气加重

E. 转侧不利，逐渐加重

47. 瘀血腰痛，治宜选用加减

A. 身痛逐瘀汤

B. 少腹逐瘀汤

C. 血府逐瘀汤

D. 膈下逐瘀汤

E. 补阳还五汤

48. 下列不是湿热腰痛特点的是

A. 腰部重着而热

B. 暑湿阴雨天气症状加重

C. 身体困重

D. 腰部冷痛

E. 活动后或可减轻

49. 下列各项，属着痹特点的是

A. 疼痛游走不定

B. 痛势较剧，痛有定处

C. 关节酸痛、重着、漫肿

D. 关节肿胀局限，见皮下结节

E. 关节肿胀僵硬，疼痛不移

50. 治疗行痹，应首选

A. 乌头汤

B. 薏苡仁汤

C. 防风汤

D. 宣痹汤

E. 白虎加桂枝汤

51. 可谓是后世甘温除热治法先声的方剂是

A. 大建中汤

B. 小建中汤

C. 黄芪建中汤

D. 补中益气汤

E. 人参养荣汤

52. 治疗内伤发热之阴虚发热证，最佳选方为

A. 一贯煎

B. 麦味地黄丸

C. 清骨散

D. 当归六黄汤

E. 左归丸

53. 热秘的特征为

A. 大便干结，小便短赤

B. 大便秘结，欲便不得

C. 虽有便意，努挣乏力

D. 大便艰涩，排出困难

E. 大便不干，小便清长

54. 麻子仁丸主治
　　A. 热秘
　　B. 冷秘
　　C. 气秘
　　D. 气虚秘
　　E. 阴虚秘

55. 气虚秘可用以下何方
　　A. 麻子仁丸
　　B. 更衣丸
　　C. 六磨汤
　　D. 补中益气丸
　　E. 大补元煎

56. 热秘型便秘，应选何方
　　A. 半硫丸
　　B. 青麟丸
　　C. 麻子仁丸
　　D. 六磨汤
　　E. 以上均非

57. 从下列泻下粪便中辨出何为湿热泄泻的特点
　　A. 泄泻清稀甚至如水样
　　B. 泄下粪色黄褐而臭
　　C. 泄泻如水
　　D. 泻下粪便臭如败卵，伴有不消化之物
　　E. 时溏时泄，水谷不化

58. 哪项不是肝气犯胃型呕吐的主症
　　A. 呕吐吞酸
　　B. 嗳气频作
　　C. 胸胁胀满
　　D. 舌红苔薄
　　E. 脉沉细

59. 不属于普通感冒特征的是
　　A. 恶寒发热
　　B. 呈流行性
　　C. 头身疼痛

　　D. 鼻塞流涕
　　E. 喷嚏频作

60. 疖病的好发病位是
　　A. 颈部、前臂内侧
　　B. 颜面部、下肢外侧
　　C. 头顶部、上肢外侧
　　D. 前胸、腹部、足部
　　E. 项后发际、背部、臀部

61. 某女，20岁。2天前受风后出现左侧面部麻木，额纹消失，眼裂变大，鼻唇沟变浅，口角下垂歪向左侧，舌淡，苔薄白。针刺面部穴位应采用
　　A. 直刺深刺
　　B. 多穴重刺
　　C. 轻刺浅刺
　　D. 提插泻法
　　E. 电针强刺激

62. 患儿，7个月。病起1天，发热，泄泻9次，大便稀薄如水，泻下急迫，恶心呕吐，阵阵啼哭，小便短黄。治疗应首选
　　A. 保和丸
　　B. 平胃散
　　C. 参苓白术散
　　D. 藿香正气散
　　E. 葛根黄芩黄连汤

63. 患儿，2岁。昨晚吃鸡腿3只，夜间阵阵哭闹，呕吐2次，至今晨大便3次，便稀薄，夹有乳凝块或食物残渣，气味酸臭，不思进食，舌苔厚腻。其治法是
　　A. 运脾和胃，消食化滞
　　B. 运脾和胃，清肠化湿
　　C. 运脾和胃，祛风散寒
　　D. 运脾和胃，健脾益气
　　E. 运脾和胃，温补脾肾

64. 患儿，9岁。发热咳嗽2天。证见发热恶风，咳嗽气急，痰多而黄，口渴咽红，舌质红，苔薄白，脉浮数。其治法是

A. 辛温宣肺，化痰止咳

B. 疏风解表，宣肺止咳

C. 清热涤痰，开肺定喘

D. 清热解毒，泻肺开闭

E. 养阴清肺，润肺止咳

65. 患儿，6岁。发热咳嗽5天。证见发热，无汗，呛咳不爽，呼吸气急，痰白而稀，咽不红，舌淡红，苔薄白，脉浮紧。治疗首选方

A. 三拗汤

B. 麻黄汤

C. 华盖散

D. 荆防败毒散

E. 麻杏石甘汤

66. 患儿，2岁。发热咳嗽3天。症见恶寒发热，无汗，鼻流清涕，呛咳不爽，呼吸气急，痰声重浊，咽不红，舌淡红，苔薄白，指纹浮红。其证候是

A. 风寒郁肺

B. 风热闭肺

C. 痰热闭肺

D. 肺脾气虚

E. 阴虚肺热

67. 患儿，5岁。证见发热烦躁，咳嗽喘促，气急鼻煽，呼吸困难，喉间痰鸣，面赤口渴，大便干燥，小便黄少，舌红，苔黄，脉滑数。其证候是

A. 风寒闭肺

B. 风热闭肺

C. 痰热闭肺

D. 毒热闭肺

E. 阴虚肺热

68. 患儿，12岁。发热咳嗽3天，证见高热烦躁，咳嗽喘促，气急鼻煽，呼吸困难，咯黄稠痰，胸闷胀满，面赤口渴，大便干燥，舌红，苔黄，脉滑数。治疗首选方

A. 华盖散

B. 麻杏石甘汤

C. 麻杏石甘汤合葶苈大枣泻肺汤

D. 银翘散合麻杏石甘汤

E. 黄连解毒汤合三拗汤

69. 患者带下过多，若湿浊偏甚，症见带下量多，色白，如豆渣状或凝乳状，阴部瘙痒；脘闷纳差；舌红，苔黄腻，脉滑数，首选

A. 止带方

B. 萆薢渗湿汤

C. 龙胆泻肝汤

D. 五味消毒饮

E. 知柏地黄汤

70. 冯某，经期小腹冷痛，得热痛减，月经推后，量少，色黯有块；面色青白，肢冷畏寒；舌黯苔白，脉沉紧。最佳治法是

A. 温肾助阳，暖宫止痛

B. 温经散寒，养血止痛

C. 滋肾养血，缓急止痛

D. 温经散寒，化瘀止痛

E. 散寒利湿，化瘀止痛

71. 朱某，经前小腹胀痛拒按，经血量少，色紫黯有块；胸胁、乳房胀痛不适；舌质黯，有瘀点，脉弦。诊断痛经，辨证属

A. 肝郁气滞

B. 肝脾不调

C. 肾虚肝郁

D. 寒凝血瘀

E. 气滞血瘀

72. 患者，男，60岁。久患胁痛，悠悠不休，遇劳加重，头晕目眩，口干咽燥，舌红少苔，脉弦细。治疗应首选
    A. 柴胡疏肝散
    B. 逍遥散
    C. 杞菊地黄丸
    D. 一贯煎
    E. 二阴煎

73. 患者，女，26岁。平素喜食辛辣刺激食物，在暑夜吃了火锅之后，两手突起丘疱疹，灼热瘙痒无休，抓破渗液流脂水；伴心烦口渴，身热不扬，大便干，小便短赤；舌红，苔薄黄，脉滑。其治法为
    A. 健脾利湿止痒
    B. 清热利湿止痒
    C. 凉血清火止痒
    D. 清热解毒止痒
    E. 清暑利湿解毒

74. 患者突发眩晕，耳鸣，头目胀痛，口苦，失眠多梦，遇烦劳、郁怒而加重，甚则仆倒，颜面潮红，急躁易怒，肢麻震颤，舌红苔黄，脉弦或数。证属
    A. 肝肾亏虚
    B. 痰火上扰
    C. 痰瘀阻窍
    D. 肝阳上亢
    E. 气血亏虚

75. 患者肛门突然剧烈疼痛，肛门缘周围有暗紫色椭圆形肿块突起，表面水肿，其诊断是
    A. 肛管癌
    B. 血栓性外痔
    C. 肛旁脓肿
    D. 肛裂

E. 内痔嵌顿

76. 8月上旬，一男性儿童前额部出现2个红肿结块，约2 cm×2 cm，中央有一个脓头未溃，疼痛拒按，伴口渴便秘，尿短赤。应选用
    A. 五味消毒饮
    B. 仙方活命饮
    C. 清暑汤
    D. 防风通圣散
    E. 黄连解毒汤

77. 患者不寐多梦，甚则彻夜不眠，急躁易怒，伴头晕头胀，目赤耳鸣，口干而苦，不思饮食，便秘溲赤，舌红苔黄，脉弦而数。其治法是
    A. 清化痰热，和中安神
    B. 补益心脾，养血安神
    C. 疏肝泻火，镇心安神
    D. 清肝利胆，安神定志
    E. 清心凉肝，镇惊宁神

78. 患者心胸疼痛剧烈，如刺如绞，痛有定处，伴有胸闷，日久不愈，可因暴怒而加重，舌质紫暗，脉弦涩。证属
    A. 痰浊痹阻
    B. 寒凝心脉
    C. 气滞心胸
    D. 心血瘀阻
    E. 心阳不振

79. 患者，女性，60岁。有冠心病病史半年，昨日与邻居发生口角后即感觉心痛阵作，痛无定处，脘腹胀闷，嗳气较舒，苔白，脉细弦。治疗主方选
    A. 柴胡疏肝散
    B. 丹栀逍遥散
    C. 当归四逆散
    D. 甘麦大枣汤
    E. 栝蒌薤白半夏汤

80. 患者身热，微恶风，汗少，肢体酸重，头昏重胀痛，咳嗽痰黏，鼻流浊涕，心烦，口渴，舌苔薄黄而腻，脉濡数。治疗应**首选**
   A. 银翘散
   B. 桑菊饮
   C. 新加香薷饮
   D. 桑白皮汤
   E. 正柴胡饮颗粒

81. 患者，男性，43岁。身热，微恶风，汗少，头昏重胀而痛，心烦口渴，胸闷恶心，小便短赤，舌苔薄黄腻，脉濡数。此患者应诊断为
   A. 感冒风寒
   B. 感冒风热
   C. 感冒暑湿
   D. 时行感冒
   E. 体虚感冒

82. 腰痛患者，腰部冷痛重着，转侧不利，静卧痛不减，遇阴雨天疼痛加重，舌苔白腻，脉沉缓。其**证候**是
   A. 寒湿腰痛
   B. 风寒腰痛
   C. 瘀血腰痛
   D. 湿热腰痛
   E. 肾虚腰痛

83. 患者腰部疼痛，重着而热，暑湿阴雨天气症状加重，身体困重，舌苔黄腻，脉濡数或弦数，**治宜**
   A. 清热化痰，舒筋通络
   B. 清热利湿，舒筋止痛
   C. 利水消肿，舒筋通络
   D. 活血化瘀，通络止痛
   E. 健脾渗湿，舒筋止痛

84. 某患者，肢体关节疼痛较剧，部位固定，遇寒痛甚，得热则痛缓，关节屈伸不利，舌质淡，苔薄白，脉弦紧，**治疗方剂宜选**
   A. 防风汤
   B. 双合汤
   C. 薏苡仁汤
   D. 乌头汤
   E. 宣痹汤

85. 患者肢体关节酸楚，重着，疼痛，关节活动不利，麻木不仁，舌苔白腻，脉濡缓。治疗应**首选**
   A. 独活寄生汤
   B. 蠲痹汤
   C. 薏苡仁汤
   D. 乌头汤
   E. 白虎加桂枝汤

86. 患者午后或夜间发热，不欲近衣，手足心热，烦躁，少寐多梦，盗汗，口干咽燥，舌质红，苔少，脉细数。**辨证应属**
   A. 阴虚发热证
   B. 气虚发热证
   C. 血虚发热证
   D. 血瘀发热证
   E. 气郁发热证

87. 患者低热，热势随情绪而起伏，**精神抑郁，胁肋胀满，烦躁易怒**，口干而苦，舌质红，苔黄，脉弦数。**辨证应属**
   A. 阴虚发热证
   B. 气虚发热证
   C. 血虚发热证
   D. 血瘀发热证
   E. 气郁发热证

88. 患者午后或夜间发热，自觉身体某些部位发热，**口燥咽干，但不欲多饮**，肢体疼痛，面色萎黄，**舌有瘀点**，脉弦。**辨证应属**

A. 阴虚发热证

B. 气虚发热证

C. 血虚发热证

D. 血瘀发热证

E. 气郁发热证

89. 患者发热，热势较低，头晕眼花，身倦乏力，心悸不宁，面色少华，唇甲色淡，舌质淡，脉细弱。辨证应属

A. 阴虚发热证

B. 气虚发热证

C. 血虚发热证

D. 血瘀发热证

E. 气郁发热证

90. 患者发热，热势不高，常在劳累后加剧，身倦乏力，气短懒言，自汗，易于感冒，食少便溏，舌质淡，苔白薄，脉细弱。辨证应属

A. 阴虚发热证

B. 气虚发热证

C. 血虚发热证

D. 血瘀发热证

E. 气郁发热证

91. 患者常在劳累之后低热，伴有头晕乏力，气短懒言，食少纳呆，大便溏薄，舌淡苔白，脉弱。其治法是

A. 滋阴清热

B. 活血化瘀

C. 清肝泄热

D. 甘温除热

E. 益气养血

92. 患者，70 岁。临厕大便，努挣乏力，挣则短气汗出，便后疲乏，大便不干结，舌淡苔薄，脉弱。治法宜

A. 补肾助阳

B. 温阳益气

C. 益气润肠

D. 养血润肠

E. 滋阴通便

93. 某患者，大便干结，排解困难数月，伴身热心烦，腹胀满痛，口干口臭，小便短赤，舌红，苔黄燥，脉滑数。最佳选方为

A. 麻子仁丸

B. 更衣丸

C. 大承气汤

D. 增液汤

E. 大柴胡汤

94. 患者泄泻清稀，甚者如水样，腹痛肠鸣，脘闷纳少，苔薄白或白腻，脉濡缓。应诊为何种证候

A. 肝郁泄泻

B. 脾虚泄泻

C. 肾虚泄泻

D. 暑湿泄泻

E. 寒湿泄泻

95. 患者呕吐吞酸，嗳气频作，胸胁满痛，脉弦。此属何型呕吐

A. 胃阴不足

B. 热邪犯胃

C. 肝郁化火

D. 肝气犯胃

E. 以上均不是

96. 患者呕吐吞酸，嗳气频繁，胸胁胀满，舌边红，苔薄腻，脉弦。治法宜用

A. 消食化滞，和胃降逆

B. 温中化饮，和胃降逆

C. 疏肝理气，和胃降逆

D. 温养脾胃，降逆止呕

E. 以上均不是

97. 患者突然呕吐，脘闷不舒，兼见恶寒发热，头身疼痛，舌苔白腻，脉濡缓。治宜选用

A. 保和丸

B. 小半夏汤

C. 香苏散

D. 平胃散

E. 藿香正气散

98. 男性，29 岁。近 3 天因生气后出现胃脘胀痛，攻窜不定，嗳气频作，大便不畅，舌苔薄白，脉弦。治宜选用

A. 逍遥散

B. 化肝煎

C. 柴胡疏肝散

D. 大柴胡汤

E. 以上均不是

99. 患者，男性，31 岁。胃痛暴作，恶寒喜暖，脘腹得温则痛减，口淡不渴，喜热饮，舌苔薄白，脉弦紧。治疗应首选

A. 藿朴夏苓汤

B. 桂枝汤

C. 小建中汤

D. 黄芪建中汤

E. 良附丸

100. 患者于 2017 年 7 月 15 日就诊，身热，汗出不解，鼻塞流浊涕，头昏胀痛，身重倦怠，心烦口渴，胸闷欲呕，大便溏，小便短赤，舌苔薄黄而腻，脉濡数。其治法是

A. 疏风宣肺散寒

B. 宣肺祛邪利气

C. 辛温解表散寒

D. 清暑祛湿解表

E. 辛凉解表清热

101. 患者反复发作肩关节疼痛 2 个月，左上肢抬举受限，肩前部有明显压痛。遇风寒痛增，得温痛缓，畏风恶寒，舌淡苔白，脉缓，刺络拔罐治疗的方式是

A. 梅花针叩刺远端穴，使少量出血，加拔罐

B. 三棱针垫刺肩髃穴，使少量出血，加拔罐

C. 皮肤针扣刺肩部压痛点，使少量出血，加拔罐

D. 皮肤针扣刺肩关节周围，使少量出血，加拔罐

E. 肩部拔罐后，再用皮肤针扣刺拔罐处，使少量出血

102. 湿疮血虚风燥证首选的方剂是

103. 湿疮湿热蕴肤证首选的方剂是

（102 ～ 103 共用选项）

A. 消风散

B. 当归饮子

C. 龙胆泻肝汤

D. 参苓白术散

E. 黄连解毒汤

104. 适宜采用硬化注射疗法的是

105. 适宜采用挂线疗法的是

（104 ～ 105 共用选项）

A. 内痔

B. 外痔

C. 肛乳头肥大

D. 肛漏

E. 锁肛痔

106. 感冒暑湿伤表证的代表方宜首选

107. 感冒风热犯表证的代表方宜首选

108. 感冒风寒束表证的代表方宜首选

（106 ～ 108 共用选项）

A. 荆防败毒散

B. 银翘散

C. 新加香薷饮

D. 参苏饮

E. 加减葳蕤汤

109. 肾阳虚腰痛，治宜
110. 湿热腰痛，治宜

（109 ～ 110 共用选项）

A. 甘姜苓术汤

B. 独活寄生汤加附子

C. 四妙丸

D. 身痛逐瘀汤

E. 右归丸

111. 寒湿腰痛的特点是
112. 湿热腰痛的特点是
113. 瘀血腰痛的特点是

（111 ～ 113 共用选项）

A. 腰部疼痛，重着而热

B. 腰痛如刺，痛有定处

C. 腰部冷痛重着

D. 腰部隐痛

E. 腰部酸软无力

114. 痛痹的代表方宜选
115. 行痹的代表方宜选

（114 ～ 115 共用选项）

A. 防风汤

B. 乌头汤

C. 薏苡仁汤

D. 蠲痹汤

E. 双合汤

116. 行痹的主要症状是
117. 着痹的主要症状是

（116 ～ 117 共用选项）

A. 关节疼痛，局部灼热红肿

B. 肢体关节重着、酸痛，或肿胀

C. 关节酸痛，游走不定，屈伸不利

D. 关节肿痛，屈伸不利，周围结节，皮肤瘀斑

E. 关节疼痛较剧，痛有定处，得热痛减，遇寒痛增

118. 治疗内伤发热气郁发热证的代表方是
119. 治疗内伤发热血瘀发热证的代表方是
120. 治疗内伤发热阴虚发热证的代表方是
121. 治疗内伤发热气虚发热证的代表方是
122. 治疗内伤发热血虚发热证的代表方是

（118 ～ 122 共用选项）

A. 丹栀逍遥散

B. 清骨散

C. 补中益气汤

D. 血府逐瘀汤

E. 归脾汤

123. 外邪犯胃之呕吐，若伴见脘痞嗳腐，饮食停滞者，其治疗方宜
124. 外邪犯胃之呕吐，若风寒偏重，寒热无汗，其治疗方宜

（123 ～ 124 共用选项）

A. 藿香正气散加荆芥、防风、羌活

B. 藿香正气散加木香、枳壳

C. 藿香正气散去白术，加鸡内金、神曲

D. 新加香薷饮

E. 黄连解毒汤

第七单元　中成药应用

第1节　应用禁忌

1. 中成药与西药合用时，建议采用的使用方法是
   A. 先用西药，再用中成药
   B. 先用中成药，再用西药
   C. 中成药与西药同时使用
   D. 中成药与西药间隔使用
   E. 中成药与西药随意使用

2. 不能与催眠镇静药合用的是
   A. 含有桃仁、杏仁、白果的中成药
   B. 以大黄为主药成分的中成药
   C. 含莨菪烷类生物碱的中成药
   D. 富含钾的中成药
   E. 银杏叶制剂

3. 同用会影响体内酶代谢的药物组是
   A. 止咳定喘丸与四环素
   B. 六神丸与乳酶生
   C. 麻黄与氨茶碱
   D. 麝香保心丸与普罗帕酮
   E. 鹿茸与苯乙双胍

4. 下列不属于中成药与西药联合使用可能会出现的不良反应的是
   A. 降低药物的疗效
   B. 增加药物的毒副作用
   C. 引起沉淀或过敏反应
   D. 影响药物排泄
   E. 致畸、致癌、致突变

5. 某患者同时服用子理中丸与金匮肾气丸，属于
   A. 证禁忌
   B. 配伍禁忌
   C. 妊娠禁忌
   D. 饮食禁忌
   E. 特殊人群禁忌

6. 与降压药物合用，会降低降压药疗效的中成药是
   A. 含鞣质的中成药
   B. 含多种金属元素的中成药
   C. 含酸性药物的中成药
   D. 含麻黄碱的中成药
   E. 以大黄为主要成分的中成药

7. 下列属于妊娠禁用药的是
   A. 通经祛瘀药
   B. 行气破滞药
   C. 辛热燥烈药
   D. 峻下逐水药
   E. 滑利通窍药

8. 含鞣质的五倍子、地榆等中药，与四环素、红霉素联合应用的后果是
   A. 产生络合物，妨碍吸收
   B. 增强毒性
   C. 产生沉淀，降低疗效
   D. 抑制药物活性
   E. 引发药源性疾病

9. 中成药与西药合用，可增加药物毒副

作用的是

A. 牛黄解毒丸（含雄黄）与酶制剂合用

B. 小活络丹（含乌头碱）与氨茶碱合用

C. 麻仁丸（含大黄）与胰酶、胃蛋白酶合用

D. 黄连上清丸与乳酶生合用

E. 龙牡壮骨颗粒与红霉素合用

10. 女，30 岁。症见面青身凉，苔白脉迟，辨证为寒闭神昏，给予安宫牛黄丸。属于

A. 证候禁忌

B. 配缸禁忌

C. 妊娠禁忌

D. 饮食禁忌

E. 特殊人群禁忌

11. 银杏叶制剂与噻嗪类利尿剂合用，可能会产生

A. 抑制呼吸中枢

B. 导致心脏骤停

C. 引起血钾升高

D. 引起出血

E. 引起血压升高

12. 属妊娠慎用药的有

A. 马前子

B. 乌头

C. 牵牛子

D. 桃仁

E. 巴豆

13. 不宜与六味地黄丸同用的是

A. 氨茶碱

B. 异烟肼

C. 利福平

D. 红霉素

E. 克林霉素

14. 下列关于中药饮食禁忌的叙述，错误的是

A. 热证忌食辛辣、油腻

B. 寒证忌食生冷

C. 水肿不宜吃糖

D. 失眠不宜饮浓茶

E. 皮肤疾患（如疮、疖）忌食鱼、虾、羊肉

15. 不属于儿童用药注意事项的是

A. 尽量缩短用药疗程

B. 避免滥用滋补类药物

C. 应根据体重或年龄计算用药剂量

D. 禁止使用含有兴奋性成分的药物

E. 尽量避免使用有毒性较大成分的药物

16. 在用药安全性方面，与药品相关的风险因素不包括

A. 中成药本身存在毒性

B. 中药饮片质量存在差异

C. 中成药制备工艺存在差异

D. 方药证候不符

E. 中成药说明书安全信息缺乏

第 2 节　用　法

1. 下列各项，不属于药物外用法的是
   - A. 调敷法
   - B. 吹敷法
   - C. 点入法
   - D. 贴敷法
   - E. 吸入法

2. 治咽痛、喉痹、乳蛾、口糜、齿痛等疾患，服药多选择
   - A. 药汁送服法
   - B. 调服法
   - C. 舔服法
   - D. 含化法
   - E. 吸入法

3. 将药物置于肛门或阴道中。待药物融化吸收后，发挥治疗作用的外用剂型是
   - A. 膏剂
   - B. 栓剂
   - C. 线剂
   - D. 条剂
   - E. 酊剂

4. 需要清晨空腹服用的药物是
   - A. 养胃药
   - B. 补益药
   - C. 调经药
   - D. 安神药
   - E. 驱虫药

5. 中成药调服法主要适用的患者是
   - A. 儿童患者
   - B. 老年患者
   - C. 咽痛患者
   - D. 口糜患者
   - E. 神志昏迷患者

6. 服用阿胶时需"烊化"。属于中药内服法中的
   - A. 药汁送服津
   - B. 调服法
   - C. 炖服法
   - D. 含化法
   - E. 冲服法

第 3 节　肺系病证常用中成药

1. 风寒感冒患者宜选用的中成药是
   - A. 连花清瘟胶囊
   - B. 双黄连颗粒
   - C. 银翘解毒颗粒
   - D. 桑菊感冒颗粒
   - E. 感冒清热颗粒

2. 藿香正气水的功能是
   - A. 清热解暑，祛湿生津

B. 解表化湿，理气和中

C. 解表散寒，宣肺止嗽

D. 祛暑除湿，和胃消食

E. 清肺止咳，化痰通便

3. 某女，27岁。患因夏伤暑湿所致的感冒，症见头痛昏重、胸膈痞闷、脘腹胀痛、呕吐泄泻，宜首选的中成药是

A. 午时茶颗粒

B. 九味羌活丸

C. 藿香正气水

D. 双黄连口服液

E. 银翘解毒丸

4. 银翘解毒丸除疏风解表外，又能

A. 理气和中

B. 调和营卫

C. 清热解毒

D. 宣肺泄热

E. 祛风胜湿

5. 防风通圣丸除解表通里外，又能

A. 利湿止泻

B. 清热解毒

C. 祛痰止咳

D. 理气和中

E. 补气生津

6. 板蓝根颗粒除清热解毒外，还具有的功能是

A. 消肿散结

B. 利尿通便

C. 降逆除烦

D. 散风止痛

E. 凉血利咽

7. 急支糖浆的功能是

A. 清肺止咳，化痰通便

B. 清热化痰，宣肺止咳

C. 清热化痰，敛肺止咳

D. 养阴润燥，清肺利咽

E. 清热润肺，化痰止咳

8. 通宣理肺丸的功能是

A. 养阴润燥，清肺利咽

B. 清肺止咳，化痰通便

C. 清肺，化痰，止咳

D. 解表散寒，宣肺止嗽

E. 清肺，止咳，祛痰

9. 主治外感风热所致的咳嗽，症见发热、恶寒、胸膈满闷、咳嗽咽痛；急性支气管炎、慢性支气管炎急性发作见上述症候者的中成药是

A. 强力枇杷露

B. 急支糖浆

C. 蛇胆川贝散

D. 蜜炼川贝枇杷膏

E. 二母宁嗽丸

10. 患者，女，43岁。症见咽喉干痛，干咳少痰，偶尔痰中带血，证属阴虚燥咳，宜首选的中成药是

A. 蜜炼川贝枇杷膏

B. 急支糖浆

C. 小青龙胶囊

D. 养阴清肺膏

E. 川贝止咳露

11. 橘红丸除清肺、化痰外，又能

A. 止咳

B. 通便

C. 散风

D. 平喘

E. 祛瘀

12. 玉屏风颗粒（胶囊、口服液）除了固表、止汗外，还具有的功能是

A. 化湿

B. 理气

C. 益气

D. 补血

E. 涩精止遗

13. 连花清瘟胶囊除了清瘟解毒外，还可

   A. 祛湿，和中

   B. 宣肺止咳

   C. 清热解毒

   D. 宣肺泄热

   E. 解热止痛

14. 治流行性感冒属热毒袭肺证，宜首选的中成药是

   A. 保济丸

   B. 正柴胡饮颗粒

   C. 桑菊感冒片

   D. 连花清瘟胶囊

   E. 荆防颗粒

15. 患者着凉后出现咳嗽，痰稀薄色白，咽痒伴鼻塞、恶寒、发热，苔薄白，脉浮紧。应首选的药物是

   A. 金荞麦片

   B. 半夏糖浆

   C. 橘红痰咳液

   D. 桂龙咳喘宁胶囊

   E. 蛇胆川贝枇杷膏

第4节　心脑系病证常用中成药

16. 某医师治疗外感风热时毒、火毒内盛所致的高热不退、烦躁不安、咽喉肿痛、舌质红、苔黄、脉数，常用清开灵口服液。此因该成药除清热解毒外，又能

   A. 解郁安神

   B. 镇静安神

   C. 化痰安神

   D. 养心安神

   E. 止痉安神

17. 安宫牛黄丸（胶囊、散）的功能是

   A. 清热解毒，镇惊开窍

   B. 清热开窍，止痉安神

   C. 清热解毒，镇静安神

   D. 芳香开窍，行气止痛

   E. 开窍醒神，凉血止血

18. 痰迷心窍所致的痰厥昏迷、中风偏瘫及中暑、心胃气痛应该选用的常用中成药是

   A. 万氏牛黄清心丸

   B. 苏合香丸

   C. 安宫牛黄丸（胶囊、散）

   D. 紫雪散

   E. 局方至宝散（丸）

19. 医师治疗痰迷心窍所致的痰厥昏迷、中风偏瘫、肢体不利，以及中暑、心胃气痛，常用苏合香丸。此因该成药除芳香开窍外，又能

   A. 镇惊安神

   B. 镇静安神

   C. 清热解毒

   D. 行气止痛

   E. 开窍镇惊

20. 天王补心丸的功能是补心安神和

   A. 补气

   B. 疏肝解郁

   C. 滋阴养血

   D. 清心养血

E. 清热燥湿

21. 某女，37 岁。心悸健忘、失眠多梦、大便干燥，中医诊为心阴不足所致，应首选的中成药是

A. 朱砂安神丸

B. 天王补心丸

C. 柏子养心丸

D. 养血安神丸

E. 解郁安神颗粒

22. 血府逐瘀口服液的君药是红花和

A. 延胡索

B. 川芎

C. 丹参

D. 黄芪

E. 炒桃仁

23. 服用方法为含服的是

A. 速效救心丸

B. 养血安神丸

C. 血府逐瘀口服液

D. 九气拈痛丸

E. 抗栓再造丸

24. 有活血祛瘀、行气止痛功能的是

A. 血塞通颗粒

B. 血府逐瘀口服液

C. 九气拈痛丸

D. 保和丸

E. 木瓜丸

25. 善治气滞血瘀之胸痹的活血剂是

A. 元胡止痛片

B. 丹七片

C. 消栓通络胶囊

D. 冠心苏合滴丸

E. 复方丹参片

26. 华佗再造丸的功能除活血化瘀、化痰通络外，还有

A. 行气止痛

B. 活血祛风

C. 祛风化痰

D. 活血通络

E. 舒筋通络

27. 外感风邪所致的头痛，或有恶寒、发热、鼻塞，宜用

A. 四逆散

B. 正天丸

C. 川芎茶调丸

D. 蛇胆陈皮胶囊

E. 红药气雾剂

第 5 节 脾胃系病证常用中成药

28. 保和丸的功能是消食导滞和

A. 清利湿热

B. 活血止痛

C. 补气

D. 镇静安神

E. 和胃

29. 食积停滞，脘腹胀满，嗳腐吞酸应选用

A. 保和丸

B. 枳实导滞丸

C. 血府逐瘀口服液

D. 六味安消散

E. 抗栓再造丸

30. 保和丸的君药是

A. 焦山楂

B. 鸡内金

C. 六神曲（炒）

D. 莱菔子（炒）

E. 麦芽（炒）

31. 气滞胃痛颗粒的功能是

A. 疏肝理气，和胃止痛

B. 理气解郁，宽中除满

C. 健脾和胃，行气化湿

D. 消炎止痛，理气健胃

E. 柔肝理气，制酸止痛

32. 具补中益气、升阳举陷的常用中成药是

A. 补中益气丸

B. 人参归脾丸

C. 参苓白术散

D. 桂附地黄丸

E. 人参养荣丸

33. 归脾丸中的理气药是

A. 木香

B. 陈皮

C. 砂仁

D. 枳壳

E. 香附

34. 某女，50岁。症见体倦乏力、食少腹胀、便溏久泻、肛门下坠或脱肛、子宫脱垂，治宜首选的中成药是

A. 参苓白术散

B. 六君子丸

C. 补中益气丸

D. 桂附地黄丸

E. 右归丸

35. 生脉饮的君药是

A. 党参

B. 红参

C. 人参

D. 麦冬

E. 五味子

36. 主治气阴两亏、心悸气短、脉微自汗的中成药是

A. 生脉饮

B. 人参固本丸

C. 养胃舒胶囊

D. 四逆散

E. 消渴丸

37. 具有健脾胃、益肺气功能的中成药是

A. 健脾丸

B. 参苓白术丸

C. 补中益气丸

D. 参芪片

E. 当归补血口服液

38. 四神丸（片）的功能是

A. 健脾温肾，涩肠止泻

B. 补肾缩尿

C. 固肾涩精

D. 温肾散寒，涩肠止泻

E. 温肾散寒，固肾涩精

39. 某男，50岁。患泄泻多年，症见肠鸣腹胀，五更泄泻，食少不化，久泻不止，面黄肢冷。证属肾阳不足，宜选用的成药是

A. 理中丸

B. 薯蓣丸

C. 四神丸

D. 启脾丸

E. 河车大造丸

第 6 节　肝胆系病证常用中成药

40. 茵栀黄颗粒的功能除利湿退黄外，还有
   A．清热解毒
   B．清热化湿
   C．清热通淋
   D．清热利水
   E．清热凉血

41. 用于治疗肝胆湿热所致的黄疸，症见面目悉黄、胸胁胀痛、恶心呕吐、小便黄赤的中成药是
   A．茵栀黄颗粒
   B．茵陈五苓丸
   C．消炎利胆片
   D．香连化滞丸

   E．癃清片

42. 消炎利胆片的功能是
   A．清热、祛湿、利胆
   B．清热化湿
   C．清热通淋
   D．清热利水
   E．清热凉血

43. 逍遥丸的功能是
   A．疏肝健脾，养血调经
   B．养肝血，柔肝止痛
   C．补气健脾燥湿
   D．益气健脾，祛湿和中
   E．补血活血

第 7 节　肾系病证常用中成药

44. 某男，50 岁。一周来，水肿、小便不利、水肿腹胀、呕逆泄泻、渴不思饮，证属阳不化、水湿内停，宜选用的中成药是
   A．萆薢分清片
   B．五苓散
   C．香连丸
   D．香连化滞丸
   E．八正合剂

45. 五苓散中君药泽泻的功能是

   A．利水渗湿、消肿
   B．利湿行水
   C．清热燥湿
   D．利水渗湿健脾
   E．补气健脾除湿

46. 排石颗粒的功能是清热利水和
   A．行血化滞
   B．通淋排石
   C．温阳化气
   D．行气止痛

E. 疏肝理气

47. 六味地黄丸的臣药是

　A. 山药、泽泻

　B. 酒萸肉、丹皮

　C. 山药、酒萸肉

　D. 泽泻、丹皮

　E. 丹皮、茯苓

48. 六味地黄丸的配伍特点是

　A. 体用并调

　B. 辛开苦降

　C. 寒热共用

　D. 三补三泻

　E. 散中有收

49. 知柏地黄丸的功能是

　A. 温补气血

　B. 滋阴降火

C. 养阴生津

D. 温肾化气

E. 健脾益气

50. 金匮肾气丸的功能除化气行水外，还有

　A. 温补气血

　B. 滋阴降火

　C. 养阴生津

　D. 温补肾阳

　E. 健脾益气

51. 具有滋肾养肝作用的中成药是

　A. 补中益气丸

　B. 人参归脾丸

　C. 参苓白术散

　D. 桂附地黄丸

　E. 杞菊地黄丸

第8节　其他病证常用中成药

52. 复方小活络丸处方中的君药为制川乌和

　A. 乳香

　B. 没药

　C. 制草乌

　D. 木瓜

　E. 天麻

53. 用于治疗肝肾不足、风湿痹阻所致尫痹的是

　A. 风湿骨痛丸

B. 木瓜丸

C. 天麻丸

D. 尫痹颗粒

E. 仙灵骨葆片

54. 治疗气阴两虚的消渴症的中成药是

　A. 消渴丸

　B. 木瓜丸

　C. 天麻丸

　D. 尫痹颗粒

　E. 增液口服液

第9节 调经类常用中成药

55. 既补气养血，又调经止带的常用中成
    药是
    A. 四物合剂
    B. 益母草膏
    C. 固经丸
    D. 乌鸡白凤丸
    E. 当归补血口服液

56. 乌鸡白凤丸除补气养血外，又能
    A. 活血通络
    B. 除烦安神
    C. 理气疏肝
    D. 理气止痛
    E. 调经止带

57. 艾附暖宫丸除了暖宫调经外，还可
    A. 散寒止痛
    B. 补气养血
    C. 散寒活血
    D. 理气养血
    E. 调经止带

58. 益母草颗粒的功能是
    A. 疏肝清热
    B. 健脾益气

    C. 活血调经
    D. 散风清热
    E. 补肾益气

59. 桂枝茯苓丸的组成是
    A. 桂枝、桃仁、牡丹皮、赤芍、茯苓
    B. 桂枝、茯苓、赤芍、牡丹皮
    C. 桂枝、茯苓、白芍、桃仁
    D. 桂枝、桃仁、牡丹皮、白芍、茯苓
    E. 茯苓、白芍、牡丹皮、桃仁

60. 具有滋阴清热，除烦安神的妇科中成
    药是
    A. 宫血宁胶囊
    B. 少腹逐瘀丸
    C. 女金丸
    D. 更年安片
    E. 安坤颗粒

61. 桂枝茯苓丸除了活血、化瘀外，还可
    A. 止痛
    B. 消癥
    C. 活血
    D. 清热
    E. 散寒

第10节 止带类常用中成药

62. 某医师治疗湿热瘀阻所致的带下病、
    腹痛，常选用妇科千金片，是因其能

    A. 清热解毒，燥湿止带
    B. 活血，化瘀，消癥

C. 清热，除湿，止带

D. 燥湿杀虫，去腐生肌

E. 清热除湿，益气化瘀

63. 具有清热解毒，燥湿止带，祛瘀止痛功能的常用中成药是

A. 固经丸

B. 花红颗粒

C. 消糜栓

D. 妇炎平胶囊

E. 妇科千金片

64. 某女，42岁。患慢性宫颈炎数年，症见带下量多、色黄黏稠、臭秽，小腹疼痛，腰膝酸疼，神疲乏力。治当清热除湿、益气化瘀，宜选用的中成药是

A. 坤宝丸

B. 消糜栓

C. 花红片

D. 妇科千金片

E. 保妇康泡沫剂

第 11 节　小儿肺系病证常用中成药

65. 小儿肺咳颗粒的功能除了止咳平喘外，还有

A. 健脾益肺

B. 益气健脾

C. 清热除湿

D. 燥湿杀虫

E. 补中益气

第 12 节　小儿脾胃系病证常用中成药

66. 小儿化食丸除消食化滞外，还能

A. 泻火通便

B. 祛痰通便

C. 健脾和胃

D. 清热解毒

E. 驱虫

67. 小儿泻速停颗粒除清热利湿、健脾止泻外，还能

A. 渗湿止泻

B. 缓急止痛

C. 祛痰通便

D. 宣肺化痰

E. 活血消肿

68. 小儿泻速停颗粒主治

A. 脾虚泄泻

B. 食积泄泻

C. 湿热泄泻

D. 寒湿泄泻

E. 五更泄泻

69. 健儿消食口服液除理气消食外，又能

A. 润肠通便

B. 杀虫止痛

C. 健脾益胃

D. 行气、利水

E. 祛痰、通便

第 13 节　皮肤与外科常用中成药

70. 有关连翘败毒丸的描述错误的是

　A. 疮疡属阴证者慎用

　B. 孕妇慎用

　C. 肝功能不全者须在医生指导下使用

　D. 忌食辛辣、油腻食物及海鲜等发物

　E. 主治热毒蕴结肌肤所致的疮疡

71. 主治水、火烫伤，疮疡肿痛、创面溃烂的是

　A. 如意金黄散

　B. 拔毒生肌散

　C. 京万红软膏

　D. 阳和解凝膏

　E. 紫草膏

72. 京万红软膏既有活血解毒、消肿止痛的功能，还能

　A. 软坚散结

　B. 去腐生肌

C. 活血消痈

D. 燥湿化痰

E. 祛风止痒

73. 连翘败毒丸的功能是

　A. 清热解毒、活血祛瘀

　B. 清热解毒、消肿止痛

　C. 清热燥湿、活血祛瘀

　D. 清热燥湿、利尿消肿

　E. 清热凉血、养血润肤

74. 下列成药中主治湿热瘀阻所致的各类痔疮、肛裂，症见大便出血，或疼痛，有下坠感；亦可用于肛周湿疹的是

　A. 小金丸

　B. 地榆槐角丸

　C. 乳癖消胶囊

　D. 马应龙麝香痔疮膏

　E. 京万红软膏

第 14 节　骨伤科常用中成药

75. 跌打丸的功能是

　A. 化瘀消肿，止痛止血

　B. 活血散瘀，消肿止痛

　C. 舒经活络，活血止痛

D. 化瘀止血，活血止痛

E. 活血化瘀，接骨续筋

76. 跌打损伤，瘀血肿痛，吐血,咳血,便血,痔血等宜选用的常用中成药是

A. 接骨丸

B. 接骨七厘片

C. 七厘散

D. 云南白药胶囊

E. 活血止痛散

77. 某男，41 岁。因骑车不慎摔倒，膝盖出血，脚部扭伤，医师处以七厘散，是因其能

A. 化瘀消肿，止痛止血

B. 活血散瘀，消肿止痛

C. 活血化瘀，接骨续筋

D. 舒筋活络，活血散瘀

E. 化瘀止血，活血止痛

78. 主治跌仆损伤，血瘀疼痛，外伤出血的中成药是

A. 舒筋活血片

B. 七厘散

C. 活血止痛散

D. 跌打丸

E. 接骨七厘片

79. 云南白药除能化瘀止血、活血止痛外，还能

A. 活血散瘀

B. 接骨续筋

C. 解毒消肿

D. 舒筋活络

E. 化瘀消肿

80. 主治跌打损伤、筋断骨折、瘀血肿痛、闪腰岔气的是

A. 接骨七厘片

B. 跌打丸

C. 活血止痛散

D. 云南白药

E. 七厘散

81. 七厘散（胶囊）和云南白药（胶囊、片）的共同功能是

A. 活血化瘀、消肿止痛

B. 化瘀消肿、止痛止血

C. 解毒消肿、活血化瘀

D. 解毒消肿、化瘀止血

E. 活血散瘀、止痛止血

第 15 节　五官科常用中成药

82. 有关鼻炎康片描述不正确的是

A. 具有清热解毒，宣肺通窍，消肿止痛的功能

B. 孕妇慎用

C. 适用于过敏性鼻炎属虚寒证者

D. 用药期间不宜驾驶车辆、操纵机器及高空作业

E. 高血压、心脏病等患者，应在医师指导下服用

83. 既疏风清热，又化痰散结、利咽开音的常用中成药是

A. 清音丸

B. 黄氏响声丸

C. 桂林西瓜霜

D. 清咽滴丸

E. 珠黄散

84. 用于火热内蕴引起的口舌生疮的中成药是

A. 口腔溃疡散

B. 黄氏响声丸

C. 桂林西瓜霜

D. 清咽滴丸

E. 珠黄散

85. 口腔溃疡散的功能是

A. 清热、消肿、止痛

B. 疏风清热

C. 生津润燥

D. 宣肺通窍

E. 凉血解毒

86. 明目地黄丸的主治是

A. 风热上攻所致的目赤肿痛

B. 肝郁血虚所致的目珠夜痛

C. 气阴两虚所致的视物昏花

D. 肝肾阴虚所致的视物模糊

E. 肝血不足所致的青盲雀目

87. 明目地黄丸的功能是

A. 清热散风,明目止痛

B. 消肿止痛,退翳明目

C. 滋肾,养肝,明目

D. 补益肝肾,退翳明目

E. 滋阴补肾,清肝明目

解　析
第一部分　医学人文

第一章 心理学

1. B 生物－心理－社会医学模式从生物、心理、社会全面综合的水平上认识人的健康和疾病，认为疾病不仅仅是生物方面的因素（如病毒、细菌等），另一方面，它也和社会、心理等问题有着密切关系。

2. E ①新的生物－心理－社会医学模式的形成有多种原因，早期的医学心理学思想在其中起了重要的促进和推动作用。由于医学心理学的发展，人们重视了心理社会因素的致病作用以及在疾病预防康复中的影响。②只有使广大医务工作者普遍接受医学心理学思想，才能从理论上彻底动摇生物医学模式二元论的心身观，才能最终实现医学模式的根本转变；医学模式的转变反过来也给医学科学及医疗卫生事业带来了巨大变化，加速了医学和心理学的结合，并在医学心理学的形成和发展过程中起到了积极作用。③但医学实践是不断发展和进步的，医学模式也是进步的，生物－心理－社会医学模式不一定就是对医德修养和医德教育的最全面认识，而是对医德修养和医德教育认识的一个进步阶段（E错），故本题选E。

3. D ①医学模式是指一定时期内人们对疾病和健康的总体认识，并成为当时医学发展的指导思想，也可以说是一种哲学观在医学上的反映（不选A）。②医学模式的发展经历了神灵主义医学模式 → 自然哲学医学模式 → 生物医学模式 → 生物－心理－社会医学模式，其发展与各个时期的生产力发展水平是紧密联系的（不选B）。②生物－心理－社会医学模式并不排斥对生物医学的研究，而是要求生物医学以系统论为概念框架，以身心一元论为基本指导思想，但身心一元论与病因一元论是安全不同的概念，新的医学模式对应的应是病因的多元学说（C对、D错），故本题选D。③生物－心理－社会医学模式既要考虑到病人的生物学因素，还要充分考虑到病人的心理因素以及环境和社会因素的特点，将所有这些因素都看作是相互联系、相互影响的（不选E）。

4. D 认知理论中谈到的认知有6个特征，并且提到认知、情绪和行为之间的关系往往是相互的。题干中所描述的内容体现了这种观点的内容（D对），故本题选D。

常考点知识点拓展，昭昭老师关于心理学界各种流派及学界研究总结如下。

学 派	代表人物	观 点
构造主义	德国，冯特	感觉、情感，二元论
功能主义	美国，詹姆士	意识是一个连续的整体
行为主义	美国，华生	错误的学习导致的心理疾病
精神分析	奥地利，弗洛伊德	潜意识幼年受到压抑导致的心理疾病
人本主义	美国，罗杰斯、马斯洛	期望值太高导致的心理疾病
认知心理学	美国，奈瑟尔	错误的信念导致的心理疾病

5. B 健康心理学：主要研究心理学在矫正影响人类健康或导致疾病的某些不良行为，尤其是

在预防不良行为与各种疾病发生中所应发挥的特殊功能；探求运用心理学知识改进医疗与护理制度，建立合理的保健措施，节省医疗保健费用和减少社会损失的途径，以及对有关的卫生决策提出建议（B 对），故本题选 B。

常考点知识点拓展，昭昭老师关于几种常考的心理学总结如下。

学　科	研究内容
临床心理学	研究心理咨询、心理诊断
神经心理学	研究大脑和行为的关系
健康心理学	研究心身疾病的康复和预防

6．A　调查研究是借助于会见和问卷或各种调查表了解一组人的态度、意见和行为的一种研究方法（A 对），故本题选 A。调查可以面对面，除了可收集到病人的自我报告资料外，还可以直接观察。

常考点知识点拓展，昭昭老师关于几种常考的研究方法总结如下。

方　法	特　点
观察法	指在自然条件下，对人可观察到的行为进行观测记录
调查法	借助于会见和调查表了解一组人的意见和行为的方法
测验法	用标准化的心理测验工具来评定人的能力、态度、性格和情绪等的诊断方法
个案法	对某现象的一个特例进行详细深入的调查研究的一种方法
相关法	考察两个变量间是否有联系
实验法	在控制的条件下测量和记录个体行为的一种研究方法

7．E　①我国医学心理学工作者根据多年的实践和研究，概括出 6 个基本观点：心身统一的观点、社会对个体影响的观点、认知评价的观点、主动适应和调节的观点、情绪因素作用的观点、个性特征作用的观点。②医学心理学的基本观点不包括道德约束的观点（E），故本题选 E。

8．C　医学心理学的 6 个基本观点为：①心身统一的观点；②社会对个人影响的观点；③认知评价的观点；④主动适应和调节的观点；⑤情绪因素作用的观点；⑥个性特征作用的观点：面对同样的社会应激，有的人得病，有的人则"游刃有余"，很快渡过"难关"，这之中与不同人的个性特征有十分密切的关系（C 对），故本题选 C。

9．C　①医学心理学的研究任务：心理社会因素在疾病的发生、发展和变化过程中的作用和规律（不选 A）；心理评估手段在疾病的诊断、治疗、护理与预防中的作用（不选 B）；运用心理治疗的方法达到治病、防病与养生保健的目的（不选 A）；患者心理活动的特点以及心理护理的方法的运用（不选 D）。②医院管理中存在的心理问题及系统的解决方法不属于心理学研究范畴（C 错），故本题选 C。

10．E　实验法最常被用于实验室中，但也可用于临床研究中。该法的主要特点是在控制条件下（E 对），实验者系统地操纵或改变一个或几个变量，观察、测量和记录对其他变量的影响，故本题选 E。

11．E　医学心理的研究对象是针对人的疾病和健康及其相互转化过程中涉及的各种心理行为问题及其解决这些问题的方法和措施（E 对），故本题选 E。

12．C　医学心理学是心理学的分支学科。

13. E　生物－心理－社会医学模式认为，对于疾病和健康问题来说，无论是致病、治病、预防及康复，都应将人视为一个整体，充分考虑到病人的心理因素和社会因素的特点，综合考虑各方面因素的交互作用，而不能机械地将它们分割开（A、B、C、D 对），故本题选 E。

14. A　①医学心理的研究对象是针对人的疾病和健康及其相互转化过程中涉及的各种心理行为问题及其解决这些问题的方法和措施。②动物的心理发育和心理学无关（A 错），故本题选 A。

15. E　教育心理学不属于医学心理学的分支和相关学科，故本题选 E。

常考点知识点拓展，昭昭老师关于几种常考的心理学总结如下。

学　科	研究内容
神经心理学	研究大脑与心理活动的具体关系，包括各种心理活动的大脑机制问题
生理心理学	研究心理现象的生理机制，主要内容包括神经系统的结构和功能，内分泌系统的作用、本能、动机、情绪、睡眠、学习和记忆等心理和行为活动的生理机制等
心理生理学	研究心理或行为如何与生理学的变化相互作用
变态心理学	研究行为的不正常偏高，揭示异常心理现象的种类、原因、规律及机制
心理卫生和健康心理学	指一种心理健康状态，机体处于这种状态时不仅自我感觉良好，而且与社会的关系和谐
康复心理学和缺陷心理学	研究解决伤残者、慢性病人和老年人存在的心理行为问题，促使他们适应工作、适应生活和适应社会，从而尽可能降低其残废程度。缺陷心理学研究心理或生理缺陷者的心理学问题，例如通过指导和训练，使伤残者在心理和生理功能方面得到部分补偿，因而其与康复心理学关系密切
临床心理学	主要研究和直接解决心理学临床问题，包括对智力和个性的评估，对心理生理疾病及精神疾病的心理诊断和治疗，以及咨询、会谈等具体工作
咨询心理学	对正常人处理婚姻、家庭、教育、职业及生活习惯等方面的心理学问题进行帮助，也对心身疾病、神经症和恢复期精神病人及其亲属就疾病的诊断、护理、康复问题进行指导。临床心理学与咨询心理学的工作有许多共同之处
护理心理学	研究护理工作中的心理学问题，是医学心理学在护理工作中的分支
行为医学	是综合行为科学和生物医学知识的交叉学科，研究有关健康和疾病的行为科学和生物医学的知识和技术，并将这些知识和技术应用于疾病的预防、诊断、治疗和康复
药物心理学	研究药物在应用过程中，对心理活动和行为的影响规律以及影响药物效应的心理因素，是提高药物疗效的心理学分支学科

16. B　①医学心理学是心理学与医学相结合的一门交叉学科，是心理学在医学中的应用。它属于心理学的一个重要分支学科。它以人作为主要研究和服务对象，研究医学领域中的心理学问题，侧重研究心理因素对人类健康与疾病的影响以及在它们相互转化过程中的作用和规律。它还运用心理学的理论方法和手段对疾病的发生、诊断与治疗、康复和预防等方面的心理问题进行研究和干预，以维护和促进人类的整体健康。②医学心理学是心理学的分支学科（B 错），故本题选 B。

17. D　①我国提出的心理健康的标准：智力正常、情绪良好、人际和谐、适应环境，人格完整。

②心理健康的标准不包括意识清晰（D 错），故本题选 D。

18. A ①医患沟通中的非言语沟通是指通过表情动作、目光接触、周围环境信息等手段表达自己的情感，从而达到交往的目的。②其沟通形式包括面部表情、身段姿势、目光接触、人际距离、语调表情等，不包括引导话题（A 错），故本题选 A。

19. B 应激的消极意义：①频繁、强烈而突发过度的应激可造成机体唤醒障碍，耗损过度，适应能力减弱，使心身功能和社会活动障碍，作业能力受损，工作、学习效率下降，引发事故和车祸；②持久和慢性应激，使机体处于适应不良和易感状态，耗竭机体储备，神经内分泌功能紊乱，免疫功能下降，导致心身疾病，引发精神障碍，加重原有的躯体和精神疾病；③应激引起适应不良，造成个体认知上的悲观预测，社会适应功能下降，出现行为障碍。

20. D 共同参与型主要适用于慢性疾病的治疗，因为这些患者自身的经验常常为治疗提供了重要线索，即"久病成良医"，而医生只能起到一种指导性辅助作用，帮助患者自我治疗。

常考点知识点拓展，昭昭老师关于几种常考的医患模式总结如下。

模 式	医护人员的作用	患者的作用	临床应用	模式的原型
主动－被动	对患者做某事	接受（不能反应或无作用）	麻醉、严重外伤、昏迷、谵妄等	父母－婴儿
指导－合作	告诉患者做什么	合作者（服从）	急性感染过程等	父母－儿童
共同参与	帮助患者自助	合作关系的参加者	大多数慢性疾患	成人－成人

21. C 解析：①心身疾病或称心理生理疾患，是介于躯体疾病与神经症之间的一类疾病。目前，心身疾病有狭义和广义两种理解。②狭义心身疾病：指心理社会因素在发病、发展过程中起重要作用的躯体器质性疾病，例如原发性高血压、溃疡病。至于心理社会因素在发病、发展过程中起重要作用的躯体功能性障碍，则被称为心身障碍，例如神经性呕吐、偏头痛。③广义心身疾病：指心理社会因素在发病、发展过程中起重要作用的躯体器质性疾病和躯体功能性障碍。广义的心身疾病包括了狭义的心身疾病和狭义的心身障碍。④本题所有选项只有选项"消化性溃疡"属于心身疾病（C 对），故本题选 C。

22. B ①心身疾病包括：原发性高血压、冠心病、胃溃疡、十二指肠溃疡、神经性厌食症、支气管哮喘、偏头痛、甲状腺功能亢进、糖尿病、痛经、月经不调、更年期综合征、癌症、肥胖症等。（昭昭老师速记：注意精神病如精神分裂症、躁狂症、抑郁症等以及传染病、急性感染性疾病、发育障碍不是心身疾病）

23. C ①精神分析疗法是心理治疗的重要方法，主要包括自由联想、阻抗、移情、释梦和解梦四个部分（C 对），故本题选 C。②系统脱敏的方法包括交互抑制、松弛训练和想象暴露。③厌恶疗法是一种通过轻微的惩罚来消除适应不良行为的治疗方法。④森田疗法是一种超越言语和理性的治疗方法。⑤催眠疗法是借助暗示使患者进入一种特殊的意识状态，控制患者的心身活动，从而消除和治疗患者的心身问题的治疗方法。

24. A ①心理治疗的原则包括信赖性原则（真诚原则）、整体性原则、发展性原则、个性化原则、中立性原则、保密性原则、回避性原则等。②心理治疗的原则不包括正义原则（A 错），故本题选 A。

25. B　①厌恶疗法是用引起躯体痛苦反应的非条件刺激与形成不良行为的条件刺激结合，使病人发生不良行为的同时感到躯体的痛苦反应，从而对不良行为产生厌恶而使其逐渐消退。此法主要适用于恋物癖、性变态、酒精依赖等（B 对），故本题选 B。②人本主义疗法主要用于治疗各种心理问题及正常人或轻度心理障碍等。自由联想、梦的分析均属于精神分析疗法，主要用于治疗各种神经症、心境障碍、某些人格障碍等。系统脱敏主要用于治疗恐惧症、癔症。

26. E　①心理治疗的保密性原则要求心理医师尊重患者的权利和隐私（E 对），故本题选 E。②心理治疗的其他原则还包括：信赖性原则、整体性原则、发展性原则、个性化原则、中立性原则、回避性原则、尊重原则、接纳原则、灵活原则等。

27. D　行为理论强调后天的学习作用及环境对人的心理发展的影响（D 对），故本题选 D。

28. D　负强化可以解释为解脱，一个行为的结果移走不愉快的事情，该行为以后就被增强了（D 对），故本题选 D。

29. C　神经心理学研究大脑与心理活动的具体关系，包括各种心理活动的大脑机制问题。

30. B　健康心理学主要研究心理学在矫正影响人类健康或导致疾病的某些不良行为，尤其是在预防不良行为与各种疾病发生中所应发挥的特殊功能；探求运用心理学知识改进医疗与护理制度，建立合理的保健措施，节省医疗保健费用和减少社会损失的途径，以及对有关的卫生决策提出建议。

31. D　临床心理学工作者去帮助那些存在心理困扰的人们，例如心理治疗和心理咨询工作就是临床心理学的重要内容。

常考点知识点拓展，昭昭老师关于几种常考的心理学总结如下。

学　科	研究内容
神经心理学	研究大脑与心理活动的具体关系，包括各种心理活动的大脑机制问题
生理心理学	研究心理现象的生理机制，主要内容包括神经系统的结构和功能，内分泌系统的作用，本能，动机，情绪，睡眠，学习和记忆等心理和行为活动的生理机制等
心理生理学	研究心理或行为如何与生理学的变化相互作用
变态心理学	研究行为的不正常偏高，揭示异常心理现象的种类、原因、规律及机制
心理卫生和健康心理学	指一种心理健康状态，机体处于这种状态时不仅自我感觉良好，而且与社会的关系和谐
康复心理学和缺陷心理学	研究解决伤残者、慢性病人和老年人存在的心理行为问题，促使他们适应工作，适应生活和适应社会，从而尽可能降低其残废程度。缺陷心理学研究心理或生理缺陷者的心理学问题，例如通过指导和训练，使伤残者在心理和生理功能方面得到部分补偿，因而其与康复心理学关系密切
临床心理学	主要研究和直接解决心理学临床问题，包括对智力和个性的评估，对心理生理疾病及精神疾病的心理诊断和治疗，以及咨询、会谈等具体工作
咨询心理学	对正常人处理婚姻、家庭、教育、职业及生活习惯等方面的心理学问题进行帮助，也对心身疾病、神经症和恢复期精神病人及其亲属就疾病的诊断、护理、康复问题进行指导。临床心理学与咨询心理学的工作有许多共同之处

续表

学　科	研究内容
护理心理学	研究护理工作中的心理学问题，是医学心理学在护理工作中的分支
行为医学	是综合行为科学和生物医学知识的交叉学科，研究有关健康和疾病的行为科学和生物医学的知识和技术，并将这些知识和技术应用于疾病的预防、诊断、治疗和康复
药物心理学	研究药物在应用过程中，对心理活动和行为的影响规律以及影响药物效应的心理因素，是提高药物疗效的心理学分支学科

第二章　伦理学

1. E　①伦理学学派众多，其中规范伦理学、元伦理学、描述伦理学是学术界普遍接受的伦理学的三种基本类型。规范伦理学是指围绕着道德价值、道德义务和道德品质展开其理论形式，确定其道德原则、准则等行为规范的伦理学。规范伦理学又分为一般规范伦理学和应用规范伦理学。医学伦理学属于规范伦理学（E 对），故本题选 E。②元伦理学又称分析伦理学，是指研究伦理学本身，即对伦理学的性质、道德概念、道德逻辑分析和道德判断等进行研究，而不制定道德规范和价值标准，并且对任何道德规范、价值标准都采取中立立场的伦理学。描述伦理学又称记述伦理学，是指对道德现象的研究，既不涉及行为的善恶及其标准，也不谋求制定行为准则或规范，只是依据其特有的学科立场和方法对道德现象进行经验性描述和再现的伦理学。

2. C　医学伦理学属于应用伦理学（C 对），故本题选 C。

3. E　医务人员的医疗技术水平的提高不属于医学伦理学的研究任务（E 错），故本题选 E。

4. E　从伦理上说，医患关系是一种信托关系（E 对），故本题选 E。

5. D　医患关系双方因为医生处于主动一方，患者处于被动一方，这属于医患关系模式的主动－被动型，适用于昏迷、休克、精神病患者发作期、严重智力低下者以及婴儿等一些难以表达主观意志的患者，但是医患双方是平等的关系不能说是不平等的关系（D 错），故本题选 D。其余的四种说法都是正确的。

6. B　医患关系的物化对医生和患者的情感提供了可能，但医生自身的伦理学意识可以对此予以弥补（B 错），故本题选 B。其余的四种说法都是正确的。

7. D　医患关系是建立在平等基础上的契约关系（D 对），故本题选 D。

8. C　①法律上来说，医患关系是一种医疗契约关系。②从伦理上来说，医患关系是一种信托关系（C 对），故本题选 C。

9. B　在信托关系中，由于患方的医学知识和能力的缺乏，对医方抱着极大的信任而将患者的生命和健康交托给医方，甚至把自己的隐私告诉医方。因此这种关系不同于商品关系或陌生人之间的关系（B 对），故本题选 B。

常考点知识点拓展，昭昭老师提示，关于医患关系的另一个考点是：医患关系的本质是契约模式。

10. E 当患者被迫送红包时保证不给医生宣扬属于不正确做法（E 错），其余的四个选项都是正确做法，故本题选 E。

11. D 在共同参与型模式中，医患双方有近乎同等的权利，共同参与医疗方案的决定与实施。这种模式适用于具有一定医学背景知识或长期的慢性病患者，它类似于成人与成人之间的关系，医生的责任是"帮助患者自疗"。

常考点知识点拓展，昭昭老师关于几种常考的医患模式总结如下。

模　式	医护人员的作用	患者的作用	临床应用	模式的原型
主动－被动	对患者做某事	接受（不能反应或无作用）	麻醉、严重外伤、昏迷、谵妄等	父母、婴儿
指导－合作	告诉患者做什么	合作者（服从）	急性感染过程等	父母－儿童
共同参与	帮助患者自助	合作关系的参加者	大多数慢性疾患	成人－成人

12. B 在主动－被动型模式中，医患双方不是双向作用，而是医师对患者单向发生作用。这种模式适用于昏迷、休克、精神病患者发作期、严重智力低下者以及婴幼儿等一些难以表达主观意志的患者。

常考点知识点拓展，昭昭老师关于几种常考的医患模式总结如下。

模　式	医护人员的作用	患者的作用	临床应用	模式的原型
主动－被动	对患者做某事	接受（不能反应或无作用）	麻醉、严重外伤、昏迷、谵妄等	父母、婴儿
指导－合作	告诉患者做什么	合作者（服从）	急性感染过程等	父母－儿童
共同参与	帮助患者自助	合作关系的参加者	大多数慢性疾患	成人－成人

13. C 为病人保守医密，实行保护性医疗，不泄露病人隐私与秘密。保守医密既是维护病人尊严和利益的重要措施，也是提高医疗质量的重要保证，又是密切医患关系的重要途径（C 对），故本题选 C。

14. C 处理医际关系与处理医患关系依据的伦理原则是不同的（C 错），其余的四个选项都是正确做法，故本题选 C。

15. E 本规范适用于各级各类医疗机构内所有从业人员，包括：①管理人员指在医疗机构及其内设各部门、科室从事计划、组织、协调、控制、决策等管理工作的人员。②医师指依法取得执业医师、执业助理医师资格，经注册在医疗机构从事医疗、预防、保健等工作的人员。③护士指经执业注册取得护士执业证书，依法在医疗机构从事护理工作的人员。④药学技术人员指依法经过资格认定，在医疗机构从事药学工作的药师及技术人员。⑤医技人员指医疗机构内除医师、护士、药学技术人员之外从事其他技术服务的卫生专业技术人员。⑥其他人员指除以上五类人员外，在医疗机构从业的其他人员，主要包括物资、总务、设备、科研、教学、信息、统计、财务、基本建设和后勤等部门的工作人员。

16. D "不可以拒绝医学科研试验"，没有尊重病人自己的意愿（D 错），故本题选 D。其余的四种说法都是正确的。

17. E 医疗机构从业人员基本行为规范有：①以人为本，践行宗旨；②遵纪守法，依法执业；③尊重生命，关爱生命；④优质服务，医患和谐；⑤廉洁自律，恪守医德；⑥严谨求实，精益求精；⑦爱岗敬业，团结合作；⑧乐于奉献，热心公益（E 对），故本题选 E。

18. D 关于医务人员关系的内容，需把握一点，即协调医务人员之间的关系，从医学伦理学角度强调的是以患者的利益为保障和核心（D 对），故本题选 D。

19. D 医生必须对病人和社会都负责任（D 对），故本题选 D。

20. B 患者的自主性不是绝对的，而是有条件的（B 错），故本题选 B。

21. A ①我国社会主义医德基本原则的内容是：救死扶伤、防治疾病；实行社会主义的医学人道主义；全心全意为人民的健康服务。②中西医并重不属于我国社会主义医德基本原则内容（A 错），故本题选 A。

22. D 医学伦理学的基本原则包括尊重原则、不伤害原则、有利原则和公正原则，不包括克己（D 错），故本题选 D。

23. E ①医学伦理的基本原则有：尊重原则、不伤害原则、有利原则、公正原则。②医学伦理原则中不包括人道原则（E 错），故本题选 E。

24. C 截肢对患者的身体造成伤害，但是可以保证患者的生命安全（C 对），故本题选 C。

25. A ①B、C、D、E 四项都对患者造成了伤害，故不选。②因急于手术抢救患者，未由家属或患者签手术同意书，此类属于突发紧急情况，并未违背不伤害原则（A 对），故本题选 A。

26. E 在医学实践中，不伤害是指在诊治、护理过程中不使患者的身心受到损伤，包括责任伤害、技术伤害、躯体伤害、心理伤害（E 对），故本题选 E。

27. E 有利原则要求医务人员的行为能减轻或解除患者的痛苦（E 错），故本题选 E。

28. D 当造成有意伤害时主动积极赔偿，不属于有利原则（D 错），故本题选 D。

29. D ①尊重原则，要求尊重的是自主的人和他的自主决定。②自主的人不完全以是否达到法定年龄来定，有的达到法定年龄，但没有自主能力的人的决定也不能尊重。所以要根据病人的自主能力情况来定尊重的是什么（D 对），故本题选 D。

30. B 不伤害原则不是绝对的。但在医务人员的观念中，应该首先考虑到不能对病人造成伤害，包括生理和心理的伤害。临床中客观存在的很多对病人造成伤害的情况是可以避免的（B 对），故本题选 B。

31. B 医学实践既是医学伦理学产生和发展的基础、动力，又是医学伦理学创立和建设的目的，以及检验医学伦理学理论正确性的唯一标准（B 对），故本题选 B。

32. B 在医疗实践中，公正不仅指形式上的类似，更强调公正的内容，如在稀有卫生资源分配上，必须以每个人的实际需要、能力和对社会的贡献为依据（B 对），故本题选 B。

33. E ①医学伦理学的尊重原则是指在医疗实践中，医务人员对患者的人格尊严及其自主性的尊重。②患者享有人格权，所谓人格权，是一个人生下来即享有并应该得到肯定和保护的权利，如人的生命权、健康权、身体权、姓名权、肖像权、名誉权、隐私权和遗体权等。③医患纠纷的原因是患者的隐私权未得到医生的尊重（E），故本题选 E。

34. D ①人类生存的权利是平等的，享有医疗保健的权利也是平等的。患者都享有基本的、合理的诊治、护理的权利和获得健康的权利，有权得到公正的、一视同仁的待遇。与患者基本的医疗权相对应的是医生为患者诊治疾病的基本义务。②当患者因为经济等原因无法支付医疗费用时，在急诊的情况下，医生应当先抢救病人；在非急诊的情况下患者的这项权利受到限制，应考虑患者支付医疗费用等义务。

35. A "要得到病人知情同意"符合尊重原则（A对），故本题选A。

36. A 医务人员要尊重患者知情同意权和选择的权利（A对），故本题选A。

37. C ①在医疗实践中，不伤害是在诊治、护理过程中不使患者的身心受到损伤。②相反，如果实施的诊治、护理手段对患者造成了伤害，也就违背了不伤害原则（C对），故本题选C。

38. C 患者的自主权不是绝对的，当患者的生命健康权与其个人的自主权发生冲突时，医务人员应尽最大努力劝说患者住院，以维护生命健康权（C对），故本题选C。

39. E ①"当患儿母亲听到要造成这些后遗症后，断然拒绝治疗，带孩子出院"→自我决定权。②"患儿家属考虑到癌症将危及病人的生命。故再次来到医院，要求给予治疗，并请求医生尽可能不给孩子留下终身伤残的痛苦"→自我选择权。③"医生告诉患儿母亲，女孩需做甲状腺癌根治术。按常规手术后要造成颈部塌陷变形，肩下垂，身体的外观和功能都要受到一定损害"→知情同意权。④患者都享有基本的、合理的诊治、护理的权利和获得健康的权利 → 基本的医疗权。

40. D 虽然医生打破常规，采用治疗效果不肯定的术式，但是既收到治疗效果，又使女孩子保留外形美观，功能不受破坏，所以不算错误，做法可取（D错），故本题选D。

41. A 不伤害原则指在诊治过程中不使病人的身心受到损伤，医务人员的知识和技能低下是临床上可能给病人带来上述损伤的因素之一。从本题选项看，A即是属于此种情况，即违背了不伤害原则。

42. E 有利原则是指医务人员的诊治行为以保护病人的利益、促进病人健康、增进其幸福为目的。C、D选项是符合不伤害和有利原则的选项。有利原则要求医务人员的行为对病人确有助益，必须符合以下条件：病人确实患有疾病；医务人员的行动与解除病人的疾苦有关；医务人员的行动可能解除病人的疾苦；病人受益不会给别人带来太大的损害。由此可见E是违背有利原则的选项。

43. B 尊重原则是指医务人员要尊重病人及其作出的理性决定，其中包括尊重病人保密的要求，但并不是指满足病人的一切保密的要求，如果病人要求保密的信息对他人、社会可能造成伤害或与法律的规定与要求冲突，医生可以超越病人的这种权利，所以B违背了尊重原则。

44. D 在医疗实践中，不伤害是在诊治、护理过程中不使患者的身心受到损伤。相反，如果实施的诊治、护理手段对患者造成了伤害，也就违背了不伤害原则。

45. B 有利原则是医务人员的行为使患者受益而不会给他人带来太大的伤害等。

46. C 尊重原则是指对患者的人格尊严及其自主性的尊重。

47. A 在医疗实践中，不伤害是在诊治、护理过程中不使患者的身心受到损伤。

48. C 应用排除法可得到正确答案。

49. B　知情同意权由知情权和同意权两个密切相连的权利组成，知情权是同意权得以存在的前提和基础，同意权又是知情权的价值体现，强调患者的知情同意权，主要目的在于通过赋予医疗机构及其医务人员相应的告知义务，使患者在了解自己将面临的风险、付出的代价和可能取得的收益的基础上自由作出选择，从而维护患者的利益，改变患者相对弱势的地位。

第三章　卫生法规

1. A　具有下列条件之一的，可以参加执业医师资格考试：①具有高等学校医学专业本科以上学历，在医师指导下，在医疗、预防、保健机构中试用期满1年的；②取得助理医师资格证书后，具有高等学校医学专科学历，在医疗、预防、保健机构中工作满2年的；③具有中等专业学校医学专业学历，在医疗、预防、保健机构中工作满5年的。

2. B　具有下列条件之一的，可以参加执业医师资格考试：①具有高等学校医学专业本科以上学历，在医师指导下，在医疗、预防、保健机构中试用期满1年的；②取得助理医师资格证书后，具有高等学校医学专科学历，在医疗、预防、保健机构中工作满2年的；③具有中等专业学校医学专业学历，在医疗、预防、保健机构中工作满5年的。

3. D　具有下列条件之一的，可以参加执业医师资格考试：①具有高等学校医学专业本科以上学历，在医师指导下，在医疗、预防、保健机构中试用期满1年的；②取得助理医师资格证书后，具有高等学校医学专科学历，在医疗、预防、保健机构中工作满2年的；③具有中等专业学校医学专业学历，在医疗、预防、保健机构中工作满5年的。

4. E　具有下列条件之一的，可以参加执业医师资格考试：①具有高等学校医学专业本科以上学历，在医师指导下，在医疗、预防、保健机构中试用期满1年的；②取得助理医师资格证书后，具有高等学校医学专科学历，在医疗、预防、保健机构中工作满2年的；③具有中等专业学校医学专业学历，在医疗、预防、保健机构中工作满5年的。

5. B　取得助理医师资格证书后，具有中等专业学校医学专业学历，在医疗、预防、保健机构中工作满5年的，可以参加执业医师资格考试。
常考点知识点拓展，昭昭老师关于参加医师考试的学历和年限总结如下。

学　历	时　间	获得的资格	时　限	获得的资格
中专	试用1年	助理医师	工作5年	执业医师
大专	试用1年	助理医师	工作2年	执业医师
本科	试用1年	执业医师	—	—

6. E　申请个体行医的执业医师，须经注册后在医疗、预防、保健机构中执业满五年，并按照国家有关规定办理审批手续（E对），故本题选E。

7. E　中止医师执业活动2年以上以及不予注册的形式消失的，申请重新执业，应当依法重新注册。《医师执业注册暂行办法》规定，重新申请注册人员，应当首先到县级以上卫生行政部门指定的医疗、预防、保健机构或组织，接受3～6个月的培训，并经考核合格，方可依照相关规定重新申请执业注册。

8. B 对考核不合格的医师，县级以上人民政府卫生行政部门可以责令其暂停执业活动3～6个月，并接受培训和继续医学教育，经考核仍不合格的，则注销注册，收回医师执业证书。

9. B 对考核不合格的医师，县级以上人民政府卫生行政部门可以责令其暂停执业活动3～6个月，并接受培训和继续医学教育，经考核仍不合格的，则注销注册，收回医师执业证书。

10. A 医师在执业活动中，有下列行为之一的，由县级以上人民政府卫生行政部门给予警告或者责令暂停六个月以上一年以下执业活动，情节严重的，吊销其执业证书，构成犯罪的，依法追究其法律责任：①违反卫生行政规章制度或者技术操作规范，造成严重后果的；②由于不负责任延误急危患者的抢救和诊治，造成严重后果的；③造成医疗责任事故的；④未经亲自诊查、调查，签署诊断、治疗、流行病学等证明文件或者有关出生、死亡等证明文件的；⑤隐匿、伪造或者擅自销毁医学文书及有关资料的；⑥使用未经批准使用的药品、消毒药剂和医疗器械的；⑦不按照规定使用麻醉药品、医疗用毒性药品、精神药品和放射性药品的；⑧未经患者或者其家属同意，对患者进行实验性临床医疗的；⑨泄露患者隐私，造成严重后果的；⑩利用职务之便，索取、非法收受患者财物或者牟取其他不正当利益的；⑪ 发生自然灾害、传染病流行、突发重大伤亡事故以及其他严重威胁人民生命健康的紧急情况时，不服从卫生行政部门调遣的；⑫ 发生医疗事故或者发现传染病疫情，患者涉嫌伤害事件或者非正常死亡，不按照规定报告的。

11. C 医师在执业活动中，有下列行为之一的，由县级以上人民政府卫生行政部门给予警告或者责令暂停六个月以上一年以下执业活动，情节严重的，吊销其执业证书，构成犯罪的，依法追究其法律责任：①违反卫生行政规章制度或者技术操作规范，造成严重后果的；②由于不负责任延误急危患者的抢救和诊治，造成严重后果的；③造成医疗责任事故的；④未经亲自诊查、调查，签署诊断、治疗、流行病学等证明文件或者有关出生、死亡等证明文件的；⑤隐匿、伪造或者擅自销毁医学文书及有关资料的；⑥使用未经批准使用的药品、消毒药剂和医疗器械的；⑦不按照规定使用麻醉药品、医疗用毒性药品、精神药品和放射性药品的；⑧未经患者或者其家属同意，对患者进行实验性临床医疗的；⑨泄露患者隐私，造成严重后果的；⑩利用职务之便，索取、非法收受患者财物或者牟取其他不正当利益的；⑪ 发生自然灾害、传染病流行、突发重大伤亡事故以及其他严重威胁人民生命健康的紧急情况时，不服从卫生行政部门调遣的；⑫ 发生医疗事故或者发现传染病疫情，患者涉嫌伤害事件或者非正常死亡，不按照规定报告的。

12. B 县级以上人民政府卫生行政部门应当制定医师培训计划，对医师进行多种形式的培训，为医师接受继续医学教育提供条件。

13. C 医师在执业活动中享有的权利：①在注册的执业范围内，进行医学诊查、疾病调查、医学处置、出具相应的医学证明文件，选择合理的医疗、预防、保健方案；②按照国务院卫生行政部门规定的标准，获得与本人执业活动相当的医疗设备基本条件；③从事医学研究、学术交流，参加专业学术团体；④参加专业培训，接受继续医学教育；⑤在执业活动中，人格尊严、人身安全不受侵犯；⑥获取工资报酬和津贴，享受国家规定的福利待遇；⑦对所在机构的医疗、预防、保健工作和卫生行政部门的工作提出意见和建议。依法参与所在机构的民主管理。

昭昭老师总结医师的权利和义务如下。昭昭老师提示：权利就是自己应该有的，而义务是自己应该做的。

医师在执业活动中的权利	医师在执业活动中应履行的义务
①执业权（履行职责和获取相应条件）；	①遵守法律、法规和技术操作规范；
②报酬权；	②敬业尽责，遵守职业道德；
③学习、科研权；	③关爱、尊重患者，保护患者的隐私；
④尊严和人身安全权；	④钻研业务，提高专业技术水平；
⑤参与权、建议权	⑤宣传卫生保健知识，对患者进行健康教育

14. C 医师在执业活动中享有的权利：①在注册的执业范围内，进行医学诊查、疾病调查、医学处置、出具相应的医学证明文件，选择合理的医疗、预防、保健方案；②按照国务院卫生行政部门规定的标准，获得与本人执业活动相当的医疗设备基本条件；③从事医学研究、学术交流，参加专业学术团体；④参加专业培训，接受继续医学教育；⑤在执业活动中，人格尊严、人身安全不受侵犯；⑥获取工资报酬和津贴，享受国家规定的福利待遇；⑦对所在机构的医疗、预防、保健工作和卫生行政部门的工作提出意见和建议。依法参与所在机构的民主管理。

昭昭老师总结医师的权利和义务如下。昭昭老师提示：权利就是自己应该有的，而义务是自己应该做的。

医师在执业活动中的权利	医师在执业活动中应履行的义务
①执业权（履行职责和获取相应条件）；	①遵守法律、法规和技术操作规范；
②报酬权；	②敬业尽责，遵守职业道德；
③学习、科研权；	③关爱、尊重患者，保护患者的隐私；
④尊严和人身安全权；	④钻研业务，提高专业技术水平；
⑤参与权、建议权	⑤宣传卫生保健知识，对患者进行健康教育

15. D 医师在执业活动中履行下列义务：①遵守法律、法规，遵守技术操作规范；②树立敬业精神，遵守职业道德，履行医师职责，尽职尽责为患者服务；③关心、爱护、尊重患者，保护患者的隐私；④努力钻研业务，更新知识，提高专业技术水平；⑤宣传卫生保健知识，对患者进行健康教育。

昭昭老师总结医师的权利和义务如下。昭昭老师提示：权利就是自己应该有的，而义务是自己应该做的。

医师在执业活动中的权利	医师在执业活动中应履行的义务
①执业权（履行职责和获取相应条件）；	①遵守法律、法规和技术操作规范；
②报酬权；	②敬业尽责，遵守职业道德；
③学习、科研权；	③关爱、尊重患者，保护患者的隐私；
④尊严和人身安全权；	④钻研业务，提高专业技术水平；
⑤参与权、建议权	⑤宣传卫生保健知识，对患者进行健康教育

16. A 取得医师资格的,可以向所在地县级以上人民政府卫生行政部门申请注册(A对),故本题选 A。

17. D 受理执业医师注册申请的卫生行政部门应当自收到申请之日起30日内,对申请人提交的材料进行审核,除有《执业医师法》规定的不予注册的情形外,准予注册,并发给由国务院卫生行政部门统一印制的医师执业证书(D对),故本题选 D。

18. E 医师经注册后,可以在医疗、预防、保健机构中按照注册的执业地点、执业类别、执业范围执业,从事相应的医疗、预防、保健业务(E对),故本题选 E。

19. A 未经医师注册取得执业证书的不得从事医师执业活动,注册的时限为两年(A对),故本题选 A。

20. C 《执业医师法》第十五条有下列情形之一的,不予注册:①不具有完全民事行为能力的(C对),故本题选 C;②因受刑事处罚,自刑罚执行完毕之日起至申请注册之日止不满二年的;③受吊销医师执业证书行政处罚,自处罚决定之日起至申请注册之日止不满二年的;④有国务院卫生行政部门规定不宜从事医疗、预防、保健业务的其他情形的。受理申请的卫生行政部门对不符合条件不予注册的,应当自收到申请之日起三十日内书面通知申请人,并说明理由。申请人有异议的,可以自收到通知之日起十五日内,依法申请复议或者向人民法院提起诉讼。

21. E ①受理申请的卫生行政部门对不符合条件不予注册的,应当自收到申请之日起30日内书面通知申请人,并说明理由。②申请人有异议的,可以自收到通知之日起15日内,依法申请复议或者向人民法院提起诉讼。

22. C 依据《中华人民共和国执业医师法》相关规定:第十五条有下列情形之一的,不予注册:①不具有完全民事行为能力的;②因受刑事处罚,自刑罚执行完毕之日起至申请注册之日止不满二年的(C错),故本题选 C;③受吊销医师执业证书行政处罚,自处罚决定之日起至申请注册之日止不满二年的;④有国务院卫生行政部门规定不宜从事医疗、预防、保健业务的其他情形的。

23. C ①受理申请的卫生行政部门对不符合条件不予注册的,应当自收到申请之日起30日内书面通知申请人,并说明理由。②申请人有异议的,可以自收到通知之日起15日内,依法申请复议或者向人民法院提起诉讼。

24. C 第十三条医师注册后有下列情形之一的,其所在的医疗、预防、保健机构应当在30日内报告注册主管部门,办理注销注册:①死亡或者被宣告失踪的;②受刑事处罚的(C错),故本题选 C;③受吊销《医师执业证书》行政处罚的;④因考核不合格,暂停执业活动期满,经培训后再次考核仍不合格的;⑤中止医师执业活动满二年的;⑥身体健康状况不适宜继续执业的;⑦有出借、出租、抵押、转让、涂改《医师执业证书》行为的;⑧卫生部规定不宜从事医疗、预防、保健业务的其他情形。注册主管部门对具有前款规定情形的,应当予以注销注册,收回《医师执业证书》。

25. E 第十三条医师注册后有下列情形之一的,其所在的医疗、预防、保健机构应当在30日内报告注册主管部门,办理注销注册:①死亡或者被宣告失踪的;②受刑事处罚的;③受吊销《医师执业证书》行政处罚的（E 对），故本题选 E；④因考核不合格，暂停执业活动期满，经培训后再次考核仍不合格的；⑤中止医师执业活动满二年的；⑥身体健康状况不适宜继续执业的；⑦有出借、出租、抵押、转让、涂改《医师执业证书》行为的；⑧卫生部规定不宜从事医疗、预防、保健业务的其他情形。注册主管部门对具有前款规定情形的，应当予以注销注册，收回《医师执业证书》。

26. E　①《人口与计划生育法》规定，计划生育技术服务机构和从事计划生育技术服务的医疗、保健机构应当在各自的职责范围内，针对育龄人群开展人口与计划生育基础知识宣传教育，对已婚育龄妇女开展孕情检查、随访服务工作，承担计划生育、生殖保健的咨询、指导和技术服务。②非医学需要的胎儿性别鉴定是不允许的（E 错），故本题选 E。

27. E　《中医药条例》规定，中医医疗机构违反规定的，由县级以上地方人民政府负责中医药管理的部门责令限期改正；逾期不改正的，责令停业整顿，直至由原审批机关吊销其医疗机构执业许可证、取消其城镇职工基本医疗保险定点医疗机构资格，并对负有责任的主管人员和其他直接责任人员依法给予纪律处分（E 错），故本题选 E。

28. A　实行计划生育的夫妻免费使用国家发放的避孕药具（A 对），故本题选 A。

29. E　发现严重不良反应的药品，国家及省级药监局可采取停止生产、销售、使用的紧急控制措施，并应当在 5 日内组织鉴定，自鉴定结论作出之日起 15 日内依法作出行政处理决定（E 对），故本题选 E。

30. D　对于保障中医药事业的发展，其保障措施不包括对西药的管理和保护（D 错），故本题选 D。

31. A　假药：成分不符；非药品冒充药品（A 对）；禁药；未批准（生产、进口、无批号）；变质、污染；超范围。

昭昭老师总结：有关假药等的规定如下。

分　类	规　定	昭昭老师速记
假药	①规定禁止使用的； ②未经批准生产、进口的； ③变质的； ④被污染的； ⑤未取得批准文号的； ⑥所标明的适应证或者功能主治超出规定范围的	禁止的、坏的、污染的、超功效范围的；未批准的和无批准文号的
劣药	①未标明有效期或者更改有效期的； ②不注明或者更改生产批号的； ③超过有效期的； ④直接接触药品的包装材料和容器未经批准的； ⑤擅自添加着色剂、防腐剂、香料、矫味剂及辅料的； ⑥其他不符合药品标准规定的	有效期的、生产批号的、包装材料的、擅自添加东西的等

32. B　《医疗事故处理条例》规定，有下列情形之一的，不属于医疗事故：①在紧急情况下为抢救垂危患者生命而采取紧急医学措施造成不良后果的；②在医疗活动中由于患者病情异常或者患者体质特殊而发生医疗意外的；③在现有医学科学技术条件下，发生无法预料或者不能防范的不良后果的；④无过错输血感染造成不良后果的；⑤因患方原因延误诊疗导

致不良后果的；⑥因不可抗力造成不良后果的。无过错输血感染造成不良后果才是确切说法，故本题选 B。

33. E 医疗事故处理条例第三十三条规定，有下列情形之一的，不属于医疗事故：①在紧急情况下为抢救垂危患者生命而采取紧急医学措施造成不良后果的；②在医疗活动中由于患者病情异常或者患者体质特殊而发生医疗意外的；③在现有医学科学技术条件下，发生无法预料或者不能防范的不良后果的；④无过错输血感染造成不良后果的；⑤因患方原因延误诊疗导致不良后果的；⑥因不可抗力造成不良后果的。本例属于在紧急情况下采取的紧急医学措施，故虽造成不良后果，但不属医疗事故（E 对），故本题选 E。

34. E 尸检应当经死者近亲属同意并签字（E 对），故本题选 E。

35. C 《医疗事故处理条例》规定，患者死亡，医患双方当事人不能确定死因或者对死因有异议的，应当在患者死亡后48 小时内进行尸检；具备尸体冻存条件的，可以延长至7 日。

36. E ①患者有权复印或者复制其门诊病历、住院志、体温单、医嘱单、化验单（检验报告）、医学影像检查资料、特殊检查同意书、手术同意书、手术及麻醉记录单、病理资料、护理记录以及国务院卫生行政部门规定的其他病历资料。②《医疗事故处理条例》规定，发生医疗事故争议时，死亡病例讨论记录、疑难病例讨论记录、上级医师查房记录、会诊意见、病程记录应当在医患双方在场的情况下封存和启封。这些是无权复印的，故本题选 E。

昭昭老师总结有关资料复印的内容如下。

资料属性	资料类型
可以复印的资料	客观资料如化验报告、检查单报告、体温单等
不可复印的资料	主观资料如死亡病例讨论记录、疑难病例讨论记录、上级医师查房记录、会诊意见、病程记录

37. C ①患者要求查阅、复制住院志、医嘱单、检验报告、手术及麻醉记录、病理资料、护理记录、医疗费用等病历资料的，医疗机构应当提供。

昭昭老师总结有关资料复印的内容如下。

资料属性	资料类型
可以复印的资料	客观资料如化验报告、检查单报告、体温单等
不可复印的资料	主观资料如死亡病例讨论记录、疑难病例讨论记录、上级医师查房记录、会诊意见、病程记录

38. D 因抢救急危患者，未能及时书写病历的，有关医务人员应当在抢救结束后6 小时内据实补记，并加以注明。

39. C 突发事件监测机构、医疗卫生机构和有关单位发现突发公共卫生事件，应当在2 小时内向所在地县级人民政府卫生行政主管部门报告。

40. D ①突发公共卫生事件指突然发生，造成或者可能造成社会公众健康严重损害的重大传染病疫情、群体性不明原因疾病、重大食物和职业中毒以及其他严重影响公众健康的事件。②严重车祸不属于公共卫生事件（D 错），故本题选 D。

41. D 预防接种异常反应指合格疫苗在实施规范接种过程中或者实施规范接种后造成机体组织、器官功能损害，相关各方均无过错的药品不良反应（D 对），故本题选 D。

42. D 儿童出生后 1 个月内，其监护人应当到儿童居住地承担预防接种工作的接种单位为其办理预防接种证。

43. B ①医院感染是指住院病人在医院内获得的感染，包括在住院期间发生的感染和在医院内获得出院后发生的感染，但不包括入院前已开始或者入院时已处于潜伏期的感染（B 错），故本题选 B。②医院工作人员在医院内获得的感染也属医院感染。

44. A 进入人体组织、无菌器官的医疗器械、器具和物品都必须达到灭菌水平（A 错），故本题选 A。其余的四个描述都是正确的。

45. A 特殊使用级抗菌药物是指具有以下情形之一的抗菌药物：①具有明显或者严重不良反应，不宜随意使用的抗菌药物（A 错）；②需要严格控制使用，避免细菌过快产生耐药的抗菌药物；③疗效、安全性方面的临床资料较少的抗菌药物；④价格昂贵的抗菌药物。故本题选 A。

46. E 受县级卫生行政部门委托，乡镇卫生院负责对辖区内村卫生室抗菌药物使用量、使用率等情况进行排名并予以公示，并向县级卫生行政部门报告（E 对），故本题选 E。

47. A ①抗菌药物是指治疗细菌、支原体、衣原体、立克次体、螺旋体、真菌等病原微生物所致感染性疾病病原的药物（A 对），故本题选 A。②抗菌药物不包括治疗结核病、寄生虫病和各种病毒所致感染性疾病的药物以及具有抗菌作用的中药制剂。

48. E 自行处置医疗废物的，应当符合下列基本要求：①使用后的一次性医疗器具和容易致人损伤的医疗废物，应当消毒并作毁形处理；②能够焚烧的应当及时焚烧；③不能焚烧的，消毒后集中填埋（E 错），故本题选 E。

49. B 医疗废物暂时保存的时间不得超过 2 天。

50. A ①进行一般医学处置，出具相应的医学证明属于乡村医生在执业活动中享有的权利（A 错），故本题选 A。②《乡村医生从业管理条例》规定，乡村医生在执业活动中应当履行下列义务：遵守法律、法规、规章和诊疗护理技术规范、常规；树立敬业精神，遵守职业道德，履行乡村医生职责，为村民健康服务；关心、爱护、尊重患者，保护患者的隐私；努力钻研业务，更新知识，提高专业技术水平；向村民宣传卫生保健知识，对患者进行健康教育。

51. C 乡村医生应当如实向患者或者其家属介绍病情，对超出一般医疗服务范围或者限于医疗条件和技术水平不能诊治的病人，应当及时转诊；情况紧急不能转诊的，应当先行抢救并及时向有抢救条件的医疗卫生机构求助（C 错），故本题选 C。

52. E ①树立敬业精神属于乡村医生在执业活动中履行的义务（E 错），故本题选 E。②《乡村医生从业管理条例》规定，乡村医生在执业活动中享有下列权利：进行一般医学处置，出具相应的医学证明；参与医学经验交流，参加专业学术团体；参加业务培训和教育；在执业活动中，人格尊严、人身安全不受侵犯；获取报酬；对当地的预防、保健、医疗工作和卫生行政主管部门的工作提出意见和建议。

53. D ①中药一级保护品种分别为 30 年、20 年。中药二级保护品种为 7 年。②若要延长保护期限（一级不超过第一次，二级不超过 7 年），应在该品种保护期满前6 个月，依照规定的程序申报。

54. A ①中药一级保护品种分别为 30 年、20 年。中药二级保护品种为 7 年。②若要延长保护期限（一级不超过第一次，二级不超过 7 年），应在该品种保护期满前 6 个月，依照规定的程序申报。

55．D　《侵权责任法》第五十八条规定：患者有损害，因下列情形之一的，推定医疗机构有过错：①违反法律、行政法规、规章以及其他有关诊疗规范的规定；②隐匿或者拒绝提供与纠纷有关的病历资料；③伪造、篡改或者销毁病历资料。等于再次强调：人民法院在审理医疗损害赔偿案件时，只要原告（患者一方）不主张被告（医方）的医疗行为构成医疗事故，就不需经过医疗事故鉴定，一旦被告的医疗行为具有前述情形，人民法院可以直接认定或者推定被告的医疗行为存在过错。

56．E　《侵权责任法》规定医疗机构承担赔偿责任的情形：①未尽到说明义务；②未尽到与当时医疗水平相应的诊疗义务；③泄露患者隐私（E 对），故本题选 E。

57．A　第四十二条传染病暴发、流行时，县级以上地方人民政府应当立即组织力量，按照预防、控制预案进行防治，切断传染病的传播途径（A 对），故本题选 A。

58．B　甲类传染病（2 种）是指：鼠疫、霍乱（B 对），故本题选 B。

59．C　关于传染病，昭昭老师总结如下，故本题选 C。

分类	疾　病	昭昭老师速记
甲类传染病	鼠疫、霍乱	"霍"元"甲"得了"鼠疫"
乙类传染病	乙肝、SARS、禽流感、艾滋病、病毒性肝炎、脊髓灰质炎、人感染高致病性禽流感、麻疹、流行性出血热、百日咳、白喉、新生儿破伤风、猩红热、疟疾、钩体病等	下面各个章节讲述的基本上都是乙类传染病；其中，乙类传染病需要按照甲类处理的是：高致病性的禽流感、肺炭疽、传染性非典型肺炎等
丙类传染病	风疹、流感、手足口病、麻风病、流行性腮腺炎、黑热病等	太极鼻祖张"三""丰"；刘关张"三"人情同"手足"，其中张飞是个很"黑"的大汉

60．C　关于传染病，昭昭老师总结如下，故本题选 C。

分类	疾　病	昭昭老师速记
甲类传染病	鼠疫、霍乱	"霍"元"甲"得了"鼠疫"
乙类传染病	乙肝、SARS、禽流感、艾滋病、病毒性肝炎、脊髓灰质炎、人感染高致病性禽流感、麻疹、流行性出血热、百日咳、白喉、新生儿破伤风、猩红热、疟疾、钩体病等	下面各个章节讲述的基本上都是乙类传染病；其中，乙类传染病需要按照甲类处理的是：高致病性的禽流感、肺炭疽、传染性非典型肺炎等
丙类传染病	风疹、流感、手足口病、麻风病、流行性腮腺炎、黑热病等	太极鼻祖张"三""丰"；刘关张"三"人情同"手足"，其中张飞是个很"黑"的大汉

61．B　①非典、炭疽中的肺炭疽和人感染高致病性禽流感这三种传染病虽然只被纳入乙类，但由于其传染性强、危害大，如果先要报批、公布才能实施，难免贻误时机，导致严重后果。②因此法律特别授权，这三种乙类传染病，可以直接采取甲类传染病的预防、控制措施（B 对），故本题选 B。

62. C　第三十九条医疗机构发现甲类传染病时，应当及时采取下列措施：①对病人、病原携带者，予以隔离治疗，隔离期限根据医学检查结果确定；②对疑似病人，确诊前在指定场所单独隔离治疗；③对医疗机构内的病人、病原携带者、疑似病人的密切接触者，在指定场所进行医学观察和采取其他必要的预防措施。

63. C　①国务院卫生行政部门主管全国传染病防治及其监督管理工作。②县级以上地方人民政府卫生行政部门负责本行政区域内的传染病防治及其监督管理工作。县级以上人民政府其他部门在各自的职责范围内负责传染病防治工作。③军队的传染病防治工作，依照本法和国家有关规定办理，由中国人民解放军卫生主管部门实施监督管理。

64. A　①第四十六条患甲类传染病、炭疽死亡的，应当将尸体立即进行卫生处理，就近火化（A对），故本题选A。②患其他传染病死亡的，必要时应当将尸体进行卫生处理后火化或者按照规定深埋。

65. A　①医师应当根据医疗、预防、保健需要，按照诊疗规范、药品说明书中的药品适应证、药理作用、用法、用量、禁忌、不良反应和注意事项等开具处方（A错），故本题选A。②开具医疗用毒性药品、放射性药品的处方应当严格遵守有关法律、法规和规章的规定。

66. C　《处方管理办法》第十九条规定处方一般不得超过7日用量（C对），故本题选C；急诊处方一般不得超过3日用量；对于某些慢性病、老年病或特殊情况，处方用量可适当延长，但医师应当注明理由。

67. E　《处方管理条例》规定处方开具当日有效。特殊情况下需延长有效期的，由开具处方的医师注明有效期限，但最长不得超过3天。

68. C　处方保存期限为：①普通处方、急诊处方、儿科处方为1年；②医疗用毒性药品、第二类精神药品处方为2年；③麻醉药品和第一类精神药品处方为3年（C对），故本题选C。

69. B　《处方管理办法》第十八条规定处方开具当日有效。特殊情况下需延长有效期的，由开具处方的医师注明有效期限，但有效期最长不得超过3天（B对），故本题选B。

70. A　①在施行手术、特殊检查或者特殊治疗时，必须取得患者同意，并应当取得其家属或者关系人同意并签字（A对），故本题选A。②在无法取得患者同意时，应当取得家属或者关系人同意并签字；无法取得患者意见时又无家属或者关系人在场，或者遇到其他特殊情况时，经治医师应当提出医疗处置方案，在取得医疗机构负责人或者被授权责任人员的批准后实施。

71. D　工作人员上岗工作，必须佩戴载有本人姓名、职务或者职称的标牌（D对），故本题选D。

72. E　未经医师（士）亲自诊查或亲自接产，医疗机构不得出具疾病诊断书、健康证明书或者死亡证明书等证明文件；未经医师（士）、助产人员亲自接产，医疗机构不得出具出生证明书或者死产报告书（E错），故本题选E。

73. D　参见《医疗机构管理条例》第三十一条：医疗机构对危重病人应当立即抢救。对限于设备或者技术条件不能诊治的病人，应当及时转诊（D错），故本题选D。

74. C　参见《医疗机构管理条例》第二十六条：医疗机构必须将《医疗机构执业许可证》、诊疗科目、诊疗时间和收费标准悬挂于明显处所（C错），故本题选C。

75. B 《医疗机构管理条例》第二十七条规定："医疗机构必须按照核准登记的诊疗科目开展诊疗活动。"因此该医院的行为属"超范围执业"（B 对），故本题选 B。

76. C 《医疗机构管理条例》第十五条规定，医疗机构执业，必须进行登记，领取《医疗机构执业许可证》（C 对），故本题选 C。

77. B 《医疗机构管理条例》第三十一条规定，医疗机构对危重病人应当立即抢救。对限于设备或者技术条件不能诊治的病人，应当及时转诊（B 对），故本题选 B。

78. D 医疗机构对危重病人应当立即抢救（D 对），故本题选 D。

79. D 第十四条规定，医疗保健机构应当为育龄妇女和孕产妇提供孕产期保健服务。孕产期保健服务包括下列内容：①母婴保健指导：对孕育健康后代以及严重遗传性疾病和碘缺乏病等地方病的发病原因、治疗和预防方法提供医学意义；②孕妇、产妇保健：为孕妇、产妇提供卫生、营养、心理等方面的咨询和指导以及产前定期检查等医疗保健服务；③胎儿保健：为胎儿生长发育进行监护，提供咨询和医学指导；④新生儿保健：为新生儿生长发育、哺乳和护理提供医疗保健服务。孕期保健不包括胎儿性别鉴定（D 错），故本题选 D。

80. B 《母婴保健法》规定，医疗保健机构依照规定开展婚前医学检查、遗传病诊断、产前诊断以及施行结扎手术和终止妊娠手术的，必须符合国务院卫生行政部门规定的条件和技术标准，并经县级以上地方人民政府卫生行政部门许可（B 对），故本题选 B。

81. D 《母婴保健法》规定，从事规定的遗传病诊断、产前诊断的人员，必须经过省、自治区、直辖市人民政府卫生行政部门的考核，并取得相应的合格证书。从事规定的婚前医学检查、施行结扎手术和终止妊娠手术的人员以及从事家庭接生的人员，必须经过县级以上地方人民政府卫生行政部门的考核，并取得相应的合格证书（D 对），故本题选 D。

82. D 《中华人民共和国精神卫生法》已由中华人民共和国第十一届全国人民代表大会常务委员会第二十九次会议于 2012 年 10 月 26 日通过，现予公布，自 2013 年 5 月 1 日起施行（D 对），故本题选 D。

83. C 为了发展精神卫生事业，规范精神卫生服务，维护精神障碍患者的合法权益，2012 年 10 月 26 日第十一届全国人大常委会第 29 次会议通过了《中华人民共和国精神卫生法》（以下简称《精神卫生法》），自 2013 年 5 月 1 日起施行（C 对），故本题选 C。

84. B 自愿住院治疗的精神障碍患者可以随时要求出院，医疗机构应当同意（B 对），故本题选 B。

85. E 医疗事故处理条例第三十三条第二款规定：在医疗活动中由于患者病情异常或者患者体质特殊而发生医疗意外的，不属于医疗事故。本例属于患者体质特殊（对利多卡因过敏），导致变态反应而死亡（E 对），故本题选 E。

86. D ①医疗机构应该按照核准登记的诊疗科目开展诊断、治疗活动。②未经允许不得擅自拓宽业务（D 对），故本题选 D。

87. C ①中止医师执业活动二年以上以及不予注册的形式消失并申请重新执业的，应当依法重新注册。②《医师执业注册暂行办法》规定，重新申请注册人员，应当首先到县级以上卫生行政部门指定的医疗、预防、保健机构或组织，接受 3 ~ 6 个月的培训，并经考核合格，方可依照相关规定重新申请执业注册（C 对），故本题选 C。

88. B 根据《执业医师考试》第十五条规定，有下列情形之一的，不予注册：①不具有完全民事行为能力的；②因受刑事处罚，自刑罚执行完毕之日起至申请注册之日止不满二年的；③受吊销医师执业证书行政处罚，自处罚决定之日起至申请注册之日止不满二年的；④有国务院卫生行政部门规定不宜从事医疗、预防、保健业务的其他情形的（B 对），故本题选 B。

89. D 医师注册后有下列情况之一的，其所在的医疗、预防、保健机构应当在 30 日内报注册主管部门备案：①调离、退休、退职；②被辞退、开除；③省级以上卫生行政部门规定不宜从事医疗、预防、保健业务的其他情形的（D 对），故本题选 D。

90. B 《传染病防治法》第二十八条规定，在国家确认的自然疫源地计划兴建水利、交通、旅游、能源等大型建设项目的，应当事先由省级以上疾病预防控制机构对施工环境进行卫生调查（B 对），故本题选 B。建设单位应当根据疾病预防控制机构的意见，采取必要的传染病预防、控制措施。

91. D 参见《执业医师法》第十四条：医师经注册后，可以在医疗、预防、保健机构中按照注册的执业地点、执业类别、执业范围执业，从事相应的医疗、预防、保健业务（D 对），故本题选 D。

92. C 参见《执业医师法》第二十六条：医师应当如实向患者或者其家属介绍病情，但应注意避免对患者产生不利后果；第二十四条：对急危患者，医师应当采取紧急措施进行诊治；不得拒绝急救处置。第十六条：医师注册后有下列情形之一的，卫生行政部门应当注销注册，收回医师执业证书：死亡或者被宣告失踪。第十一条：以师承方式学习传统医学满三年或者经多年实践医术确有专长的，经县级以上人民政府卫生行政部门确定的传统医学专业组织或者医疗、预防、保健机构考核合格并推荐，可以参加执业医师资格或者执业助理医师资格考试。

93. B 《执业医师法》规定，受刑事处罚后不满两年的，不予注册（B 对），故本题选 B。

94. A ①本例应疑诊为霍乱，属于法定甲类传染病。按修订后的《传染病防治法》规定，甲类传染病的报告时限为 2 小时（A 对），故本题选 A。②乙类传染病的报告时限为 24 小时。

95. B 依据《中华人民共和国执业医师法》的相关规定，内容如下：第九条具有下列条件之一的，可以参加执业医师资格考试：①具有高等学校医学专业本科以上学历，在执业医师指导下，在医疗、预防、保健机构中试用期满一年的；②取得执业助理医师执业证书后，具有高等学校医学专科学历，在医疗、预防、保健机构中工作满二年的；③具有中等专业学校医学专业学历，在医疗、预防、保健机构中工作满五年的。第十条具有高等学校医学专科学历或者中等专业学校医学专业学历，在执业医师指导下，在医疗、预防、保健机构中试用期满一年的，可以参加执业助理医师资格考试（B 对），故本题选 B。

昭昭老师总结如下。

学 历	时 间	获得的资格	时 限	获得的资格
中专	试用 1 年	助理医师	工作 5 年	执业医师
大专	试用 1 年	助理医师	工作 2 年	执业医师
本科	试用 1 年	执业医师	—	—

96. C 《执业医师法》第十一条规定，以师承方式学习传统医学满三年或者经多年实践医术确有专长的，经县级以上人民政府卫生行政部门确定的传统医学专业组织或者医疗、预防、保健机构考核合格并推荐，可以参加执业医师资格或者执业助理医师资格考试。考试的内容和办法由国务院卫生行政部门另行制定。

97. C 医师注册后有下列情况之一的，其所在的医疗、预防、保健机构应当在30日内报注册主管部门备案：调离、退休、退职；被辞退、开除；省级以上卫生行政部门规定不宜从事医疗、预防、保健业务的其他情形的（C对），故本题选C。

98. A 医疗预防保健机构未依照《执业医师法》规定履行报告职责，导致严重后果的，由县级以上人民政府卫生主管部门给予警告；并对该机构的行政负责人依法给予行政处分（A对），故本题选A。

99. E 取得助理医师证书后，专科生工作满2年，中专生工作满5年，可以参加执业医师资格考试。

100. C 可以参加执业医师资格考试的条件为：本科工作1年、专科工作2年、中专工作5年。

101. B、102. D 医师在执业活动中违反本法规定，有下列行为之一的，由县级以上人民政府卫生行政部门给予警告或者责令暂停六个月以上一年以下执业活动；情节严重的，吊销其执业证书；构成犯罪的，依法追究刑事责任：①违反卫生行政规章制度或者技术操作规范，造成严重后果的；②由于不负责任延误急危患者的抢救和诊治，造成严重后果的；③造成医疗责任事故的；④未经亲自诊查、调查，签署诊断、治疗、流行病学等证明文件或者有关出生、死亡等证明文件的；⑤隐匿、伪造或者擅自销毁医学文书及有关资料的；⑥使用未经批准使用的药品、消毒药剂和医疗器械的；⑦不按照规定使用麻醉药品、医疗用毒性药品、精神药品和放射性药品的；⑧未经患者或者其家属同意，对患者进行实验性临床医疗的；⑨泄露患者隐私，造成严重后果的；⑩利用职务之便，索取、非法收受患者财物或者牟取其他不正当利益的；⑪发生自然灾害、传染病流行、突发重大伤亡事故以及其他严重威胁人民生命健康的紧急情况时，不服从卫生行政部门调遣的；⑫发生医疗事故或者发现传染病疫情，患者涉嫌伤害事件或者非正常死亡，不按照规定报告的。未经批准擅自开办医疗机构行医或者非医师行医的，由县级以上人民政府卫生行政部门予以取缔，没收其违法所得及其药品、器械，并处十万元以下的罚款；对医师吊销其执业证书；给患者造成损害的，依法承担赔偿责任；构成犯罪的，依法追究刑事责任。

103. B、104. C、105. E 医师在执业活动中违反本法规定，有下列行为之一的，由县级以上人民政府卫生行政部门给予警告或者责令暂停六个月以上一年以下执业活动；情节严重的，吊销其执业证书；构成犯罪的，依法追究刑事责任：①违反卫生行政规章制度或者技术操作规范，造成严重后果的；②由于不负责任延误急危患者的抢救和诊治，造成严重后果的；③造成医疗责任事故的；④未经亲自诊查、调查，签署诊断、治疗、流行病学等证明文件或者有关出生、死亡等证明文件的；⑤隐匿、伪造或者擅自销毁医学文书及有关资料的；⑥使用未经批准使用的药品、消毒药剂和医疗器械的；⑦不按照规定使用麻醉药品、医疗用毒性药品、精神药品和放射性药品的；⑧未经患者或者其家属同意，对患者进行实验性临床医疗的；⑨泄露患者隐私，造成严重后果的；⑩利用职务之便，索取、非法收受患者财物或者牟取其他不正当利益的；⑪ 发生自然灾害、传染病流行、突发重大伤亡事故以及其他严重威胁人民生命健康的紧急情况时，不服从卫生行政部门调遣的；⑫ 发生医疗事故或者发现传染病疫情，患者涉嫌伤害事件或者非正常死亡，不按照规定报告的。未经批准擅自开办医疗机构行医或者非医师行医的，由县级以上人民政府卫生行政部门予以取缔，没收其违法所得及其药品、器械，并处十万元以下的罚款；对医师吊销其执业证书；给患者造成损害的，依法承担赔偿责任；构成犯罪的，依法追究刑事责任。

106. D、107. E　昭昭老师提示：权利就是自己应该有的，而义务则是自己应该做的。权利和义务的总结见下表。

医师在执业活动中的权利	医师在执业活动中履行的义务
①执业权（履行职责和获取相应条件）； ②报酬权； ③学习、科研权； ④人格尊严和人身安全权； ⑤参与权、建议权	①遵守法律、法规，技术操作规范； ②敬业尽责，遵守职业道德； ③关爱、尊重患者，保护患者的隐私； ④钻研业务，提高专业技术水平； ⑤宣传卫生保健知识，对患者进行健康教育

108. B　医师执业规则是指医师应当使用经国家有关部门批准使用的药品、消毒药剂和医疗器械。

109. A　中止执业活动达到 2 年的医师，应当注销其执业注册。

110. C　急诊处方依法应保存的年限是 1 年。

解　析
第二部分　公共卫生

第一章　公共卫生策略

1. D　①初级卫生保健的基本内容包括：促进健康、预防保健、合理诊疗、康复防残。②专科治疗是专科医院的职责，而不属于初级卫生保健服务（D错），故本题选D。

2. C　①初级卫生保健的基本原则包括：合理分配资源，社区参与，预防为主，适宜技术，综合服务与合理转诊。②初级卫生保健不包括推广医学尖端技术（C错），故本题选C。

3. A　由于职业病的病因比较明确，采取第一级预防后可以有效地控制其发生。

昭昭老师关于疾病的三级预防总结如下。

预　防	特　点	昭昭老师速记
一级预防	①病因预防； ②主要预防职业病、地方病、传染病	这些疾病都有明确的病因
二级预防	①"三早"：早发现、早诊断、早治疗； ②主要预防肿瘤	癌症早发现早治疗
三级预防	①积极治疗并发症，防止伤残，促进康复； ②主要预防心脑血管疾病	慢性病主要是防死、防残

4. D　癌症属于二级预防（D对），故本题选D。

预　防	特　点	昭昭老师速记
一级预防	①病因预防； ②主要预防职业病、地方病、传染病	这些疾病都有明确的病因
二级预防	①"三早"：早发现、早诊断、早治疗； ②主要预防肿瘤	癌症早发现早治疗
三级预防	①积极治疗并发症，防止伤残，促进康复； ②主要预防心脑血管疾病	慢性病主要是防死、防残

5. E　①新型农村合作医疗制度的原则：自愿参加、多发筹资、以收定支、保障适度、先行试点、逐步推广。②注意是先行试点、逐步推广而非快速推广（E错），故本题选E。

6. E　下列药物品种应当从国家基本药物目录中调出：①发生重大不良反应；②药监局撤销其药品批准证明文件的；③药品标准被取消的；④根据药物经济学评价，可被风险效益比或成本效益比更好的品种替代。价格低廉的药物如果物美价廉是最好的药物，不应当从国家基本药物目录中调出（E错），故本题选E。

第二章 卫生统计学和流行病学基本知识

1. D 总体是根据研究目的确定的同质研究对象的总体，确切地说，是根据研究目的确定的同质研究对象某种变量值的总和（D 对），故本题选 D。

2. D ①总体是根据研究目的确定的同质研究对象（或观察单位、个体）某种变量值的总和。②1998 年某地正常成年男子的红细胞数的总体是该年该地的全部正常成年男子的红细胞数的集合（D 对），故本题选 D。

3. E 一般放在统计表中的项目有横标目、纵标目、线条、数字，而备注一般不放在统计表中，一般位于表格下方（E 对），故本题选 E。

4. C 统计表的主语是指横标目，通常放在统计表的左侧（C 对），故本题选 C。

5. E ①统计表通常由标题、标目、线条、数字 4 部分组成，多采用 3 条线，即顶线、底线以及纵标目下横线，其他竖线和斜线一概省去（E 对，A、B 错），故本题选 E。②统计表要求同一指标小数位数一致，位次对齐（不选 C）。③制作统计表要求重点突出，即一张表一般只表达一个中心内容，尽量避免把过多的内容放在同一张表里（不选 D）。

6. D ①先把这组数据按从小到大顺序排列为 8，9，10，11，12，16；②求中间的两个数之和，即 10+11=21；③除以 2，即 21÷2=10.5（D 对），故本题选 D。

7. D 原始数据的均数是 X，原始数据都乘以一个不等于 0 的常数 K，则均数增加 K 倍（D 对），故本题选 D。

8. C ①相对数是两个有关的数据或指标之比，用以说明事物的相对关系，便于对比分析（C 对），故本题选 C。②常用相对数有率、构成比和相对比。

9. D 率又称频率，指某现象实际发生数与可能发生该现象的观察单位总数之比，用以说明某现象发生的频率或强度（D 对），故本题选 D。

10. A ①率表示在一定范围内某现象的发生数与可能发生的总数之比，说明某现象出现的强度或频度。②率通常以百分率（%）、千分率（‰）、万分率（/万）、十万分率（/10 万）来表示，故本题选 A。

11. A 构成比具有的特点是：各部分构成比之和为 100%（A 对），故本题选 A。

12. B 自然增长率是粗出生率与粗死亡率之差（B 对），故本题选 B。

13. E 粗出生率只能粗略地反映当地某群的生育水平，不能精确地反映某时某地某人群的生育水平（E 错），故本题选 E。

14. C ①死亡率的分母为某年平均人口数，分子为同年内的死亡总数，从本资料只能得知少年儿童人口数增加，故死亡率的大小变化无法确定（不选 A、B、E）。②出生率的分母为某年平均人口数，分子为同年内的活产总数，从本资料得知少年儿童人口数增加，故未来的出生率增加（C 对，D 错），故本题选 C。

15. E 流行病学是研究人群中疾病与相关健康状况的分布及其影响因素，并研究如何防治疾病及促进健康的策略和措施的学科（E 对），故本题选 E。

16. C 流行病学研究中所指的群体是一定范围内的人群（C 对），故本题选 C。

17. D 在特定时间、特定人群中的患病率可以反映出疾病的分布情况（D 对），故本题选 D。昭昭老师关于几种率的总结如下。

指 标	定 义	昭昭老师速记
发病率	新发生（老病人不算）的病例	"新""发"地
患病率	目前所有（新病人＋老病人）的得病人数	"所""患"疾病
罹患率	局部范围、短时间、传染病的发病率	"距（局）""离（罹）"
死亡率	一年内死亡的总人数	一

18. C 普查是为了解某病的患病率或健康状况，于一定时间内对一定范围的人群中每一个成员所做的调查，因此对高血压的普查，可计算当地高血压的患病率。罹患率指标常适用于局部地区疾病的暴发、食物中毒、传染病暴发等情况；发病率表示一定时期内、一定人群中某病新病例出现的率，观察的时间单位通常是以年为单位；续发率指在某些传染病最短潜伏期到最长潜伏期之间，易感接触者中发病的人数占所有易感接触者总数的百分率；病死率通常用于急性传染病，较少用于慢性病。

19. C ①疾病的流行强度是指某疾病在某地区、某人群中，一定时期内发病数量的变化及各病例间联系的程度，常用散发、流行、大流行、暴发等指标来表示。②短期波动是描述疾病时间分布特征的指标之一，不是表示疾病流行强度的指标（C 错），故本题选 C。

20. E 疾病的三间分布是时间分布、地区分布、人群分布（E 对），故本题选 E。

21. B 疾病的时间分布通常包括短期波动、季节性、周期性和长期变异。流行是描述疾病流行强度的指标（B 错），故本题选 B。

22. B 流行病学研究对象的三个层次是指疾病、伤害和健康（B 对），故本题选 B。

第三章 健康教育

1. A ①健康教育是以传播、教育、干预为手段，以帮助个体和群体改变不健康行为和建立健康行为为目标，以促进健康为目的所进行的系列活动及其过程。②健康教育的对象是全体人群（A 对），故本题选 A。

2. D "知－信－行"是知识、态度、信念、行为的简称（D 对），故本题选 D。

3. E 行为是目标（E 错），故本题选 E。其余四项描述是正确的。

4. E ①健康教育活动从计划设计到实施、评价是一个完整的工作过程。②行为的改变是长期的、复杂的过程，要改变行为还必须增进有利于健康的相关因素，例如政策的支持、环境的支持、自我帮助的技能等（E 对），故本题选 E。

5. A　社会适应自如、保持良好人际关系、保持良好的情绪、提高心理调节和应对能力等可促进心理健康；正确地认识社会不是促进心理健康的原则（A 错），故本题选 A。

6. B　影响健康的四大因素包括：行为和生活方式因素、生物因素、环境因素、卫生服务因素；不包括资源因素（B 错），故本题选 B。

7. B　20 世纪末之后，行为和生活因素是影响健康的最主要因素。良好的生活习惯可减少疾病的发生。

8. E　健康教育处方适用于门诊病人、住院病人、出院指导和社区健康教育（E 错），故本题选 E。

9. C　①A 型行为是指容易发生冠心病的行为模式，其特征为：时间紧迫感，行为急促，说话快，走路快，办事快；脾气暴躁，容易激动；争强好胜；对人有敌意等。A 型行为性格的人容易得冠心病（C 对），故本题选 C。②C 型行为的人容易得溃疡病、哮喘、癌症、糖尿病、皮肤病等。

10. A　①A 型行为的人：有强烈的进取心和竞争欲，有时间紧迫感，脾气暴躁，容易激动，人际关系不协调，有敌意倾向（A 对），故本题选 A。②B 型行为的人：与 A 型行为相反，缺乏竞争性，喜欢不紧张的工作，喜欢过松散的生活，无时间紧迫感，有耐心，无主动的敌意。③C 型行为的人：面对不愉快的、压力大的事情，比较压抑自己的情绪，过分忍让，谦虚，过分依从社会，回避矛盾。④混合型行为的人：表现为两种气质的综合。

11. A　①对于社区一般人群和高危人群的高血压健康教育活动，主要是通过健康教育使他们养成良好的行为习惯和矫正不良的行为习惯，以逐渐养成健康的生活方式，消除或减少高血压病的行为危险因素，采用有效的监督、控制手段，定期测量血压，防患于未然。②遵医服药是高血压患者的健康教育活动的重要内容（A 错），故本题选 A。

12. E　参与性原则体现在鼓励社区干部和群众积极参与项目的制定及各项工作（E 对），故本题选 E。

13. C　健康行为包括基本健康行为、预警行为、保健行为、避开环境危害和戒除不良嗜好；故本题选 C。

14. C　危险行为包括不良生活方式与习惯、致病行为模式、不良疾病行为以及违反社会法律、道德的危害健康行为，其中讳疾忌医、疑病行为、瞒病行为都属于不良疾病行为（C 对），故本题选 C。

15. E　知识、信念、态度、价值观是影响健康行为的倾向因素（E 对），故本题选 E。

16. A　积极性反馈是指表示理解、赞同、支持的反应，是一种积极性的反应（A 对），故本题选 A。

17. D　促使一个人的健康相关行为发生改变的决定因素是信念因素（D 对），故本题选 D。

第四章　传染病及突发公共卫生事件

1. B　感染病原体后是否发病，主要取决于人体的抗病能力（B错），故本题选B。其余四项描述都是正确的。

2. A　①传染过程是指病原体进入宿主机体后，与机体相互作用、相互斗争的过程，亦即传染发生、发展直至结束的整个过程。②传染过程必备的因素为病原体和宿主（易感机体）（A对），故本题选A。

3. A　可引起人群易感性降低的主要因素包括：①计划免疫：预防接种可提高人群对传染病的特异性免疫力，是降低人群易感性的重要措施（A对），故本题选A。预防接种必须按程序规范实施。②传染病流行：一次传染病流行后，有相当部分人因发病或隐性感染而获得免疫，但其免疫力持续时间因病种而定。

4. B　①留验即隔离观察，即在指定场所进行观察，限制活动范围，实施诊察、检验和治疗。②留验和隔离采取的措施基本是一样的，但是留验的人员是高度怀疑者，不一定是染疫人员，而隔离是已经确定的染疫人员（B对），故本题选B。③医学观察和医学检查不需要限制活动。

5. C　①传染源及其排出的病原体向周围播散所能波及的范围称为疫源地（C对），故本题选C。②形成疫源地的条件包括两方面，即存在传染源和病原体能够持续传播。

6. D　疫源地消灭必须具备三个条件：①传染源已被移走（住院或死亡）或不再排出病原体（治愈）；②通过各种措施消灭了传染源排于外环境的病原体；③所有的易感接触者，经过该病最长潜伏期而未出现新病例或证明未受感染（D对），故本题选D。

7. D　疫源地消灭必须具备三个条件：①传染源已被移走（住院或死亡）或不再排出病原体（治愈）（D错），故本题选D；②通过各种措施消灭了传染源排于外环境的病原体；③所有的易感接触者，经过该病最长潜伏期而未出现新病例或证明未受感染。

8. B　影响流行过程的因素包括自然因素和社会因素：①自然因素主要包括气候、地理、土壤和动植物等因素，对流行过程的三个环节都有影响。②社会因素包括人类的一切活动，如生产和生活条件、卫生习惯、卫生条件、医疗卫生状况、居住环境、人口流动、风俗习惯、宗教信仰、社会动荡等。

9. E　①传染源、传播途径和易感者是传染病流行的三个基本环节，任何一个环节的变化都可能影响传染病的流行和消长。②三个环节中的每一个环节本身以及它们之间的连接都受到自然因素和社会因素的影响和制约（E对），故本题选E。

10. E　早期诊断能够及时发现传染病，在第一时间内采取有效预防措施，有助于防止传染病的传播（E对），故本题选E。

11. D　根据传染病防治法，甲类传染病是指鼠疫、霍乱（D对），故本题选D。

12. **C**　乙类传染病中的肺炭疽、传染性非典型肺炎、脊髓灰质炎、人感染高致病性禽流感要按照甲级传染病的报告时限要求进行上报（C 对），故本题选 C。

13. **B**　艾滋病可通过母婴传播的传染病见下表。通过表格可得知，本题选 B。

途　径	机　制	常见致病菌
病原体通过胎盘传播给胎儿	①病原体从阴道通过子宫的细微破口进入羊水，再感染胎儿，这也称上行性感染；②先发生子宫等邻近组织病变，随后病原侵及胎儿	HIV, 风疹病毒, 巨细胞病毒, 脊髓灰质炎病毒, 柯萨奇病毒, 麻疹病毒, EB 病毒, 水痘病毒等
出生时由产道传播	产道传播	巨细胞病毒, 乙型肝炎病毒最常见

14. **B**　我国规定甲类传染病报告时限在城镇和农村都是最多不超过 2 小时（B 对），故本题选 B。

15. **C**　扩大国家免疫规划是从 2007 年开始实施的（C 对），故本题选 C。

16. **D**　疫苗在保存、运输和使用的各个环节需要持续保冷，这一保冷系统称为冷链系统（D 对），故本题选 D。

17. **C**　突发事件监测机构、医疗卫生机构及有关单位发现突发公共卫生事件，应在 2 小时内向所在地区县级人民政府的卫生行政部门报告（C 对），故本题选 C。

18. **E**　①报告内容包括事件名称、类别、发生时间、地点、涉及的地域范围、发病及死亡人数、年龄、性别、职业分布、主要症状、体征、可能的原因、已经采取的措施、事件的发展趋势等。②患者的姓名不重要，不是汇报内容（E 错），故本题选 E。

19. **C**　易感人群的迁入提高了该地区易感人群的易感性（C 对），故本题选 C。

20. **E**　解析：①甲类传染病的上报时限：城镇为 2 小时，农村为 6 小时。②乙类传染病的上报时限：城镇为 6 小时，农村为 12 小时。③丙类传染病的上报时限：城镇和农村均为 24 小时。④ 2009 年新增甲型流感为乙类传染病，其他流行性感冒为丙类传染病。本例为 H7N9 流感，为丙类传染病，上报时限应为 24 小时。但本例按突发公共卫生事件进行上报，则上报时限为 2 小时（E 对），故本题选 E。

第五章　　居民健康管理

1. **D**　居民健康档案管理的服务对象包括辖区内常住居民，包括居住半年以上的户籍及非户籍居民（D 对），故本题选 D。

2. **B**　①居民健康档案管理的服务对象包括辖区内常住居民，包括居住半年以上的户籍及非户籍居民。②以 0 ~ 6 岁儿童、孕产妇、老年人、慢性病患者和重性精神病患者等人群为重点（B 错），故本题选 B。

3. **C**　个人基本情况包括姓名、性别等基础信息和既往史、家族史等基本健康信息（C 对），故本题选 C。

第六章 卫生监督协管

1. **D** 在我国以细菌性食物中毒最常见，病原菌依次为：沙门菌属、变形杆菌、葡萄球菌肠毒素、副溶血弧菌、其他细菌或毒素（D 对），故本题选 D。

2. **C** ①食品污染是在各种条件下，有害物质进入到食物，造成食品安全性、营养性、感官性状发生改变的过程。其污染性质包括生物性污染、化学性污染和物理性污染。②选项 A、D、E 为化学性污染，B 为生物性污染。③河豚自身含有河豚毒素，可导致食物中毒，并不属于食品污染（C 错），故本题选 C。

3. **A** 食物中毒是指食用了被有毒有害物质污染的食品或者食用了含有毒有害物质的食品后出现的急性、亚急性疾病。其发病特点包括：①暴发性：潜伏期多在 24 ~ 48 小时，呈暴发性发病（不选 E）。②特定性：发病与特定的食物有关，发病范围局限于食用同样有毒有害食物的人群中（A 对），故本题选 A。③相似性：临床表现基本相似，常以恶心呕吐、腹痛腹泻等胃肠道症状为主（不选 D）。④非传染性：一般人与人之间无直接传染，中毒事件的发病曲线呈突然上升之后又迅速下降之趋势，无传染病流行时发病曲线之余波（不选 B、C）。

4. **C** ①导致食物中毒的副溶血性弧菌最容易污染的食品主要是海产品，以墨鱼、带鱼、虾蟹多见（C 对），故本题选 C。②剩米饭易导致葡萄球菌食物中毒。禽肉类及其制品易导致沙门氏菌食物中毒。

昭昭老师关于常见的食物中毒总结如下。

食 物	中毒细菌	昭昭老师速记
肉类	沙门氏菌	"沙"僧的"肉"不好吃
海产品	副溶血性弧菌	"海洋"的"副"产品
剩奶、剩饭	葡萄球菌肠毒素	多吃别把"葡萄""剩"下了
发酵食品	肉毒毒素	过节单位会"发""肉"
亚硝酸盐中毒	腌制食物	"硝""烟（腌）"战场
河豚中毒	神经毒素，河豚的卵巢对肝脏的毒性最强	河里有"河""神"

5. **A** 葡萄球菌食物中毒，是因进食被金葡菌肠毒素污染的食品引起，导致中毒的食物主要是乳及乳制品、肉类、剩饭等。

6. **B** 引起沙门氏菌食物中毒的食品主要为动物性食品，特别是畜肉类及其制品，其次为禽肉、蛋类、乳类，由植物性食物引起者少见。

昭昭老师关于常见的食物中毒总结如下。

食　物	中毒细菌	昭昭老师速记
肉类	沙门氏菌	"沙"僧的"肉"不好吃
海产品	副溶血性弧菌	"海洋"的"副"产品
剩奶、剩饭	葡萄球菌肠毒素	多吃别把"葡萄""剩"下了
发酵食品	肉毒毒素	过节单位会"发""肉"
亚硝酸盐中毒	腌制食物	"硝""烟（腌）"战场
河豚中毒	神经毒素，河豚的卵巢对肝脏的毒性最强	河里有"河""神"

解　析

第三部分　全科医疗

198 解 析 第三部分 全科医疗

第一章 全科医学基本知识

1. D 全科医生是对个人、家庭和社区提供优质、方便、经济有效的、一体化的基层医疗保健服务，进行生命、健康与疾病的全过程、全方位负责式管理的医生（D 对），故本题选 D。

2. E 全科医生的素质包括强烈的人文情感、扎实的业务技能、出色的管理能力、执著的科学态度（E 对），故本题选 E。

3. D 经全科医学专业培训合格，在社区提供长期负责式医疗保健照顾的医生（D 对），故本题选 D。

4. D 一个家庭中只有父母其中一方和孩子共同生活，属于单亲家庭（D 对），故本题选 D。

5. B 家庭的功能包括：抚养和赡养、满足情感需要、满足生殖和性需要、社会化、经济功能、赋予成员地位（B 错），故本题选 B。

6. A 核心家庭的特征是家庭内部资源小、规模小、成员之间的关系较单纯、结构简单、相对容易达成一致意见（A 错），故本题选 A。

7. B ①力量抗衡，试图否定对方，缺少家庭支持属于减弱因素（B 错），故本题选 B。②其余的四项都属于影响病人的遵医行为的加强因素。

8. B 必须尊重患者个人的看法和自我决定权，医生的治疗方案或要求应取得患者的"知情同意"（B 对），故本题选 B。

第二章 常见症状

1. A 低热：温度为 37.3 ~ 38 ℃（A 对），故本题选 A；中等度热：温度为 38.1 ~ 39 ℃；高热：温度为 39.1 ~ 41 ℃；超高热：温度为 41 ℃以上。

昭昭老师总结如下。

热 度	温 度	昭昭老师速记
低热	37.3 ~ 38 ℃	结核、肝炎、局灶性化脓性感染
中热	38.1 ~ 39 ℃	感染、肿瘤、结缔组织病和由变态反应疾病引起
高热	39.1 ~ 41 ℃	感染、肿瘤、结缔组织病和由变态反应疾病引起
超高热	≥ 41 ℃	多见于中暑、热射病、丘脑病变、婴幼儿急性感染病

2. C 稽留热：体温恒定地维持在 39 ~ 40 ℃以上的高水平，达数天或数周，24 h 内体温波动范围不超过 1 ℃（C 对），故本题选 C。

常考点知识点拓展，昭昭老师总结如下。

热 型	描 述	常见疾病
稽留热	体温持续在 39 ~ 40 ℃以上达数天或数周，24 h 内波动不超过 1 ℃	肺炎球菌肺炎和伤寒
弛张热	体温常在 39 ℃以上，24 h 内波动达 2 ℃以上	败血症、风湿热、重症肺结核和化脓性炎症

3. D ①疟疾和急性肾盂肾炎发热，是间歇热最典型的疾病。②稽留热体温常在 39 ℃以上，昼夜体温变动范围较小，一般上午体温较下午低，但 24 h 内波动不超过 1 ℃，可持续数天或数周，体温可渐退或骤退，临床上常见于大叶性肺炎、肠伤寒等疾病的急性期。③弛张热又称败血症热型，是指体温常在 39 ℃以上，波动幅度大，24 h 内波动范围超过 1 ℃，但最低体温仍高于正常体温。常见于败血症、化脓性炎症、重症肺结核、川崎病、晚期肿瘤等（D 对），故本题选 D。④不规则热，指发热时体温波动的范围极不规则，持续时间也不一定，体温曲线毫无规律。体温常在 38 ℃左右或波动于 37 ~ 40 ℃之间。临床可见于多种疾病，如上呼吸道感染、支原体肺炎、肺结核、胸膜炎、感染性心内膜炎、风湿热、白血病等。⑤波状热，是由布鲁氏菌引起的人畜共患性传染病的典型热型。

4. B 发热的临床过程自发病期可分为前驱期、体温上升期、高热期、体温下降期，无低热期（B 错），故本题选 B。

5. A ①脑膜炎、大叶性肺炎引起发热，主要是病原体所致，属于感染性发热。②脱水引起发热，属于内分泌、代谢障碍所致。③血栓引起发热，属于无菌性坏死物质吸收所致。④中暑可直接损害体温调节中枢，导致发热（A 对），故本题选 A。

6. A ①水肿是指血管外的组织间隙有过多的液体积聚（A 对），故本题选 A。②肾源性水肿发生速度多较快（不选 B），肾源性水肿从眼睑或足部开始（不选 C），水肿形成机制包括血浆胶体渗透压降低（不选 D），心源性水肿常见于右心衰竭、缩窄性心包炎（不选 E）。

7. B 肝源性水肿为可凹性水肿，全身性水肿为液体在组织间隙内弥漫分布，若皮肤受压后出现凹陷，称为凹陷性水肿（B 错），故本题选 B。其余四项描述是正确的。

8. A 肝源性水肿，开始水肿部位是足部，腹水常更突出（A 对），故本题选 A。

9. B 腹壁静脉曲张，是门脉性肝硬化的重要体征，一般不见于心脏病（B 对），故本题选 B。

10. C 发绀是由于血液中还原血红蛋白的绝对量增加所致（C 错），故本题选 C。其余四项描述是正确的。

11. A 发绀伴杵状指主要见于发绀型先心病（A 对），故本题选 A。

12. E 吞咽困难常见病因有口腔、咽、喉病变、食管、胃疾病和神经肌肉病变。

13. D 食管癌的典型症状为，进行性吞咽困难（D 对），故本题选 D。

14. C 食管炎的典型症状为，进食后以烧灼感、疼痛为主，部位不定（C 对），故本题选 C。

15. C 胃癌中，尤其是贲门癌，可侵犯食管下段，造成食管狭窄，出现吞咽困难（C 错），故本题选 C。其余四项描述是正确的。

16. A 慢性咳嗽、咳痰最常见的原因是慢性支气管炎（A 对），故本题选 A。

17．D　咯血是指喉以下呼吸道或肺组织出血，经口腔咳出（D 对），故本题应选 D。

18．A　24 小时咯血量 500 mL 以上为大咯血，100～500 mL 为中量咯血，100 mL 以内为小量咯血（A 错），故本题应选 A。其余的四种描述是正确的。

19．B　支气管扩张、肺结核和肺脓肿所致的咯血，其颜色为鲜红色（B 对），故本题选 B。

20．D　咯血的临床表现：咯血特点为出血前感胸闷、咳嗽，继而咯出鲜红色含泡沫痰，鲜血经酸碱测定呈碱性，血痰持续数日（D 错），故本题应选 D。

21．E　肺源性、心源性、中毒性、血液性呼吸困难是呼吸困难的常见病因，而肝源性不是呼吸困难的常见类型（E 错），故本题选 E。

22．B　①吸气性呼吸困难，常见于大气道堵塞，比如气管异物、喉头水肿等（B 对），本题选 B。②慢性支气管炎、支气管哮喘是呼气性呼吸困难。

23．B　吸气性呼吸困难严重者可见"三凹征"，表现为胸骨上窝、锁骨上窝和肋间隙凹陷，此为典型表现（B 对），故本题选 B。

24．A　三凹征是指吸气时，胸骨上窝、锁骨上窝和肋间隙明显凹陷，查体吸气相延长，是因为吸气时，呼吸肌用力收缩，使胸腔压力增大而出现。

25．C　混合性呼吸困难的主要发生机制为气体交换面积减少、弥散功能下降等换气功能障碍（C 错），故本题选 C。其余四项描述是正确的。

26．D　吗啡或镇静剂过量表现为低通气（D 错），故本题选 D。其余四项描述是正确的。

27．C　慢性充血性心力衰竭的特征性表现为夜间阵发性呼吸困难（C 对），故本题选 C。

28．C　铁锈色痰——肺炎链球菌肺炎(大叶性肺炎)（C 错），故本题选 C。其余四项描述是正确的。
昭昭老师关于各种痰液的特点总结如下。

疾 病	痰 液	昭昭老师速记
急性心力衰竭	粉红色泡沫状痰	"粉红"小妹很着"急"
克雷伯杆菌肺炎	砖红色胶冻状痰	"克雷伯"爱搬"砖"
肺炎链球菌肺炎	铁锈色痰	"铁""球""生锈了"
金黄色葡萄球菌肺炎	脓黄痰	"黄"＝"黄"
肺脓肿	大量脓臭痰	有"脓"当然是大量"脓臭痰"
COPD	白色黏痰	"白色"受到"阻"挡
肺癌	痰中带血丝	"癌""血丝"

29．E　砖红色胶冻状，为肺炎克雷伯杆菌肺炎的特征性痰液（E 对），故本题选 E。
昭昭老师关于各种痰液的特点总结如下。

疾 病	痰 液	昭昭老师速记
急性心力衰竭	粉红色泡沫状痰	"粉红"小妹很着"急"
克雷伯杆菌肺炎	砖红色胶冻状痰	"克雷伯"爱搬"砖"
肺炎链球菌肺炎	铁锈色痰	"铁""球""生锈了"
金黄色葡萄球菌肺炎	脓黄痰	"黄"＝"黄"
肺脓肿	大量脓臭痰	有"脓"当然是大量"脓臭痰"
COPD	白色黏痰	"白色"受到"阻"挡
肺癌	痰中带血丝	"癌""血丝"

30．A　心源性水肿的开始部位是从足部开始，下垂部位明显。

31．C　肾源性水肿的开始部位是从眼睑或足部开始。

32．B　全身性发绀，为中心性发绀。

33．C　发绀常出现在肢体的末端与下垂部位的，为周围性发绀。

第三章　常见多发病

第一单元　呼吸系统

第 1 节　急性上呼吸道感染

1．C　病毒占急性上呼吸道感染 90% 左右（C 对），故本题选 C。

2．C　急性上呼吸道感染，由各种病毒和细菌引起，但以病毒多见，约占 90% 以上，主要有呼吸道合胞病毒、流感病毒、副流感病毒、腺病毒、鼻病毒、柯萨奇病毒、埃可病毒、冠状病毒、单纯疱疹病毒、EB 病毒等（C 对），故本题选 C。

3．E　急性上呼吸道感染分为五型：普通感冒、咽结合膜热、急性咽喉炎、疱疹性咽峡炎、细菌性咽 – 扁桃体炎（E 错），故本题选 E。

4．A　①急性上呼吸道感染的并发症在婴幼儿多见。②上呼吸道感染可波及邻近器官，或向下蔓延；可引起中耳炎、鼻窦炎、咽后壁脓肿、颈淋巴结炎、喉炎、气管炎、支气管肺炎等。③年长儿若患链球菌性上感，可引起急性肾炎、风湿热等。④手足口病多以肠道病毒感染为主（A 错），故本题选 A。

5．E　引起上呼吸道感染最常见的病原体是病毒感染，婴幼儿全身症状相对重而且容易出现并发症（E 对），故本题选 E。

6．B　咽结合膜热由腺病毒 3、7 型所致（昭昭老师速记："脆""咸"菜），常发生于春夏季，可在儿童集体机构中流行。以发热、咽炎、结合膜炎为特征（B 对），故本题选 B。

7．E　年长儿若患链球菌性感染，可引起急性肾炎、风湿热等。

8．C　呼吸道病毒目前尚无特效抗病毒药物，以对症或中医治疗为常用措施（C 对），故本题选 C。

9．A　①咽结合膜热由腺病毒 3、7 型所致，常发生于春夏季，可在儿童集体机构中流行。②以发热、咽炎、结合膜炎为特征；多呈高热、咽痛，眼部刺痛、咽部充血，一侧或两侧滤泡性眼结合膜炎；颈部、耳后淋巴结肿大，有时伴胃肠道症状。病程 1 ~ 2 周。③4 岁儿童，咽部有问题、眼睛有问题，符合咽结合膜热的典型表现（A 对），故本题选 A。

10. E　①疱疹性咽峡炎系柯萨奇 A 组病毒所致（昭昭老师速记："撒""泡"尿），好发于夏秋季。表现为急起高热、咽痛、流涎、厌食、呕吐等；咽部充血，咽腭弓、悬雍垂、软腭等处有 2 ~ 4 mm 大小的疱疹，周围有红晕，疱疹破溃后形成小溃疡，病程 1 周左右。②本患者咽峡及软腭部可见直径 2 ~ 3 mm 的疱疹及溃疡，故诊断为疱疹性咽峡炎（E 对），故本题选 E。

11. C　患儿高热，咽部有疱疹及溃疡，考虑为疱疹性咽峡炎。

12. B　疱疹性咽峡炎系柯萨奇病毒 A 组病毒所致（昭昭老师速记："撒""泡"尿），好发于夏秋季。

第 2 节　急性支气管炎（暂无）

第 3 节　慢性阻塞性肺疾病

13. D　①长期间断咳嗽，咳少量白黏痰 10 年，首先考虑慢性肺疾病 COPD。②肺功能检查提示 $FEV_1/FVC = 67\% < 70\%$，提示不可逆的受阻，不可逆的受阻即慢性阻塞性肺疾病，此检查也是慢性阻塞性肺疾病最有价值的检查。故本题选 D。

14. B　① COPD 的诊断有赖于肺功能检查，COPD 因为慢性炎症导致支气管阻塞，发生阻塞性通气功能障碍。FEV_1/FVC 是反应肺功能较好的指标，如果 $FEV_1/FVC < 70\%$，则可诊断为慢性阻塞性肺疾病。本病例中 $FEV_1/FVC = 68.5\% < 70\%$，故诊断为 COPD，故本题选 B。②支气管扩张常表现为大量咳血；支气管哮喘的典型表现是接触过敏源后发生呼气性呼吸困难，肺部多有哮鸣音；阻塞性肺气肿为呼吸困难，而且要伴有胸部 X 线检查；慢性支气管炎为反复发作的咳嗽、咳痰，每年发作 3 个月以上，连续 2 年以上，即可诊断。

15. A　① COPD 为阻塞性通气功能障碍（A 对），故本题选 A。②小气道功能障碍见于多种情况，一般用于 COPD 的早期诊断。

16. D　COPD 患者多为气流的不完全可逆受限，肺功能多为阻塞性通气功能障碍，表现为 $FEV_1/FVC < 70\%$（D 对），故本题选 D。

17. E　肺功能检查是判断气流受限的主要客观指标，对 COPD 诊断、严重程度评价、疾病进展、预后及治疗反应等有重要意义（E 对），故本题选 E。

第 4 节　支气管哮喘

18. B　①中年女性，反复咳嗽喘息（注意不是咳嗽咳痰），而且舒张实验 FEV_1 改善率 $\geq 12\%$，此为支气管哮喘典型表现，故本题选 B。②慢性阻塞性肺疾病表现为阻塞性通气困难，$FEV_1/FVC < 70\%$，舒张试验示 FEV_1 改善率 $< 12\%$；慢性充血性心力衰竭主要是劳力性呼吸困难，肺部多有湿啰音；过敏性肺炎、嗜酸细胞性支气管炎不是考试范畴。

19. A　由于哮喘的病理基础，是慢性非特异性炎症，糖皮质激素是当前控制哮喘发作的首选药（A 对），故本题选 A。

20. A　吗啡禁用于呼吸系统疾病，因为其具有呼吸抑制（昭昭老师科室手术完后的患者，一般不打吗啡，因为会导致呼吸抑制，而且麻醉科老师也会反复强调的）。另外一个系统不用吗啡的是消化系统，会掩盖病情。用吗啡的只有一个系统就是急性左心衰的循环系统。

21. A　哮喘禁忌普萘洛尔是因为其为 β 受体阻滞剂，β 受体阻滞剂会增加哮喘病患者的气道高反应性（A 对），故本题选 A。

第 5 节　肺　炎

22. D　最常见的革兰阴性杆菌是流感嗜血杆菌（D 对），故本题选 D；球菌是肺炎链球菌。

23. D　医院获得性肺炎革兰阴性杆菌感染所占比例高（D 对），故本题选 D，常为混合感染。

24. D　①老年男性 + 砖红色胶冻状痰 = 肺炎克雷伯菌肺炎。②真菌性肺炎；干酪性肺炎表现为低热、盗汗、乏力、纳差；葡萄球菌肺炎表现为咳黄色浓痰；肺炎链球菌肺炎表现为铁锈色痰。故本题选 D。

25. E　①红色肝样变期肺泡内有红细胞渗出，红细胞破坏后释放含铁血红素，使得痰液呈现铁锈色（E 对），故本题选 E。②大叶性肺炎的分期如下：

项　目	充血水肿期	红色肝样变期	灰色肝样变期	溶解消散期
病程时间	发病后 1 ~ 2 天	发病后 3 ~ 4 天	发病后 5 ~ 6 天	发病后 7 天
肉眼观	肺肿大，暗红色	肺肿大，暗红色	肺肿大，灰白色	肺缩小，质软
临床表现	片状分布的模糊阴影	大片致密阴影，铁锈色痰	铁锈色痰逐渐转为黏液浓痰，抗体已形成，不易检出细菌	体温下降，X 线检查恢复正常

26. E　①肺炎球菌肺炎病理改变包括充血水肿期、红色肝样变期、灰色肝样变期、溶解消散期。

②典型肺炎球菌肺炎病理改变包括肺泡内大量中性粒细胞和红细胞渗出肺泡，毛细血管扩张、充血，肺泡内水肿和浆液渗出，肺泡内充满大量白细胞，并有纤维蛋白，肺泡内纤维蛋白性渗出物溶解、吸收，肺泡重新充气，肺泡壁完整（E对），故本题选E。

第6节　肺结核

27. A　继发型肺结核包括：①浸润性肺结核；②空洞性肺结核；③结核球；④干酪样肺炎；⑤纤维空洞性肺结核（A错），故本题选A。

28. D　①患者移居史，干咳，不规则低热，消瘦，双颈部可触及成串小淋巴，右上肺犬片密度不均匀阴影并有小空洞形成，抗炎治疗无效，应高度怀疑肺结核，其典型表现为咳嗽、咳痰、咯血、胸痛、呼吸困难、乏力、盗汗、食欲减退、体重减轻等、育龄妇女可有月经不调。②干酪性肺炎系继发型肺结核的一种（D对），故本题选D。

29. E　纤维空洞性肺结核多有支气管播散病变，临床症状较多，发热、咳嗽、咳痰等。纤维空洞性肺结核患者痰中经常排菌，结核分枝杆菌长期检查阳性且耐药，亦称开放性肺结核（E对），故本题选E。

30. E　①肺结核活动期，X线片显示为片状、絮状阴影，边缘模糊，空洞形成。②病灶密度高，边界清楚提示病灶钙化，纤维化提示病变静止（E错），故本题选E。

31. E　①好发生于双肺锁骨上下，是继发性肺结核的表现，不是原发性肺结核（不选A）。②原发性肺结核多数患者无症状，或仅有轻微类似感冒症状（不选B）。③结核菌是容易血行播散的（不选C）。④原发灶及淋巴结是会发生干酪坏死的（不选D）。⑤原发性肺结核其实包括肺门淋巴结核及原发综合征，而前者是最多见的（E对），故本题选E。

32. D　治愈患者，减少结核杆菌的排放是根本措施（D对），故本题选D。

第二单元　循环系统

第1节　慢性心力衰竭

1. E　慢性心力衰竭的急性发作常与诱发因素有关，包括感染为常见诱因，呼吸道感染居首位，特别是肺部感染、心律失常、肺栓塞、劳力过度、妊娠和分娩、贫血与出血，其他主要包括输血输液过多或过快，电解质紊乱和酸碱平衡失调，洋地黄过量，利尿过度，心脏抑制药物和抗心律失常药物及皮质激素类药物引起水钠潴留等。其中，感染以呼吸道感染最多见（E对），故本题选 E。

2．B　①心室后负荷即压力负荷，是指心脏在收缩时所承受的阻抗负荷增加。②左室后负荷过度常见于体循环高血压、主动脉流出道受阻（主动脉瓣狭窄、主动脉缩窄）；右室后负荷过度见于肺循环高压、肺动脉狭窄、肺阻塞性疾病及肺栓塞（B对），故本题选 B。

3．B　急性心肌梗死心功能分级用 Killip 分级，双肺底可闻及少量细小湿啰音说明啰音的范围小于 1/2 肺野，因此为 Killip Ⅱ级（B对），故本题选 B。

4．E　①右心衰竭体循环瘀血的典型表现是肝颈静脉反流征阳性。②右心衰竭的所有症状和体征由体循环瘀血引起，如双下肢对称性水肿、颈静脉怒张、肝脏肿大、肝颈静脉反流征阳性等，故本题选 E。②端坐呼吸、心源性哮喘、劳力性呼吸困难和阵发性夜间呼吸困难属于左心衰竭的症状。

5．A　无症状心力衰竭，体力活动不受限制，日常生活不引起心功能不全的表现，这是由于心脏功能代偿调节的结果，在调节机制中，有交感神经－肾上腺系统的活动，使心率增快，收缩加强，心排出量恢复，使 LVEF ＜ 50%（A对），故本题选 A。

6．B　当心力衰竭合并心动过缓时，应优先考虑房室顺序起搏，对药物无效的反复室性心动过速/室颤发作的心力衰竭患者可植入 ICD（B对），故本题选 B。

7．E　心衰的一般措施是：维持水盐平衡；适当运动；积极控制心律失常，房颤高危患者须抗凝治疗；冠心病患者有适应证的进行血运重建；避免使用负性肌力药（E对），故本题选 E。

8．D　单纯性慢性左心衰的临床表现，主要由肺瘀血引起，主要表现为各种形式的呼吸困难，其中劳力性呼吸困难最早出现（D对），以后逐渐发生夜间阵发性呼吸困难和端坐呼吸，严重时可出现急性肺水肿，故本题选 D。

9．A　①右心衰竭表现为以体循环瘀血为主的综合征，有胃肠道瘀血、肾瘀血、肾缺血和功能减退、肝区疼痛、呼吸困难等症状，以及肝静脉反流征、瘀血性肝大和压痛以及颈静脉充盈、肝肿大后的水肿，亦可有胸腔积液和腹腔积液。②该患者体循环瘀血符合右心衰竭（A对），故本题选 A。

第 2 节　心律失常

10．C　①刺激迷走神经主要影响窦房结和房室结的功能，导致相应不应期延长，窦性心率减慢，房室结传导功能下降，可使阵发性心动过速终止（C对），故本题选 C（昭昭老师速记："迷""上"你）。②刺激迷走神经对心房肌的影响较小，对房扑和房颤无效。窦性心律不齐时一般不需治疗，刺激迷走神经也无效。

11. D 心房颤动，最常见于风湿性心脏病患者（D 对），故本题选 D。

12. B 华法林降低脑卒中危险的效果显著高于阿司匹林（B 对），故本题选 B。

13. E ①房颤持续的病人，常出现血栓形成，血栓脱落导致重要脏器的栓塞。②抗凝治疗能预防血栓形成和血栓栓塞，故本题选 E。

14. D 心室夺获和室性融合波的存在是确诊室性心动过速的重要证据（D 对），故本题选 D。

15. C 因室性期前收缩后出现较长的停歇，故患者心悸的感觉多为一种停跳感（C 对），故本题选 C。

16. A 在室性心动过速病因中，器质性心脏病常见为冠心病、心肌病和致右室发育不良性心肌病等，以冠心病急性事件最多见（A 对），故本题选 A。

17. D 室性心动过速的临床症状包括低血压、气促、晕厥、少尿、心绞痛等，持续时间短者可无症状（D 对），故本题选 D。

18. D 室性心动过速患者体检发现心率增快，常在 150 次/分钟以上，节律整齐，心音可有强弱不等现象。可诉心悸、心前区疼痛，严重病例可有晕厥、休克、充血性心力衰竭者等。发作短暂者血流动力学的改变较轻，发作持续 24 h 以上者可发生显著的血流动力学改变（D 对），故本题选 D。

19. E 心室夺获及室性融合波是室性心动过速的特征性表现（E 对），故本题选 E。

第 3 节 原发性高血压

20. E ①该患者血压 170 ～ 190/90 mmHg（＞180 mmHg），属于Ⅲ级高血压。②高血压Ⅲ级患者无其他危险因素为高危，有 1 个以上危险因素或靶器官损害和临床并发症或糖尿病者均为极高危。高血压Ⅲ级患者无其他危险因素或有 1 ～ 2 个危险因素为中危，大于 3 个危险因素或靶器官损害为高危，有临床并发症或糖尿病为极高危。③该患者有眼底改变，属于高血压并发症，故属于极高危（E 对），故本题选 E。

21. D ①高血压急症是指短时期内血压重度升高，舒张压＞130 mmHg 和（或）收缩压＞200 mmHg，伴有重要器官如心脏、脑、肾脏、眼底、大动脉的严重功能障碍或不可逆性损害。②应及时处理高血压急症，迅速降低血压，硝普钠可以迅速扩张动静脉，迅速降压，故本题选 D。

22. E ①脑血管意外是我国高血压病最常见的并发症（E 对），故本题选 E。②欧美国家最常见的高血压并发症是肾衰竭。

23. C 出血后并发脑疝，是高血压性脑出血急性期最威胁病人生命的情况（C 对），故本题选 C。

24. E 老年人大动脉弹性减退，可导致收缩压增高，舒张压降低，脉压增大（E 对），故本题选 E。

25. B ①药物治疗从小剂量开始以减少不良反应，如果患者对单一药物有较好反应，但血压未能达到目标，应当在患者能够很好耐受的情况下增加该药物的剂量，可以通过联合用药最大程度地降低血压，将可能存在的与剂量相关的副作用减到最小（B对），故本题选B。②如果一个药物的疗效反应很差，或是耐受性差，可换另一类型药物，而非加大第1种药物剂量或加用第2种药物。对Ⅱ级或Ⅲ级高血压患者，或总心血管风险处于高危或极高危的患者，一开始即应使用联合治疗。

26．B　应用β受体阻滞剂应注意：该药有诱发或加重支气管哮喘的作用，所以有支气管哮喘或有慢性支气管炎、肺气肿、肺源性心脏病的患者应禁用或慎用（B对），故本题选B。

27．D　属于β受体阻滞剂的降压药是哌唑嗪，而卡托普利属于血管紧张素转换酶抑制剂，硝苯地平和维拉帕米属于钙通道阻滞剂，阿替洛尔属于β受体阻滞剂。故本题选D。

28．A　老年收缩期高血压首选长效二氢吡啶类钙通道阻滞剂。

29．D　血管紧张素转换酶抑制剂对患者血糖无影响，并且可以扩张出球小动脉，可用于蛋白尿或轻中度肾功能不全者。故本题选D。

第4节　冠状动脉粥样硬化性心脏病

30．E　①心绞痛系冠脉狭窄或痉挛引起的一过性心肌缺血，而急性心肌梗死则是冠脉局部栓子栓塞，使心肌持续缺血而发生坏死。两者最突出的症状都是胸痛，部位、性质、放射部位都类似，急性心肌梗死可能胸痛程度更重，但也与不同个体的主观感觉有关，如老年人发生急性心梗时可能胸痛不明显（不选A、B、C、D）。②胸痛持续时间是两者的一个鉴别点，心绞痛一般持续3～5分钟，很少超过半个小时，而急性心梗则持续不缓解，一般超过半个小时（E对），故本题选E。

31．A　心绞痛与心肌梗死，在上述几项中区别最大的是心电图的变化不同，心绞痛为ST段压低，心肌梗死为ST段抬高（A对），故本题选A。

32．D　心绞痛急性发作时，应舌下含服硝酸甘油，因为硝酸甘油起效迅速，能快速扩张静脉和冠脉，降低心脏的前负荷，增加心脏的供血供氧，且舌下含服能使硝酸甘油经舌底静脉丛吸收入血，避免了口服时的肝脏首过效应，缩短起效时间，故本题选D。

33．B　钙离子拮抗剂能有效减轻心绞痛的症状，降低心绞痛的发生率，为变异型心绞痛的首选药物（B对），故本题选B。

34．E　β受体阻滞剂阻断拟交感胺类对心率和心肌收缩力的作用，停用时应逐步减量，如突然停用有诱发心肌梗死的可能（E对），故本题选E。

35．D　急性心肌梗死患者是在冠脉粥样斑块的基础上，有血栓形成使管腔闭塞，受该血管供应的心肌发生坏死，故急性心肌梗死早期最重要的治疗措施是心肌再灌注，以减少心肌的坏死，故本题选D。

第三单元 消化系统

第 1 节 胃食管反流病

1. E ①多种因素可导致 LESP 下降：贲门失弛缓术后、激素（如缩胆囊素、胰高血糖素、血管活性肠肽等）、食物（如高脂肪、巧克力等）、药物（如钙通道拮抗剂、地西泮类）等。腹内压增高（如妊娠、腹水、呕吐、负重劳动等）及胃内压增高（如胃扩张、胃排空延迟等）均可因 LESP 相对降低而导致胃食管反流。②胆汁中的非结合胆盐不是导致 LESP 下降的因素（E 错），故本题选 E。

2. A ①正常情况当吞咽时，LES 即松弛，食物得以进入胃内。②一过性 LES 松弛与吞咽时引起的 LES 松弛不同，它无先行的吞咽动作和食管蠕动的刺激，松弛时间更长，LES 压的下降速率更快，LES 的最低压力更低。正常人的一过性 LES 松弛很少，而胃食管反流病患者的 LES 一过性松弛频繁。③目前认为一过性 LES 松弛是引起胃食管反流的主要原因（A 对），故本题选 A。

3. A ①胃食管反流病是由多种因素造成的消化道动力障碍性疾病，存在抗反流防御机制减弱和反流物攻击并损伤食管黏膜的两方面问题。②抗反流防御机制，包括抗反流屏障、食管对反流物的清除能力和食管黏膜抵抗反流物损伤作用的能力，不包括夜间胃酸分泌过多（A 错），故本题选 A。

4. A 胃食管反流病的临床表现包括：烧心和反酸；吞咽疼痛和吞咽困难；其他还有咽喉炎、非季节性哮喘、吸入性肺炎、肺间质纤维化等（A 对），故本题选 A。

5. B 烧心和反流常在餐后 1 h 出现，卧位、弯腰或腹压增高时可加重，也可在夜间发生（B 错），故本题选 B。

6. B ①胃食管反流病可发生咳嗽、哮喘及咽喉炎等消化道外症状，少部分患者甚至以咳嗽、哮喘为首发或主要表现。②这些消化道外症状与反流物刺激食管黏膜至炎症和痉挛有关（B 对），故本题选 B。

7. B "烧心"、"反胃"等症状多在餐后明显或加重，平卧、躯体前屈或腹压增高时易发生（B 对），故本题选 B。

8. E 临床上对疑诊为本病而内镜检查阴性患者常用质子泵抑制剂作试验性治疗，如有明显效果，则本病诊断一般可成立。此方法既利于诊断，同时也是治疗措施（E 对），故本题选 E。

9. E ①胃食管反流病是指胃、十二指肠内容物反流入食管引起的不适症状和（或）并发症的一组疾病。②根据有无食管黏膜损伤，GERD 分为非糜烂性胃食管反流病及反流性食管炎。

对于非糜烂性胃食管反流病，需进一步通过 24 h 食管 pH 监测和试验性治疗等方法来明确诊断（E 错），故本题选 E。

10. C 24 h 胃食管 pH 监测已广泛应用于临床并成为诊断胃食管反流性疾病的"金标准"。pH 监测可用来评价症状与（酸）反流的相关性，其对于内镜检查无食管炎，但有典型胃食管反流症状者及可疑症状是否系反流引起及抗反流疗效差时尤其有价值（C 对），故本题选 C。

11. A 内镜检查是诊断反流性食管炎最准确的方法；24 h 食管 pH 监测是诊断胃食管反流病的重要检查方法（A 对），故本题选 A。

12. B 胃食管反流病最主要的检查措施是内镜检查，但对于内镜阴性的胃食管反流病患者需进一步行 24 h 食管 pH 监测（B 对），故本题选 B。

13. C 按需治疗：仅在出现症状时用药（非并发症），症状缓解后即停药（C 错），故本题选 C。

14. E 奥美拉唑是质子泵抑制剂，抑酸作用强，维持治疗效果最好（E 对），故本题选 E。

15. C ①胃食管反流病应注意减少一切影响腹压增高的因素，如肥胖、便秘、紧束腰带等。②应避免进食使食管下括约肌（LES）压降低的食物，如高脂肪、巧克力、咖啡、浓茶等（C 错），故本题选 C。

16. E 对有典型症状而内镜检查阴性者，可用质子泵抑制剂做试验性治疗，如疗效明显，则一般可考虑诊断为胃食管反流病（E 对），故本题选 E。

第 2 节 急性胃炎

17. D ①大面积烧伤、颅脑手术、脑血管疾病和严重外伤会导致急性胃黏膜病变，属于急性应激引起的胃黏膜病变。②幽门螺杆菌感染属于慢性胃炎的常见病因，不属于急性胃炎的常见病因（D 错），故本题选 D。

18. C ①大面积烧伤、颅脑手术、脑血管疾病和严重外伤导致急性胃黏膜病变，属于急性应激引起的胃黏膜病变。②剧烈呕吐常导致贲门黏膜撕裂，出现呕血（C 错），故本题选 C。

19. E 有服用 NSAID 史，发生呕血和黑便后，应首先考虑急性胃黏膜病变引起的上消化道出血（E 对），故本题选 E。

20. D 非甾体消炎药（阿司匹林、吲哚美辛）导致胃黏膜损伤，出现胃出血，即急性胃黏膜病变，此为急性胃黏膜病变的常见病因（D 对），故本题选 D。

21. A 此患者为口服非甾体类抗炎药引起的急性胃炎。应停用布洛芬，但不能改用强的松，因为其可加重急性胃炎出血，诱发消化性溃疡（A 对），故本题选 A。

第 3 节 慢性胃炎

22. C 近年来的研究已明确,绝大多数慢性胃炎由幽门螺杆菌感染所引起(C 对),故本题选 C。

23. E ①慢性萎缩性胃炎内镜下表现黏膜呈颗粒状、红白相间,以白为主,黏膜血管显露。②自身免疫性胃炎由于壁细胞分泌的内因子丧失,因此可引起维生素吸收不良而导致恶性贫血(E 对),故本题选 E。

24. A B 型胃炎又称慢性胃窦炎,已明确绝大多数是由幽门螺杆菌感染引起,仅少数由于其他原因(A 对),故本题选 A。

25. C 慢性 A 型萎缩性胃炎可出现明显的厌食、体重减轻,可伴贫血,典型的为恶性贫血(C 对),故本题选 C。

26. A ①慢性浅表性胃炎不引起恶性贫血(A 错),故本题选 A。②免疫性胃炎会引起恶性贫血。

27. E 慢性胃炎症状无特异性,体征很少,确诊要靠胃镜检查及胃黏膜活组织检查(E 对),故本题选 E。

28. E 胃镜检查并同时取活组织做组织病理学检查是慢性胃炎最可靠的诊断方法(E 对),故本题选 E。

29. C 慢性胃炎病理表现为黏膜层以淋巴细胞和浆细胞为主的慢性炎症细胞浸润;幽门螺杆菌感染引起的慢性胃炎常见淋巴滤泡形成;当见有中性粒细胞时显示有活动性炎症,称慢性活动性胃炎(C 对),故本题选 C。

30. D 慢性萎缩性胃体炎的临床表现为食欲减退、恶心、嗳气、上腹部饱胀或钝痛,少数病人可发生上消化道出血、消瘦、贫血、脆甲、舌炎或舌乳头萎缩等。故本题选 D。

31. E 萎缩性胃体炎病变主要见于胃体部,多弥漫性分布,胃窦黏膜一般正常。故本题选 E。

32. B 慢性萎缩性胃体炎患者血清壁细胞抗体阳性,血清胃泌素增高,胃酸和内因子分泌减少或缺少,易发生恶性贫血。故本题选 B。

33. E 炎症细胞浸润腺颈部较多,病理上可见到炎症细胞穿过腺颈部。故本题选 E。

34. C 黏膜活检呈重度不典型增生。处于癌前状态,应该手术处理,以防止癌变。故本题选 C。

35. D 并不是所有的胃炎都会癌变。故本题选 D。

36. D 此患者主要表现是间歇上腹痛,食欲下降,体重下降和贫血,但大便潜血阴性,胃癌可能性不大,诊断为:慢性萎缩性胃体胃炎。故本题选 D。

37. E 胃镜检查加胃黏膜活检可明确诊断。故本题选 E。

第 4 节　消化性溃疡

38. B　十二指肠溃疡的疼痛多发生在空腹或夜间，进食或服制酸剂后可缓解（B 对），故本题选 B。

39. D　胃溃疡患者的基础胃酸分泌量和最大胃酸分泌量多数正常或偏低，而十二指肠溃疡患者相当部分存在基础胃酸分泌量和最大胃酸分泌量升高（D 对），故本题选 D。

40. D　溃疡的复发与幽门螺杆菌有直接关系。在幽门螺杆菌根除后，消化性溃疡可得到根治（D 对），故本题选 D。

41. A　消化性溃疡并发幽门梗阻时呕吐大量宿食（A 对），故本题选 A。

42. D　溃疡的大小、大便潜血试验、胃液分析结果有助于溃疡良恶性的鉴别，胃黏膜组织病理学检查为鉴别良恶性溃疡的最准确方法（D 对），故本题选 D。

43. E　①该患者上腹痛 20 年，且近期出现食欲欠佳及体重下降的报警症状，不能排除溃疡恶变的可能。②胃镜检查是确诊消化性溃疡的首选检查方法（E 对），故本题选 E。

44. C　口服 PPI 后会出现尿素酶检测假阴性，故对于溃疡复发者，应在胃镜下取组织活检查 Hp，以协助治疗（C 对），故本题选 C。

45. D　治疗消化性溃疡的药物中，抑酸最强、疗效最佳的是质子泵抑制剂奥美拉唑，其效果比 H_2 受体阻滞剂好（D 对），故本题选 D。

46. D　① ^{13}C 尿素呼气试验阳性提示 HP 感染。②建议根除幽门螺杆菌适用于下列幽门螺杆菌感染的慢性胃炎患者：有明显异常的慢性胃炎，如胃黏膜有糜烂，中至重度萎缩等；有胃癌家族史；伴糜烂性十二指肠炎；消化不良症状经常规治疗疗效差者（D 对），故本题选 D。

47. B　质子泵抑制剂 PPI 与两种抗生素协同作用是根除幽门螺杆菌治疗方案中的基础药物，治疗十二指肠溃疡的总疗程为 2 ~ 4 周，胃溃疡的总疗程为 4 ~ 6 周（B 对），故本题选 B。

48. B　幽门管溃疡易诱发梗阻、出血和穿孔，缺乏典型的溃疡症状（B 对），故本题选 B。

49. E　①消化性溃疡的并发症包括上消化道出血、穿孔、幽门梗阻和癌变。②肝硬化的并发症之一是肝性脑病（E 错），故本题选 E。

50. D　患者有胃溃疡病史，因进食后出现上腹剧痛，呈持续加重波及全腹，且出现血压下降、心率加快及体温升高，板状腹，上腹部压痛、反跳痛及肌紧张等腹膜炎的表现，考虑该患者为溃疡穿孔并发腹膜炎（D 对），故本题选 D。

51. C　球后溃疡指发生在十二指肠球部以下的溃疡，多发生在十二指肠乳头的近端，临床症状典型，夜间痛及背痛多年，对药物治疗反应差，较易并发出血（C 对），故本题选 C。

52. A　患者间歇性上腹痛，提示患者有一个消化性溃疡的病史，呕吐物有酸臭味，上腹饱满，有音，怀疑是幽门梗阻（A 对），故本题选 A。

53. C　胃溃疡病史，且目前患者药物治疗无效，考虑恶变。故本题选 C。

54．B 胃溃疡患者恶变要定期复查。故本题选 B。

55．D 胃镜检查及黏膜活检病理检查诊断明确后尽早手术治疗。故本题选 D。

56．D、57．E、58．C、59．A 从题干可知患者中年女性，上腹痛病史 10 年，且有节律性，考虑为十二指肠溃疡；消化性溃疡并发幽门梗阻时可使胃排空延迟，上腹胀满不适，疼痛于餐后加重；恶心、呕吐隔夜酸性宿食，如梗阻则完全不会出现胆汁，大量呕吐后症状可以缓解，严重呕吐可致失水、低钾低氯性碱中毒；查体可见胃型和蠕动波；清晨空腹时检查胃内有振水音，故 59 题选 A。所以该患者为十二指肠溃疡伴幽门梗阻，故 58 题选 C。山莨菪碱抑制肠蠕动，导致幽门梗阻加重，故 56 题选 D。确诊消化性溃疡的首选方法是胃镜检查，对于该患者应胃肠减压后行胃镜检查，故 57 题选 E。

60．C、61．B、62．D 昭昭老师总结如下。

疾 病	呕吐物	昭昭老师速记
急性输入段梗阻（62 题选 D）	少量食物，不含胆汁	"急"找"少"
慢性输入段梗阻（60 题选 C）	大量胆汁，不含食物	"慢"找"大"
输出段梗阻（61 题选 B）	含有胆汁的食物	输出既有胆汁又有食物

第 5 节 肝硬化

63．D 我国肝硬化的主要病因是病毒性肝炎，以乙肝为主（D 对），故本题选 D；在欧美国家，酒精性肝硬化较常见。

64．C 患者有慢性肝炎病史，目前表现为黄疸、肝大（淤血性肝硬化肝脏可增大）、腹水、胃底静脉曲张，考虑为肝硬化（C 对），故本题选 C。

65．B 昭昭老师提示：肝功能减退与门静脉高压的临床表现容易弄混，现总结如下。根据表格可见，本题选 B。

项 目	肝功能减退	门静脉高压
表现	①肝病面容； ②出血； ③黄疸； ④肝掌和蜘蛛痣	①脾大、脾功能亢进； ②腹水：肝硬化最突出的临床表现； ③侧支循环建立：食管胃底静脉曲张是肝硬化的特征性表现，此外还有，腹壁静脉曲张、痔静脉曲张、腹膜后静脉曲张

66．C ①肝硬化失代偿期往往会出现腹水，俗称肝腹水。肝腹水是肝硬化失代偿期最为显著的临床表现，一般来说肝腹水量越大，反复次数越多，预后越不好（C 对），故本题选 C。②肝硬化失代偿期门静脉高压表现为食道静脉曲张、脾大和腹水，尤以食道静脉曲张最危险。由于曲张静脉的血管壁薄，很易破裂导致大出血。其来势凶猛，出血量急而多。

67．B 肝硬化患者肝功能减退的临床表现如下。全身症状：消瘦乏力、肝病面容、水肿等；消化道症状：黄疸，出血倾向和贫血；内分泌症状：内分泌紊乱，蜘蛛痣、肝掌等。脾大是门脉高压的表现。昭昭老师提示：肝功能减退和门静脉高压的临床表现经常容易弄混，现总结如下。根据表格可见，本题选 B。

项　目	肝功能减退	门静脉高压
表现	①肝病面容； ②出血； ③黄疸； ④肝掌和蜘蛛痣	①脾大、脾功能亢进； ②腹水：肝硬化最突出的临床表现； ③侧支循环建立：食管胃底静脉曲张是肝硬化的特征性表现，此外还有，腹壁静脉曲张、痔静脉曲张、腹膜后静脉曲张

68. C　肝病是由于雌激素在肝脏内代谢障碍，使体内雌激素水平增高而易引起蜘蛛痣。男性乳房发育是由于生理性或病理性因素引起的雌激素与雄激素比例失调，而导致的男性乳房发育异常、乳腺结缔组织异常增生的一种临床病症（C 对），故本题选 C。

69. C　肝功能减退时对雌激素的灭活作用减弱，致使雌激素在体内蓄积，通过负反馈抑制腺垂体的分泌功能，从而影响垂体—性腺轴，致使雄激素减少，出现性欲减退、睾丸萎缩；肝掌与雌激素增多有关（C 对），故本题选 C。

70. B　①腹水的原因应该是继发性醛固酮增多，而非原发性醛固酮增多（B 错），故本题选 B。②其他选项都是腹水形成的原因。

71. C　脾脏因长期瘀血（门静脉压力升高）而大，多为轻、中度肿大，消化道出血后可暂时性缩小（C 对），故本题选 C。

72. E　肝硬化门静脉高压三大临床表现：脾大、侧支循环建立、腹水，尤其是侧支循环建立对门静脉高压症的诊断有特征性意义（E 对），故本题选 E。

73. D　昭昭老师提示：肝功能减退与门静脉高压的临床表现经常容易弄混，现总结如下。根据表格可见，本题选 D。

项　目	肝功能减退	门静脉高压
表现	①肝病面容； ②出血； ③黄疸； ④肝掌和蜘蛛痣	①脾大、脾功能亢进； ②腹水：肝硬化最突出的临床表现； ③侧支循环建立：食管胃底静脉曲张是肝硬化的特征性表现，此外还有，腹壁静脉曲张、痔静脉曲张、腹膜后静脉曲张

74. B　原发性胆汁性肝硬化的辅助检查：血脂、血清胆酸，结合胆红素，AKP 及 GGT 升高，转氨酶正常或中度升高。血中抗线粒体抗体强阳性，IgM 升高，凝血酶原时间延长。尿胆红素阳性，尿胆原正常或减少。

75. C　本题中没有提到有病毒性肝炎的感染病史，而且血清抗线粒体阳性，应该要想到原发性胆汁性肝硬化的可能。原发性胆汁性肝硬化是一种自身免疫性肝脏疾病，为一种原因尚不清楚的慢性肝内胆汁郁滞，最终形成肝硬化及肝功能衰竭（C 对），故本题选 C。

76. A　肝炎后肝硬化肝脏缩小，表面凸凹不平，其他选项肝脏常增大（A 错），故本题选 A。

77. D　病理活检是确诊肝硬化的金标准，在病理上肝硬化的表现就是假小叶的形成（D 对），故本题选 D。

78. D　透明质酸（HA）为细胞外基质的主要成分之一，是由蛋白质与糖胺多糖共价结合形成的一类糖蛋白。肝硬化时，尤其晚期肝硬化，肝内可有大量糖胺多糖合成并沉淀，HA 在判定肝纤维化或肝硬化病变活动中较为敏感（D对），故本题选D。

79. C ①肝硬化是一种常见的慢性肝病，可由一种或多种原因引起肝脏损害，肝脏呈进行性、弥漫性、纤维性病变。本病早期可无明显症状，后期则出现一系列不同程度的门静脉高压和肝功能障碍，直至出现上消化道出血、肝性脑病等并发症死亡。②肝硬化往往因并发症而死亡，上消化道出血为肝硬化最常见的并发症，而肝性脑病是肝硬化最常见的死亡原因。故对判断肝硬化患者预后有意义的是，腹水的检查、凝血酶原时间、肝性脑病等（C错），故本题选C。

80. D ①高蛋白饮食肝硬化患者以高热量高蛋白食物为主，而肝性脑病以限制蛋白为主。②低盐饮食减少钠水的潴留，减少腹水。③卧床休息有助于减少腹水。④强烈利尿会引起电解质紊乱，低钾，有效血量不足，从而诱发肝性脑病，肝肾综合症（D对），故本题选D。⑤腹腔积液浓缩回输有助于减少腹水。

81. C 呼吸40次/分，端坐，有脐疝，提示腹水量大影响呼吸功能，需立即减少腹水量以缓解症状，腹腔穿刺放液效果最好（C对），故本题选C。

82. E 肝硬化患者利尿剂治疗，利尿剂量过大、利尿速度过快可诱发肝性脑病和肝肾综合征（E对），故本题选E。

83. A ①上消化道出血是肝硬化最常见的并发症（A对），故本题选A。②肝性脑病是肝硬化最严重的并发症，也是最常见的死亡原因。

84. C 弱酸性溶液灌肠可保持肠道呈酸性环境，既能清除积食和积血，又能减少氨的生成和吸收（C对），故本题选C。

85. B、86. A、87. E 昭昭老师总结如下。

分 类	代表药物	昭昭老师速记
减少肠内氮源性毒物的生成和吸收	①首选：乳果糖和稀醋酸； ②禁用：肥皂水灌肠（速记：碱性增加氨吸收）	酸性减少氨气吸收
促进体内氨的代谢	①L-鸟氨酸-L-天冬氨酸； ②鸟氨酸-α-酮戊二酸	氨基酸就是体内代谢的物质
调节神经递质	①GABA/BZ复合受体拮抗药如氟马西尼； ②减少或拮抗假性神经递质：支链氨基酸	"神"是"佛" "假""支"持
PH较高（碱中毒）	精氨酸	精简部队

88. A、89. D ①放腹水速度不宜过快，量不宜过大。初次放腹水者，一般不要超过3 000 mL（但有腹水浓缩回输设备者不限此量），并在2 h以上的时间内缓慢放出，放液中逐渐紧缩已置于腹部的多头腹带。②大量排放腹水加输注白蛋白，在1~2 h内放腹水4~6 L，同时输注白蛋白8~10 g/L腹水，继续使用适量利尿剂。

第 6 节　急性阑尾炎

90．D　①由于阑尾的解剖学特点，如管腔细窄、开口狭小等，阑尾管腔易于阻塞。②管腔阻塞后，阑尾黏膜分泌黏液增多，腔内压力上升，血运发生障碍，致使阑尾发炎（D 对），故本题选 D。

91．D　阑尾炎最典型的临床表现是右下腹压痛和转移性腹痛（D 对），故本题选 D。

92．E　急性阑尾炎病人，当腹痛尚未转移至右下腹时说明病情尚属早期，此时发热、白细胞显著升高等全身中毒症状很少，当腹部出现反跳痛时，说明炎症已达壁层腹膜，是腹膜刺激征的表现，已不是早期阑尾炎的体征，所以固定在右下腹的压痛才是对诊断急性阑尾炎有重要意义的体征（E 对），故本题选 E。

93．D　急性阑尾炎腹痛多起于上腹部或脐周部，数小时后，腹痛转移并固定在右下腹部（D 对），故本题选 D。

94．B　急性阑尾炎是感染性疾病，术后最常见的并发症是切口感染（B 对），故本题选 B。

95．A　①凡属门静脉分支引流的脏器有化脓性病灶者均可引起门静脉炎（A 对），故本题选 A。②最常见的疾病是阑尾炎、阑尾脓肿、腹腔内的脓肿、化脓性胆管炎、肝脓肿等。

第 7 节　胆石症

96．C　Charcot（腹痛、高热寒战、感染）三联症是胆管炎的典型症状，胆总管结石常导致胆道梗阻，继发感染，出现 Charcot 三联症（C 对），故本题选 C。

97．A　若胆管结石阻塞胆管并继发胆管炎，则会出现典型的三联症(Charcot)，即腹痛、高热寒战、感染（A 对），故本题选 A。

98．E　①B 超诊断胆囊结石的准确率可达 95% 以上，但对肝外胆管结石的诊断率却只有 60% ~ 80%。其主要原因是胃肠道气体对胆总管下段的干扰所致。诊断肝内胆管结石的准确率为 60% 以上，但需与肝内钙化灶相鉴别。②由于 CT 不受十二指肠气体干扰，CT 对胆总管下段病变的显示优于 B 超，故对胆道系统及肝胰等脏器占位性病变可作出较准确的诊断（E 对），故本题选 E。

第 8 节 急性胆囊炎

99. C 急性胆囊炎腹痛部位位于右上腹，可放射至右肩背（C 错），故本题选 C。

100. B 急性胆囊炎向右肩部或背部放射；心绞痛向左肩部放射（B 对），故本题选 B。

101. A ①急性胆囊炎的临床表现为常在进食油腻食物后发病，主要表现为右上腹剧烈绞痛，阵发性加重，向右肩背部放射，可伴恶心、呕吐等消化道症状，严重者可有畏寒、发热，体检右上腹有压痛、肌紧张，Murphy 征阳性，常可触及肿大且有触痛的胆囊，（A 错），故本题选 A。②感染加重时部分患者可出现黄疸，既可能是结石排入胆管造成梗阻，也可能是胆囊炎症波及胆管所致。如病变继续发展，可形成胆囊积脓、坏死、穿孔，导致弥漫性腹膜炎，也可引起胆源性肝脓肿或膈下脓肿。

102. D 急性胆囊炎 B 超提示"双壁征"，胆囊壁增厚（D 对），故本题选 D。

103. B 急性单纯性胆囊炎仅在胆囊黏膜产生炎症、充血和水肿时，可考虑先用非手术治疗控制炎症，待进一步查明病情再进行择期手术（B 对），故本题选 B。

104. C 急性胆囊炎最严重的并发症是胆囊坏疽穿孔引起胆汁性腹膜炎，病人全身中毒症状明显，常危及生命（C 对），故本题选 C。

第 9 节 急性胰腺炎

105. E 在急性胰腺炎发病过程中，胰蛋白酶启动各种酶原活化的级联，使各种胰消化酶原被激活，导致胰腺的自身消化（E 对），故本题选 E。

106. E 急性坏死性胰腺炎少数患者因血性腹水渗至皮下引起脐周或肋腹部的皮肤呈青紫色，其余症状在急性水肿性膜腺炎和急性坏死性胰腺炎中均可出现（E 对），故本题选 E。

107. E 上腹部有压痛、反跳痛与肌紧张提示有局限性腹膜炎，不应在水肿型胰腺炎中出现（E 错），故本题选 E。

108. A 患者为年轻女性，聚餐饮酒后突然上腹部剧烈疼痛，大汗，考虑急性胰腺炎。病因为大量饮酒和暴饮暴食（A 对），故本题选 A。

109. D 重症急性胰腺炎可见的体征：上腹或全腹压痛明显，并有腹肌紧张，反跳痛；肠鸣音减弱或消失（D 错）；可出现移动性浊音；伴麻痹性肠梗阻时腹胀明显；腹水多呈血性，其淀粉酶明显升高；少数可见 Grey-Turner 征、Cullen 征，故本题选 D。

110. C　①根据饮酒诱因及腹痛、腹胀、恶心呕吐症状，应高度怀疑急性胰腺炎，故需测定血、尿淀粉酶（C 对），故本题选 C。

111. C　当是急性坏死型胰腺炎时，血糖是升高的（胰岛素分泌减少导致），但血清淀粉酶可升高，但也可低于正常值，血清脂肪酶早期不升高，血钙降低，血白蛋白不会升高，而是正铁血白蛋白升高（C 对），故本题选 C。

112. E　血清淀粉酶、脂肪酶的高低与病情程度无确切关联，部分患者的胰酶可不升高（E 错），故本题选 E。其余的四种关于为急性胰腺炎时淀粉酶的说法是正确的。

113. A　吗啡可引起 Oddi 括约肌收缩，不宜应用（A 对），故本题选 A。（昭昭老师总结：消化系统及呼吸系统一般不用吗啡）

114. E　禁食、补液以减少胃酸与食物刺激的胰液分泌，是急性胰腺炎最基本的治疗方法（E 对），故本题选 E。

115. B　①吗啡可使 Oddi 括约肌收缩，不利于胰液引流，可加重病情，急性胰腺炎时禁用。②如患者出现剧烈腹痛可考虑应用哌替啶（B 对），故本题选 B。

第四单元　泌尿与生殖系统

第 1 节　尿路感染

1. C　尿路感染中最常见的致病菌为大肠杆菌（C 对），故本题选 C。

2. B　诊断急性肾盂肾炎的最重要依据是清洁中段尿细菌培养菌落计数 > 10^5/mL（B 对），故本题选 B。

3. E　对鉴别上、下尿路感染最有意义的是尿中白细胞管型，上尿路感染有白细胞管型，下尿路感染无白细胞管型（E 对），故本题选 E。

上、下尿路感染的鉴别总结如下。

项　目	急性膀胱炎	急性肾盂肾炎
尿路刺激征	尿频、尿急、尿痛	尿频、尿急、尿痛
全身症状	无	有，寒战、高热
腰痛	无	有
肾区叩击痛	无	有
白细胞管型	无	有
检查（清洁中段尿培养）	①杆菌菌数 ≥ 10^5/mL 为真性菌尿；②球菌菌数 ≥ 10^3/mL 为真性菌尿	①杆菌菌数 ≥ 10^5/mL 为真性菌尿；②球菌菌数 ≥ 10^3/mL 为真性菌尿
治疗	3 天疗法，首选喹诺酮	2 周疗法，首选喹诺酮
昭昭老师速记	"三" "先" 政策	真假周瑜，"2" 个 "周" "瑜"

4. C　**无症状细菌尿**是指患者有真性细菌尿，而无尿路感染的症状（C 对），故本题选 C。

5. C　急性膀胱炎有明显的膀胱刺激症：尿频、尿急、夜尿增多、排尿烧灼感或尿痛。常有腰骶部或耻骨上区疼痛不适，并常见排尿中断和血尿，发热少见。实验室检查：血象正常，或有白细胞轻度升高。尿液分析常有脓尿或菌尿，有时可发现肉眼血尿或镜下血尿。尿培养可发现致病菌。如没有其他泌尿系疾病，血清肌酐和血尿素氮均正常（C 对），故本题选 C。

6. C　急性肾盂肾炎临床表现为**发热、腰痛以及膀胱刺激征**（尿频、尿急、尿痛）。患者的症状和尿常规提示**急性肾盂肾炎**。肾盂肾炎有病变迁延、反复发作称为慢性，该患者 7 年前类似发病不能提示慢性肾盂肾炎。急性膀胱炎全身症状不明显，体温正常或低热，且无腰痛（C 对），故本题选 C。

7. C　若女性尿急、尿频、尿痛严重，再加上尿白细胞增多，便可怀疑为尿路感染，如尿细菌定量培养＞10^5/mL，致病菌为大肠杆菌、克雷伯杆菌、变形杆菌、凝固酶阴性葡萄球菌等则拟诊为尿路感染。②**患者急性起病，有明显寒战、高热等全身症状**，急性肾盂肾炎可能性最大（C 对），故本题选 C。③膀胱炎一般无明显的全身感染症状。

8. D　①静脉肾盂造影见肾盂肾盏变形是诊断慢性肾盂肾炎最重要的依据。②患者病程 2 年，发热、腰痛、尿频，静脉肾盂肾炎造影见肾盂肾盏变形，夜尿增多提示肾小管功能受损，应诊断为**慢性肾盂肾炎**（D 对），故本题选 D。

9. D　在未有药物敏感试验结果时，尿路感染的治疗应选用对革兰阴性杆菌有效的抗菌药物，肾盂肾炎是肾实质疾病，除尿外，血浓度亦需高，最好能用杀菌药如复方磺胺甲噁唑片、喹诺酮类、氨基糖苷类抗生素、头孢菌素类、阿莫西林等药，才能达到上述目的（D 对），故本题选 D。

10. E　①慢性肾盂肾炎的临床表现：可有膀胱刺激征：尿频、尿急、尿痛及排尿困难，可反复急性发作；可有全身中毒症状：畏寒、发热、乏力、食欲不振；局部症状有腰酸、腰痛及肋脊角叩痛；泌尿感染病史超过半年以上，抗菌治疗效果不佳。②慢性肾盂肾炎导致肾小管功能异常，**肾小管浓缩障碍**，出现夜尿增多（E 错），故本题选 E。

11. D　产妇是在产后 5 天出现夜尿增多、下腹痛，以及白细胞增高**泌尿系统感染**的症状，所以需要在抗菌药物治疗的同时进行尿液的检查（D 对），故本题选 D。

12. E　①急性肾盂肾炎常用药物有喹诺酮类、半合成青霉素、头孢菌素类等。②**红霉素**为大环内酯类，主要治疗**支原体肺炎**（E 错），故本题选 E。

13. E　患者有尿路感染，应使用**常规剂量有效抗菌药物**治疗（E 对），故本题选 E。

14. B　孕妇急性肾盂肾炎应静脉滴注抗生素治疗，可用**半合成广谱青霉素或第三代头孢菌素**（B 对），故本题选 B。

15. B　尿路感染的诊断、复发、痊愈的主要指标是尿细菌学检查（B 对），故本题选 B。

16. B　患者为育龄妇女，有感染中毒等症状如腰痛、腰酸，尿频、尿急、尿痛等尿路刺激征，中段尿培养阳性，血红细胞计数升高，此为急性**肾盂肾炎**的典型表现。

17. A　尿常规发现**白细胞管型**有助于肾盂肾炎的诊断，故本题选 A。

18. B　**急性肾盂肾炎**是近期发病，故通常采用敏感药物，**两周疗程**，既治疗又巩固。如药物不敏感应及时换药。故本题选 B。

19. E　轮流用药用于慢性肾盂肾炎需要较长期的治疗，同时又可以避免副作用。消炎药与激素不是抗菌药。故本题选 E。

第 2 节　慢性肾小球肾炎

20. E　肾小球肾炎的主要临床表现包括血尿、蛋白尿、水肿、高血压、肾功能损害（一过性）（E 对），故本题选 E。

21. C　①急性链球菌感染后肾小球肾炎，发病与链球菌感染有明确关系（不选 A）。②临床上只有 15% ~ 20% 的慢性肾炎和急性肾炎存在因果关系（不选 B）。③慢性肾炎，不同的病例其肾小球的病变不同。慢性肾炎可由多种病理类型引起，常见的有系膜增生性肾小球肾炎、系膜毛细血管性肾小球肾炎、膜性肾病等（不选 D）。④慢性肾炎是内科常见的多发病，可发生于不同年龄，其中以青壮年多见，男女之比为 2 : 1（不选 E）。⑤慢性肾炎的发病机制的起始因素为免疫介导性炎症（C 对），故本题选 C。

22. D　慢性肾衰竭患者易于感染与机体免疫功能下降有关（D 对），故本题选 D。

23. D　慢性肾小球肾炎简称慢性肾炎，系指以蛋白尿、血尿、高血压、水肿为基本临床表现，起病方式不同，病情迁延，缓慢进展，终将发展为慢性肾衰竭的一组肾小球疾病（D 对），故本题选 D。

24. C　慢性肾炎患者如肾功能尚好，可用氢氯噻嗪利尿，消除水肿。当肌酐清除率为 20 mL/min 以下时，氢氯噻嗪疗效不佳，可选用袢利尿剂如呋塞米利尿（C 对），故本题选 C。

25. A　慢性肾炎起病的形式有：①大多数病理无急性肾炎病史，病前无感染史，发病已为慢性肾炎（A 对），故本题选 A；②少数由急性肾炎迁延不愈超过 1 年以上转为慢性肾炎或急性肾炎临床"已愈"，经若干时间后又表现为慢性肾炎。

26. B　根据大量蛋白尿、水肿、贫血及肾功 BUN 明显升高的综合表现，分析患者为慢性肾功能不全（B 对），故本题选 B。

27. B　①根据患者的实验室检查，为慢性肾功能不全氮质血症期，应予以优质低蛋白、高热量、低磷、多维生素、易消化饮食，不宜给予高蛋白饮食。②高蛋白饮食是诱发慢性肾衰竭急性加重的重要因素之一（B 对），故本题选 B。

28. E　早中期慢性肾功能不全患者限制蛋白饮食，可以延缓慢性肾病的进展（E 对），故本题选 E。

第3节　慢性肾衰竭

29. B　①在慢性肾功能衰竭的各种病因中，我国以慢性肾小球肾炎引起者最多，慢性肾盂肾炎次之（B 对），故本题选 B。②美国糖尿病肾病占第 1 位，高血压次之。

30. B　血磷由肠道吸收以及肾脏排泄来调节，因此肾功能不全时血磷增高；其可与血钙结合形成磷酸钙沉积，降低血钙，并抑制 1，25- 二羟维生素 D_3 的合成，故血钙下降；肾脏通过泌氢离子、重吸收碳酸氢根离子来调整酸碱平衡，同时可排除磷酸、硫酸等酸性物质，肾衰竭时上述功能障碍，故产生代谢性酸中毒；肾排镁减少，因此常有轻度高镁血症（B 对），故本题选 B。

31. A　肾功能不全早期为夜尿多、多尿，比重先为低于 1.018，后固定于 1.010 ~ 1.012，为等渗尿，晚期尿少，尿蛋白一般为（+ ~ +++），晚期因肾小球绝大部分已毁损，尿蛋白反而减少，甚至阴性（A 对），故本题选 A。

32. B　①慢性肾衰竭的诊断通常不难，过去病史不明的需和急性肾衰竭鉴别；贫血、尿毒症面容、低钙、高磷血症、双肾缩小均支持本病的诊断（B 对），故本题选 B。②必要时可行肾活检。应尽可能查出引起慢性肾衰竭的基础疾病。

33. B　慢性肾功能不全、高磷血症患者应积极给予限磷饮食和使用肠道磷结合药，如进餐时口服碳酸钙，有降低血磷、供给钙和纠正酸中毒的作用。故本题选 B。

34. C　心力衰竭是慢性肾功能不全晚期的常见并发症，最佳的选择是予以血液滤过治疗，因血液滤过比血液透析更能维持患者的血流动力学稳定，有利于心衰的控制。故本题选 C。

第4节　前列腺增生

35. D　①症状的严重程度与前列腺增生后的体积无关（D 错），故本题选 D。②其余关于良性前列腺增生的四项描述是正确的。

36. A　老年男性急性尿潴留最常见的病因为前列腺增生（A 对），故本题选 A。

37. A　①前列腺增生症最常见的早期症状是尿频（A 对），故本题选 A。夜间尤甚，系增生的前列腺充血刺激引起。②随着病情发展，出现前列腺增生最重要的症状——排尿困难，典型表现有尿迟、断续、尿流细无力、射程短、排尿时间延长、终末滴沥、尿不尽感等。

38. B　良性前列腺增生症常常有慢性排尿困难等病史，直肠指诊前列腺肿大，质地韧，表面光滑，中央沟消失，血 PSA 不高（B 对），故本题选 B。

39. C　保列治是通过抑制 5α 还原酶，减少睾酮向双氢睾酮转化，从而抑制前列腺的增生（C 对），故本题选 C。（昭昭老师速记："五""保""户"）

第 5 节　尿路结石

40. C　①肾、输尿管结石的临床表现与结石大小、活动程度、有无梗阻感染有关。②血尿常在活动、绞痛后出现，一般为镜下血尿（C 对），故本题选 C。

41. A　①肾绞痛和血尿是尿路结石的典型表现（A 对），故本题选 A。②肾炎的主要表现是血尿、蛋白尿、水肿、高血压等。③膀胱结石表现为排尿过程中尿流突然中断。④尿道结石表现为疼痛 + 血尿。

42. B　肾绞痛是肾输尿管结石典型的临床表现，泌尿系结石是中年男性中常见的一种疾病（B 对），故本题选 B。

第 6 节　异位妊娠

43. C　异位妊娠最常见的着床部位是输卵管，导致输卵管妊娠（C 对），故本题选 C。

44. B　①只有在输卵管妊娠破裂出血的情况下，后穹窿穿刺才可抽出不凝血，在输卵管妊娠没有破裂时抽不出血液，所以并不能根据这个来排除异位妊娠（B 错），故本题选 B。②当输卵管妊娠破裂，部分患者由于腹腔内急性出血常有晕厥与休克；盆腔检查宫颈举痛明显。

45. C　尿 HCG 阳性，后穹窿穿刺抽出不凝血有助于诊断异位妊娠（C 对），故本题选 C。

46. E　① 20% ~ 30% 输卵管妊娠患者无停经史（不选 A）；妊娠试验阳性不可排除输卵管妊娠，部分患者为阴性（不选 B）；只有在输卵管妊娠破裂出血的情况下后穹窿穿刺才可抽出不凝血，在输卵管妊娠没有破裂时抽不出血液，所以不能根据这个来排除异位妊娠（不选 C）；输卵管妊娠患者不一定发生内出血（不选 D）。②病程迁延较久者，可因血液凝固与周围器官粘连形成包块（E 对），故本题选 E。

47. C　输卵管妊娠占异位妊娠的 95%，壶腹部最多，壶腹部多为流产型，而峡部多为破裂型，所以流产型多于破裂型（C 错），故本题选 C。

48. C　本考题考核异位妊娠的病理生理变化，β-HCG 是妊娠期分泌的特异性激素，但是子宫内膜 A/S 反应是由雌激素和孕激素的增加引起的（C 对），故本题选 C。

49. D ①输卵管妊娠和正常妊娠一样，合体滋养细胞产生 HCG 维持黄体生长。②妊娠使甾体激素分泌增加，致使月经停止来潮，子宫增大变软（但小于妊娠周数），子宫内膜出现蜕膜反应（D 错），故本题选 D。

50. C ①停经 48 天，有阴道流血，故诊断为异位妊娠。②异位妊娠下腹部隐痛半月余，故诊断为陈旧性宫外孕（C 对），故本题选 C。

51. D 根据停经史、阴道少量出血伴下腹痛、休克表现，腹叩诊移动性浊音（±），首先考虑输卵管妊娠流产（D 对），故本题选 D。

52. B 患者停经 40 天，阴道不规则少量流血 7 天，尿妊娠试验（+），刮宫刮出物病理检查为蜕膜组织，考虑最大可能是异位妊娠（B 对），故本题选 B。

53. E 诊断异位妊娠最可靠的方法是后穹窿穿刺，后穹窿穿刺可抽出不凝血（E 对），故本题选 E。

54. C 有停经史，不规则阴道流血、HCG 阳性，附件区包块，下腹疼痛，高度怀疑异位妊娠。

55. D 对于非破裂型异位妊娠首选腹腔镜检查。

第 7 节 阴道炎

56. A ①脓性泡沫状分泌物为滴虫性阴道炎的典型表现（A 错），故本题选 A。②其余的四种关于细菌性阴道病的描述是正确的。

57. D 滴虫性阴道炎治疗首选甲硝唑或替硝唑（D 对），故本题选 D。

58. D 滴虫性阴道炎的传播途径：①经性交直接传播是主要传播方式。由于男性感染后常无症状，易成为传染源。②间接传播经公共浴池、浴盆、浴巾、游泳池、坐式便器、衣物等传播。③滴虫性阴道炎的传播方式不包括母婴垂直传播（D 错），故本题选 D。

59. B 外阴阴道假丝酵母菌作为条件致病菌，主要为内源性传染（B 错），故本题选 B。

60. C ①婴幼儿阴道炎常见于 5 岁以下的幼女（C 对），故本题选 C。②因雌激素缺乏，局部抵抗力低造成。常见病原体为：大肠杆菌、葡萄球菌、链球菌、淋病奈氏菌、滴虫等。③病原体的传播通常是经过成人的间接传播造成的。

61. D ①念珠菌适于酸性环境，pH 值小于 4.5，10%~20% 的非孕妇女阴道内存在该菌。②念珠菌感染主要为内源性感染，寄生于人口腔、肠道、阴道的念珠菌，可相互传染，来自肠道的自身感染是该病反复感染的主要原因（D 对），故本题选 D。

62. E 正常阴道分泌物涂片镜检可见少量孢子，只能说明有念珠菌存在，当该菌处于致病状态时可看到有大量出芽孢子、假菌丝或菌丝（E 错），故本题选 E。

63. D ①阴道毛滴虫是一种有多鞭毛的原虫，可以导致性传播阴道炎。最常见的症状包括阴道分泌物增多并伴有难闻气味，小便困难，阴道瘙痒。毛滴虫感染导致阴道 pH 值升高至大于 4.5（正常阴道 pH 值是 3.8~4.2）。②本例患者，青年女性，临床表现符合上述表现，故诊断为滴虫性阴道炎，滴虫性阴道炎主要以性传播为主（D 对），故本题选 D。

64. B　阴道分泌物特点：稀薄、腥臭，呈黄色泡沫状，最可能的诊断为滴虫性阴道炎（B 对），故本题选 B。

65. B　根据患者青年妇女，外阴瘙痒伴白带增多，后穹隆处有多量稀薄的白色泡沫分泌物，阴道黏膜有多个散在的红色斑点，此为滴虫性阴道炎的典型特点。

66. A　滴虫性阴道炎的治疗宜选甲硝唑口服 7 天 1 个疗程。

67. B　外阴阴道假丝酵母菌病主要表现为外阴瘙痒、灼痛，分泌物特征为白色稠厚，呈豆渣样。故本题选 B。

68. D　对有症状的性伴侣应进行检查及治疗，无症状者无需治疗。故本题选 D。

69. E　外阴阴道假丝酵母菌病的治疗方法为局部或全身使用抗真菌药。故本题选 E。

70. A　根据患者白带增多，伴外阴瘙痒；阴道黏膜轻度充血；白色块状分泌物；其诊断可能为念珠菌性阴道炎。故本题选 A。

71. C　根据患者老年女性，阴道轻度刺痛感，伴潮热、出汗；妇科检查：阴道黏膜点状充血，分泌物少量呈淡黄色。其诊断可能为老年性阴道炎。故本题选 C。

第 8 节　痛　经

72. A　①原发性痛经占 90% 以上（A 错），故本题选 A。②其余的四种关于痛经的描述是正确的。

73. D　①痛经为最常见的妇科症状之一，指行经前后或月经期出现下腹部疼痛、坠胀，伴有腰酸或其他不适，症状严重影响生活质量者。②痛经分为原发性痛经和继发性痛经两类。原发性痛经指生殖器官无器质性病变的痛经；继发性痛经指由盆腔器质性疾病引起的痛经（D 对），故本题选 D。

74. D　痛经的概念是指经前后或月经期出现下腹疼痛、坠胀，伴腰酸或其他不适，程度较重以致影响生活和工作质量者。痛经分为原发性和继发性两类，前者是指生殖器官无器质性病变所致的痛经，后者系指由于盆腔器质性疾病如子宫内膜异位症、盆腔炎或宫颈狭窄等所引起的痛经（D 对），故本题选 D。

75. E　①原发性痛经：生殖器官无器质性病变。②继发性痛经有盆腔器质性疾病，如子宫内膜异位症、盆腔炎或宫颈狭窄等所引起的痛经。③痛经不包括迟发性痛经（E 错），故本题选 E。

76. C　①行经前后出现的下腹痛，只有程度严重影响生活和工作质量者才称为痛经。②原发性痛经与子宫内膜合成的和释放前列腺素增加有关。③痛经特别是原发性痛经很受精神、神经因素影响（C 对），故本题选 C。④腹腔镜检查对继发性痛经是最有价值的辅助诊断方法。

77. C　①痛经为最常见的妇科症状之一，指行经前后或月经期出现下腹部疼痛、坠胀，伴有腰酸或其他不适，症状严重影响生活质量者。②痛经分为原发性痛经和继发性痛经两类，原发性痛经指生殖器官无器质性病变的痛经，占痛经90%以上（C错），故本题选C；继发性痛经指由盆腔器质性疾病引起的痛经。

第五单元　内分泌、血液及代谢

第 1 节　缺铁性贫血

1. B　①再生障碍性贫血属于造血干细胞异常引起的贫血，缺铁性贫血属于造血原料不足或利用障碍引起的贫血（B对），故本题选B。②PNH属于造血细胞凋亡亢进引起的贫血，炎症性贫血、遗传性球形红细胞增多属于红细胞破坏过多引起的。

2. E　缺铁性贫血好发人群：妊娠妇女、月经期妇女、婴幼儿和儿童是高发病人群，其中，2岁以下婴幼儿和生育年龄妇女患病率最高（E对），故本题选E。

3. D　①缺铁性贫血的病因：需铁量增加而摄入不足，如婴儿生长发育期，妇女月经过多、妊娠、哺乳期等；铁的吸收障碍：萎缩性胃炎，胃切除术可致胃酸缺乏，胃－空肠吻合术后、慢性腹泻等；慢性失血：常由月经过多、钩虫病、长期肛痔出血和溃疡病反复出血等引起，是缺铁性贫血常见的原因。②病毒性肝炎较少合并缺铁性贫血（D对），故本题选D。

4. D　①血清铁蛋白的测定是早期诊断需要检测的重要指标。②血清铁蛋白测定是反映机体铁贮存的敏感指标，临床上常用于早期缺铁性贫血的诊断（D对），故本题选D。

5. D　①中年女性，月经过多，且血涂片可见红细胞中心淡染区扩大，此为缺铁性贫血的典型表现，诊断为：缺铁性贫血。②缺铁性贫血的检查项目：血清铁降低、总铁结合力升高、血清铁蛋白降低、骨髓铁染色检查显示铁减少。③红细胞半寿期测定主要用于溶血性贫血检测红细胞寿命（D错），故本题选D。

6. C　血清铁蛋白是体内储备铁的指标，降低可作为缺铁的依据（C对），故本题选C。

7. E　①口服铁剂宜选用二价铁盐，易于吸收。于两餐之间口服可减少胃肠刺激。同时服用维生素C可以促进铁的吸收（E对），故本题选E。②铁剂应连续服用至血红蛋白正常2个月后再停药，以补充贮存铁。牛奶、茶、咖啡、钙片等抑制铁吸收，不宜与铁剂同服。

8. D　口服铁剂有效的表现先是外周血网织红细胞数上升，高峰在开始服药后的5～10天，2周后血红蛋白浓度上升，一般2个月左右恢复正常（D对），故本题选D。

9. D　根据患者典型的临床表现如"牛肉样舌"及实验室检查，特别是MCV为124，为巨细胞，可诊断为巨幼红细胞贫血。故本题选D。

10. B　由于叶酸缺乏，引起巨幼红细胞性贫血，部分患者可发生舌炎，表现为舌痛、舌质绛红，呈牛肉舌状。故本题选B。

第 2 节　血小板减少性紫癜

11．A　①特发性血小板减少性紫癜慢性型多见于青年女性，表现有月经量多、皮肤黏膜出血、脾不大，血象主要是血小板减少，白细胞不低，长期失血可造成血红蛋白下降。骨髓象粒红系正常，巨核细胞正常或增多，伴成熟障碍。②该患者符合上述表现（A 对），故本题选 A。

12．A　①特发性血小板减少性紫癜是一种自身免疫性出血性综合征，也呈自身免疫性血小板减少，使血小板免疫性破坏，外周血中血小板减少的出血性疾病。②临床主要表现为皮肤、黏膜出血，较少发现内脏及肌肉深部的出血（A 错），故本题选 A。

13．E　特发性血小板减少性紫癜的血小板计数明显减少，而过敏性紫癜的血小板计数正常（E 对），故本题选 E。

14．A　①特发性血小板减少性紫癜的常用治疗方法包括糖皮质激素、脾切除、免疫抑制剂（A 错），故本题选 A。②急症处理，如 $PLT < 20 \times 10^9/L$，紧急治疗是输注血小板。

15．A　慢性特发性血小板减少性紫癜的治疗主要以缓解出血症状为目标（A 对），故本题选 A。

第 3 节　甲状腺功能亢进

16．B　甲亢时最具有诊断意义的体征是弥漫性甲状腺肿伴血管杂音（B 对），故本题选 B。

17．C　①在安静状态下出现颈动脉的明显搏动，则为异常，常见于脉压增大的疾病。②引起脉压差过大的常见疾病：主动脉瓣关闭不全、主动脉硬化、甲状腺机能亢进、严重贫血、风湿性心脏病、梅毒性心脏病、部分先天性心脏病与高血压心脏病、细菌性心内膜炎等（C 对），故本题选 C。

18．A　T_3 抑制试验指甲状腺摄 ^{131}I 率的高低与甲状腺功能状态有关。甲亢患者甲状腺摄 ^{131}I 率增高，甲低患者甲状腺摄 ^{131}I 率降低，但在正常情况下，给予一定剂量的甲状腺激素（包括 T_3 和 T_4）可以减少甲状腺摄 ^{131}I 率。这是因为在正常情况下，甲状腺摄取碘的功能与垂体分泌促甲状腺激素（TSH）之间有反馈调节的关系，即当血液内甲状腺激素含量增高时，TSH 的释出减少，甲状腺的摄碘功能就受到抑制，因此出现甲状腺摄 ^{131}I 率降低（A 错），故本题选 A。其余的四项都是 Graves 症的诊断标准。

19．B　妊娠期甲亢治疗选择内科治疗，首选药物是丙基硫氧嘧啶（B 对），故本题选 B。

20．A　①口服药物治疗甲亢的适应证是病情轻，甲状腺呈轻度中度肿大，年龄一般在 20 岁以下（A对），故本题选A。②结节性高功能腺瘤、胸骨后甲状腺肿、中重度甲亢是甲亢的手术指征（昭昭老师速记："中度""结节""压迫""后""恶变"需要手术治疗）。

21. A 复方碘溶液仅用于甲亢术前准备及甲亢危象时（A对），故本题选A。

22. B 甲亢危象可以使用大剂量碘剂，不耐受碘剂者可短期使用碳酸锂（B错），故本题选B。其余的四项描述是正确的。

23. C ①当临床上怀疑有危象时，应立即口服丙基硫氧嘧啶600 mg，以后150～200 mg，每日3次。心得安、利血平可降低周围对甲状腺素的反应（C对），故本题选C。②其他支持治疗包括吸氧、物理降温、纠正水电解质紊乱、抗感染、监护心肾功能和血压，躁动不安时加用镇静剂。肾上腺皮质激素可加强应急反应能力。

24. D 甲状腺危象表现为原有甲亢症状加重，包括高热、心动过速，伴心房颤动或心房扑动、烦躁不安、呼吸急促、大汗淋漓、厌食、恶心、呕吐、腹泻等（D对），故本题选D。

25. C T_3、T_4检查甲状腺功能，TSH最敏感（C对），故本题选C。

26. B 甲亢性心衰治疗还是以控制基础病为主，抗甲状腺治疗后心脏症状也会缓解，β受体阻滞剂普萘洛尔（心得安）既可阻断外周组织T_4向T_3的转化，又可阻断甲状腺激素对心脏的兴奋作用，故与抗甲状腺药物联用效果好（B对），故本题选B。

27. E ①甲亢治疗方法有手术、放射性碘治疗、口服抗甲状腺药物。药物治疗的适应证：病情轻、甲状腺较小的甲亢；年龄小（20岁以下）、孕妇、年老体弱或合并严重肝、肾或心脏病而不宜手术者；手术前准备；手术治疗后复发，又不宜用同位素治疗者，故本题的患者应选药物治疗（E对），故本题选E。②药物治疗：利用硫脲药物抑制甲状腺内的碘有机化，减少甲状腺激素的合成。常用的药物有丙硫氧嘧啶、咪唑类药物、他巴唑等。

28. C ①原发性甲状腺功能亢进：甲状腺肿大与甲亢同时出现；继发性甲状腺功能亢进：40岁以上多见，先有甲状腺肿大，多年后甲亢；高功能甲状腺腺瘤：单发结节或囊肿；甲状腺腺癌少见。②患者先发现甲状腺肿大，多年后出现甲亢症状，因此考虑为继发性甲亢，结合查体无突眼、甲状腺Ⅱ度肿大、结节状（C对），故本题选C。

29. D 甲状腺功能亢进可表现为高代谢症状、甲状腺肿，GD患者可伴浸润性突眼。故本题选D。

30. E FT_3，FT_4是实现甲状腺激素生物效应的主要部分，所以是诊断临床甲亢的首选指标。根据下丘脑－垂体－甲状腺轴的生理反馈机制，TSH浓度的变化是反映甲状腺功能最敏感的指标。故本题选E。

31. A 抗甲状腺药物的作用是抑制甲状腺合成甲状腺激素，多数治愈，但也有一部分病例复发。故本题选A。

32. E 甲状腺刺激抗体（TSAb）是判断预后的重要指标。故本题选E。

33. C 游离甲状腺素不受血甲状腺素结合球蛋白（TBG）的影响，它直接反映甲状腺的功能状态。故本题选C。

第 4 节　甲状腺功能减退

34. C　①甲状腺激素是战斗的激素，导致心率加快，导致心肌耗氧量增加，可导致冠心病。②甲减患者甲状腺激素减少，导致心率减慢，导致心肌耗氧量减少，不易发生冠心病（C 对），故本题选 C。

35. A　先天性甲状腺功能减退症是由于甲状腺激素合成不足造成的，分为散发性和地方性，最主要的原因是甲状腺不发育或发育不全（A 对），故本题选 A。

36. A　黏液水肿性昏迷需立即抢救治疗，甲减黏液性水肿患者坚持甲状腺替代治疗是防止并发昏迷的关键（A 对），故本题选 A。

37. C　^{131}I 治疗最常见的并发症是甲状腺功能减退，发生原因与电离辐射损伤和继发的自身免疫损伤有关（C 对），故本题选 C。

38. A　①人体内分泌功能存在负反馈，对于甲状腺而言，为下丘脑（分泌 TRH）→垂体（分泌 TSH）→甲状腺（分泌 T_3、T_4）。②甲状腺功能减退症患者，垂体分泌的血清 TSH 首先增高（昭昭老师速记：春江水暖鸭先知，甲减患者 TSH 先出现变化）（A 对），故本题选 A。甲状腺功能减退症患者 FT_4 降低，严重病例可有血清 FT_3 降低。

39. D　①人体内分泌功能存在负反馈，对于甲状腺而言，为下丘脑（分泌 TRH）→垂体（分泌 TSH）→甲状腺（分泌 T_3、T_4）。②甲状腺功能减退症患者，FT_4 降低，严重病例可有血清 FT_3 降低，负反馈机制，导致垂体分泌的血清 TSH 增高（D 对），故本题选 D。

40. A　当为原发性甲状腺功能减低时，病变在甲状腺，血中甲状腺激素水平低下，经负反馈调节，垂体 TSH 分泌增多；当为继发性甲状腺功能减退时，是垂体或下丘脑的病变，原发的 TSH 分泌减少，表现为血中的 TSH 与甲状腺激素均减少（A 对），故本题选 A。

41. A　甲状腺功能减退的治疗首选的是左旋甲状腺素（优甲乐），均从小剂量开始，逐渐递增至合适剂量（A 对），故本题选 A。

42. A　甲减的治疗目标是甲减的症状和体征消失，血清 TSH、TT_4、FT_4 水平达到正常（A 对），故本题选 A，长期维持量也同样是根据甲状腺激素和 TSH 的测定结果。

43. A　①甲状腺功能减退症的治疗常用左旋甲状腺素（L-T_4）作替代治疗，治疗目标是将血清 TSH 和甲状腺激素水平恢复正常。②治疗过程中，应定期监测血清 TSH 和甲状腺激素的变化，并据此调整 L-T_4 的剂量。③由于血清 TSH 是反映甲状腺功能最敏感的指标（A 对），故本题选 A。

44. A　黏液水肿性昏迷也称甲减危象，主要病因是甲状腺功能低下，表现为甲状腺激素分泌减少，因此预防的关键是坚持足量补充甲状腺激素，即甲状腺素替代治疗（A 对），故本题选 A。

第5节 糖尿病

45. D 2型糖尿病是由于胰岛素分泌相对不足引起的代谢紊乱，表现为以胰岛素抵抗为主，伴胰岛素分泌不足，或者以胰岛素分泌不足为主，伴胰岛素抵抗（胰岛素敏感性降低）（D对），故本题选 D。

46. C 2型糖尿病患者多数无明显的典型症状，或仅有其中的一两个症状，或有一些非典型的症状；尿糖阳性可作为怀疑糖尿病的重要线索；当空腹及餐后血糖未达到诊断糖尿病标准，又怀疑有糖尿病时，需作 OGTT 试验（C对），故本题选 C。

47. B ①尿糖阳性是诊断糖尿病的重要线索，尿糖阳性只是提示血糖值超过肾糖阈，因而尿糖阴性不能排除糖尿病可能（不选A）。②空腹血糖是诊断糖尿病患者的首选检查（B对），故本题选 B。血糖升高是诊断糖尿病的主要依据，当血糖高于正常范围而又未达到诊断糖尿病标准时，须进行口服糖耐量试验（不选D）。③糖化血红蛋白反映患者近 8～12 周总的血糖水平，为糖尿病控制情况的主要监测指标之一（不选C）。④空腹胰岛素测定是胰岛B细胞功能检查（不选E）。

48. A ①糖尿病治疗需控制饮食，减轻和避免肥胖，适当的体力活动、合理应用口服降血糖药及胰岛素。②所有糖尿病患者，无论采用降血糖药与否，均须控制饮食，此系基础治疗之一（A对），故本题选 A。

49. E ①胰岛素治疗适应证：1型糖尿病；糖尿病有急性代谢并发症；糖尿病合并严重感染、消耗性疾病、心、脑、肝、肾疾患，严重糖尿病慢性并发症时；糖尿病病人在手术应激状况时；妊娠和分娩；2型糖尿病饮食、运动、口服药效果不好时；全胰切除后继发性糖尿病。②经一段时间的胰岛素治疗后，可产生胰岛素抗体（E对），故本题选 E。

50. A ①在胰岛素绝对或相对不足时，运动可使肝葡萄糖输出增加，血糖升高，因而运动不总是使血糖降低（A错），故本题选 A。对胰岛功能很差者，应先给予胰岛素补充治疗后再开始运动。②1型糖尿病患者接受胰岛素治疗时，常处于胰岛素不足和胰岛素过量之间，为避免空腹运动可能出现的低血糖反应或血糖升高，运动宜在餐后进行。③糖尿病患者的运动应有规律，运动量和运动方式因人而异，如有心、脑血管疾病或严重微血管病变，则剧烈运动导致的血压升高、心率增快可能导致心、脑血管事件的发生或使微血管病变加重，运动应在医生指导下进行。

51. B 在黎明前曾有低血糖，但症状轻微或短暂而未被发现，继而发生低血糖后的反应性高血糖（昭昭老师速记："低血糖"要"S"）。为了处理胰岛素治疗糖尿病过程中的 Somogyi 现象，可减少晚间胰岛素的剂量（B对），故本题选 B。

52. A ①双胍类降血糖药物主要用于治疗 2型糖尿病，尤其是肥胖者的第一线用药（A对），故本题选 A。②磺脲类降血糖药物可能对肥胖者治疗失效。③胰岛素一般在 2 型糖尿病患者经饮食及口服降糖药治疗未获得良好控制时用。因本患者经饮食锻炼治疗后血糖控制差，故不能维持原来治疗。

53. D 胰岛素治疗初期可因水、钠潴留作用而发生轻度水肿，此症状可自行缓解而无须停药（D对），故本题选 D。

54. C ①补充液体是抢救糖尿病酮症酸中毒首要的极其关键的措施（C 对），故本题选 C。②只有在有效的组织灌注改善、恢复后，胰岛素的生物效应才能发挥。

55. E 胰岛素释放试验在作 OGTT 时，最好同时测定血浆胰岛素水平，可反映胰岛 β 细胞的储备功能，从而判断受试者的胰岛 β 细胞功能，对糖尿病所处阶段、分型及指导糖尿病治疗有一定参考价值。故本题选 E。

56. B 果糖胺是血浆中的蛋白质在葡萄糖非酶糖化过程中形成的一种物质，由于血浆蛋白的半衰期为 17 天，故果糖胺反映的是 2 ~ 3 周内的血糖水平。故本题选 B。

57. C 血浆 C 肽浓度的测定：C 肽和胰岛素以等分子数从胰岛 β 细胞生成及释放，C 肽能准确反映胰岛 β 细胞功能，且不受外源性胰岛素的影响。糖化血红蛋白（GHB 或 HbA₁c）循环中的血红蛋白可被血中的葡萄糖糖基化，被糖基化的程度与葡萄糖浓度成正比，而血红蛋白又有一定的寿命，当血糖较高时，被糖基化的血红蛋白比例则大，反之亦然，因此，糖化血红蛋白浓度能反映最近 3 个月内血糖的平均水平，正常人的 HbA₁c 为 4% ~ 6%。故本题选 C。

58. E 格列吡嗪可增加血浆纤维蛋白溶解活性，减低血小板黏附和聚集，有利于减轻和延缓糖尿病血管并发症的发生。

59. C 苯乙双胍可引起乳酸酸中毒，后果较严重。

第 6 节　血脂异常

60. E ①HDL（高密度脂蛋白）减少及 LDL（低密度脂蛋白）和 VLDL（极低密度脂蛋白）升高（昭昭老师提示：高的高了好，低的低了好）。②高脂血症分为高胆固醇血症、高甘油三酯血症、高密度胆固醇血症降低和低密度胆固醇血症升高以及混合型高脂血症（E 错），故本题选 E。

61. E 高脂血症患者饮食治疗：脂肪摄入量＜30% 总热量，饱和脂肪酸占 8% ~ 10%，每日胆固醇摄入量＜300 mg；内源性高甘油三酯血症应限制总热量及糖类，外源性高甘油三酯血症要求严格低脂肪饮食（E 对），故本题选 E。

62. C ①胆固醇较高，首选他汀类药物（昭昭老师速记："他"乡遇"固"知）（C 对），故本题选 C。②高甘油三酯（TG）血症首选药物：贝特类。（昭昭老师速记："三""贝"勒）

第六单元 精神神经

第 1 节 脑血管病

1. C 短暂性脑缺血发作是指颈动脉或椎－基底动脉系统一过性供血不足，导致供血区的局灶性神经功能障碍，出现相应的症状和体征。其特点是突然发作，历时短暂，症状持续不超过24 小时，之后症状完全消失，一般不遗留神经功能缺损，不会有意识不清或昏迷（C 对），故本题选 C。

2. B 颈内动脉系统 TIA 最常见症状，是对侧发作性的肢体单瘫、面瘫或偏瘫，其他症状还有单肢或偏身麻木，同侧单眼一过性黑蒙或失明，对侧偏瘫及感觉障碍，优势半球受累还可出现失语（B 对），故本题选 B。

3. A 短暂性脑缺血发作：是指由于某种因素造成的脑动脉一过性或短暂性供血障碍，导致相应供血区局灶性神经功能缺损或视网膜功能障碍。症状持续时间为数分钟到数小时，24 小时内完全恢复，可反复发作，不遗留神经功能缺损的症状和体征（A 对），故本题选 A。

4. E ①大部分短暂性脑缺血发作只持续数分钟，通常在 30 分钟内完全恢复，超过 2 小时常会遗留轻微的部分神经功能缺损表现。②传统的短暂性脑缺血发作定义时限为 24 小时内恢复（E 对），故本题选 E。

5. E ①暂时性脑缺血发作（TIA）系指脑血管病损所致短暂的局限性脑功能障碍。②症状突起又迅速消失，一般持续数分钟至数十分钟，必定在 24 小时内缓解，不留任何后遗症（E 错），故本题选 E。③TIA 有反复同样发作的趋势。可有单肢或局部无力，感觉异常或失语等颈动脉系统表现；也可有偏盲、言语不清或共济失调等椎－基底动脉系统症状。

6. B ①脑出血最常见的病因是高血压病合并细小动脉硬化（B 对），故本题选 B。②脑出血最容易发生的部位是：基底节的壳核及内囊区。 昭昭老师速记：基底组织容易出血

7. C ①脑出血最常见的病因是高血压病合并细小动脉硬化。②脑出血最容易发生的部位是：基底节的壳核及内囊区（C 对），故本题选 C。 昭昭老师速记：基底组织容易出血

8. D 当小脑幕裂孔疝的钩回疝发生时，可表现为意识障碍，如嗜睡、昏睡或昏迷突然发生或进行性加重，疝侧瞳孔增大而导致双侧瞳孔不等大（D 对），故本题选 D。

9. A 脑水肿可使颅内压增高，并致脑疝形成，是影响脑出血死亡率及功能恢复的主要因素。积极控制脑水肿、降低颅内压是脑出血急性期的重要环节（A 对），故本题选 A。

10. A ①脑出血如血压过高则应降低血压，以不低于平时血压为宜（A 错），故本题选 A。②其余四项的描述是正确的。

11. A　①心房纤颤患者易形成附壁血栓，栓子脱落后可随血流进入颈内动脉系统，使血管急性闭塞，引起供血区脑组织缺血坏死及脑功能障碍（A对），故本题选 A。②脑出血、蛛网膜下腔出血在 CT 上分别表现为脑实质、蛛网膜下腔高信号影。③脑肿瘤 CT 上表现为低信号影伴灶周强化。

第 2 节　癫　痫

12. C　脑电图对诊断本病有重要帮助，但必须结合临床发作才能做出诊断，且不能否定临床诊断。结合多种诱发方法或 24 h 脑电监测来提高脑电图检查出异常放电的电位活动的概率（C对），故本题选 C。

13. C　抗癫痫药物治疗的原则是按发作类型进行长期、规则的用药；失神发作首选乙琥胺；单纯部分性发作首选苯妥英钠；复杂部分性发作首选卡马西平（C对），故本题选 C。

14. E　①失神发作患者意识短暂中断，发作和停止突然，每日可发作数次至数百次，事后对发作无记忆（E错），故本题选 E。②其余四项的描述是正确的。

15. B　癔症、失张力发作、肌阵挛发作不伴意识丧失，该患者发作时意识丧失，故排除局限性癫痫，属于部分发作（B对），故本题选 B。

16. B　根据患者既往有癫痫病史，有不规则用药诱因，典型的发作症状，四肢都抽搐可诊断全身性强直－阵挛发作。

17. B　全身性强直－阵挛发作治疗常用的药物包括地西泮、苯巴比妥钠、苯妥英钠，发作时首选地西泮静注。

第 3 节　精神分裂症

18. B　偏执型精神分裂症以妄想为主，伴有幻觉，情感、意志、言语、行为障碍不突出，但症状长期保留（B错），故本题选 B。

19. D　精神分裂症的阴性表现和阳性表现如下表，故本题选 D。

表现	特点
阴性表现	思维贫乏、孤僻离群、被动退缩（昭昭老师速记："贫乏"是少了，是阴性）
阳性表现	思维破裂、思维散漫，思维、情感和行为不协调

20. A　精神分裂症紧张型大多数起病于青年或中年，起病较急。病程多呈发作性。主要表现

为紧张性兴奋和紧张性木僵。两者交替出现或单独发生。前者表现行为冲动，不可理解，言语内容单调刻板，动作古怪，有模仿言语。后者表现运动性抑制，少语少动至不食不动，对周围环境刺激不起反应，有违拗、模仿动作及模仿言语，偶可伴有幻觉妄想。

21．D　被控制感是患者认为自己的精神活动（思维、情感、意志、行为等）均受外力的干扰、控制、支配、操纵，这是精神分裂症的特征性症状之一（D对），故本题选D。

22．D　精神分裂症的情感障碍主要表现为情感不协调（D对），故本题选D。

23．C　①该患者表现为关系妄想、夸大妄想等，且有攻击他人表现，此为精神分裂症的典型表现，故诊断为精神分裂症（C对），故本题选C。②躁狂状态的主要临床症状是心境高涨，思维奔逸和精神运动性兴奋。③抑郁以情感低落、思维迟缓，以及言语动作减少、迟缓为典型症状。④心因性精神障碍，是一组由心理社会因素所造成的精神障碍。⑤神经官能症又称神经症、精神症，是一组非精神病功能性障碍。其共同特征：是一组心因性障碍，人格因素、心理社会因素是致病的主要因素，但非应激障碍，是一组机能障碍，障碍性质属功能性非器质性。

24．A　精神分裂症是一组常见的、原因未明的精神疾病。多起病于青壮年，表现为感知、思维、情感、行为等多方面障碍和精神活动的不协调。偏执型精神分裂症以幻觉和妄想为主要表现。

25．C　抑郁患者的核心症状是情绪低落、兴趣减退、快感缺失；伴有激越时表现为思维内容缺乏条理、大脑持续紧张、行为上烦躁不安。

26．B　人格障碍是指明显偏离正常且根深蒂固的行为方式，具有适应不良的性质。患者常因此遭受痛苦或使人遭受痛苦。

27．D　长年累月大量饮酒，多见营养不良和各种躯体并发症。

第4节　抑郁症

28．C　①抑郁症是躁狂抑郁症的一种发作形式。②抑郁症以情感低落、思维迟缓，以及言语动作减少、迟缓为典型症状。③抑郁症严重困扰患者的生活和工作，给家庭和社会带来沉重的负担，约15%的抑郁症患者死于自杀。

29．C　"木僵"病人意识清晰，虽然对外界没有任何反应，但"木僵"病人当听到家人在他床前讲述伤心事时，他也会流泪，说明其意识是清醒的（C错），故本题选C。

30．E　抑郁症的睡眠障碍主要表现为早醒，比平时早醒2～3 h，醒后不能再入睡（E对），故本题选E。

31．B　有严重消极自杀企图的患者及抗抑郁药治疗无效的患者，可采用电抽搐治疗（B对），故本题选B。

32．B　抑郁症的主要症状以情绪低落、思维迟缓、兴趣减退和躯体症状为主，且症状有晨重晚轻的特点，睡眠障碍以早醒为主（B对），故本题选B。

33. D 情感性精神障碍抑郁发作以情绪低落为主要表现（D 对），故本题选 D。

34. C 癔症发作时的精神症状是情感暴发，意识范围缩小等（C 对），故本题选 C。

第七单元 运动系统

第 1 节 颈椎病

1. A 颈椎病最常见的类型为神经根型，表现为一侧上肢的放射性疼痛（A 对），故本题选 A。

2. D 几种常见的颈椎病如下表。从题干得知，该患者主要表现为疼痛向右上肢放射，故诊断为神经根性颈椎病（D 对），故本题选 D。

分 型	特 点	昭昭老师总结
神经根型	最常见的分型，表现为颈肩痛，向上肢放射	看见"上肢"受累，就是"神经根型"
脊髓型	四肢乏力，行走、持物不稳	看见"下肢"受累，就是"脊髓型"
椎动脉型	眩晕、猝倒	看见"头晕、猝倒"，就是"椎动脉型"

3. B 椎动脉的主要作用是给脑供血，当椎动脉受压后，脑部供血减少，导致出现头晕猝倒等（B 对），故本题选 B。昭昭老师提示，对于本题广大同学很容易误选 C，注意椎动脉型颈椎病没有头痛。

4. D ①椎动脉型颈椎病是颈椎病证型之一，主要表现为突然变换头部姿势时导致椎动脉受压，出现头部缺血，进而出现头晕等。②该患者突然转头时感眩晕，符合椎动脉型颈椎病的表现（D 对），故本题选 D。

5. D ①椎动脉型颈椎病是颈椎病证型之一，主要表现为突然变换头部姿势时导致椎动脉受压，出现头部缺血，进而出现头晕等。②该患者头痛头晕，颈侧弯后伸后头晕加重并出现猝倒符合椎动脉型颈椎病的表现（D 对），故本题选 D。

6. C 颈椎病脊髓型病变，表现为下肢麻木、沉重，行走困难，双脚有踩棉感，易摔跤；上肢麻木、疼痛，双手无力、不灵活，写字、系扣、持筷等精细动作难以完成，持物易落；躯干部出现感觉异常，患者常感觉在胸部、腹部或双下肢，有如皮带样的捆绑感，所以考虑此题为脊髓型（C 对），故本题选 C。

昭昭老师总结如下。

分 型	特 点	昭昭老师总结
神经根型	最常见的分型，表现为颈肩痛，向上肢放射	看见"上肢"受累，就是"神经根型"
脊髓型	四肢乏力，行走、持物不稳	看见"下肢"受累，就是"脊髓型"
椎动脉型	眩晕、猝倒	看见"头晕、猝倒"，就是"椎动脉型"

7. C　颈椎病脊髓型病变表现为下肢麻木、沉重，行走困难，双脚有踩棉感，易摔跤；上肢麻木、疼痛，双手无力、不灵活，写字、系扣、持筷等精细动作难以完成，持物易落；躯干部出现感觉异常，患者常感觉在胸部、腹部或双下肢有如皮带样的捆绑感；所以考虑此题为脊髓型（C 对），故本题选 C。

昭昭老师总结如下。

分　型	特　点	昭昭老师总结
神经根型	最常见的分型，表现为颈肩痛，向上肢放射	看见"上肢"受累，就是"神经根型"
脊髓型	四肢乏力，行走、持物不稳	看见"下肢"受累，就是"脊髓型"
椎动脉型	眩晕、猝倒	看见"头晕、猝倒"，就是"椎动脉型"

8. E　①颈椎病的手术入路见下表。②该患者表现为 C5～6 间盘突出，即单阶段脊柱退变，故首选前路手术，故本题选 E。

手术方式	适应症
前路手术	适合于单阶段脊柱退变
后路手术	适合于多阶段脊柱退变

第 2 节　黏连性肩关节囊炎

9. D　①肩周炎，好发于 50 岁左右的女性，俗称五十肩，女性多于男性，左侧多于右侧。②肩周炎的特点是活动时疼痛加重，功能受限。③肩关节各方向主动、被动活动均不同程度受限，以外展、外旋和内旋、后伸受限最明显，内旋、内收影响最小（D 对），故本题选 D。可有三角肌轻度萎缩、斜方肌痉挛。

10. A　①肩关节周围炎，好发于 50 岁左右的妇女，俗称五十肩。患者无外伤史，肩关节外展、外旋、后伸明显受限，X 线片可见肩关节结构正常。根据病史及临床表现，本例应诊断为肩周炎（A 对），故本题选 A。②肩关节结核少见，大多为青壮年，病人多同时患有活动性肺结核，表现为肩部疼痛，患肢不能高举，外旋、外展、前屈和后伸均受限，患侧三角肌、冈上肌、冈下肌均萎缩，出现方肩畸形。骨肿瘤好发于长骨的干骺端，发生于肩关节者少见。肱骨外上髁炎多表现为 Mills 征阳性。风湿性关节炎好发于膝、踝、肩、腕等大关节呈游走性常反复发作。

11. C　肩周炎是自限性疾病，一般在 12～24 个月左右自愈，最常见的是 12 个月左右（C 对），故本题选 C。

第 3 节 类风湿性关节炎

12. E 类风湿性关节炎可侵犯周围小关节和大关节，但以近端指间关节、掌指关节、腕关节及足关节最常见，其次为肘、肩、踝、膝、颈、颞颌及髋关节。远端指间关节和脊柱关节（颈椎除外）极少受累（E 对），故本题选 E。

13. B 类风湿性关节炎手指可形成天鹅颈畸形，而不是天鹅掌（B 错），故本题选 B。其余四项关于类风湿性关节炎关节畸形是正确的。

14. D X 线平片对 RA 诊断、关节病变分期、病变演变的监测均很重要（D 对），故本题选 D。

15. D 类风湿性关节炎好发于 35 ~ 50 岁女性，表现为晨僵，小关节肿胀、疼痛（D 对），故本题选 D。

16. E ①对称性多关节肿痛伴晨僵，此为类风湿性关节炎的典型表现，且同时血类风湿因子阳性，为 1：40（+），故诊断为：类风湿性关节炎。②患者处于类风湿活动期，不宜手术（E 错），故本题选 E。

17. E 强直性脊柱炎的关节炎特点为非对称性的下肢大关节炎。

18. A 关节痛是类风湿性关节炎最早出现的症状，对称性，伴有压痛，反复发生，症状时轻时重。其余内容见下表。

疾病特点	诊　断
累及远端指间关节更明显，负重关节症状明显	骨关节炎
抗双链 DNA 抗体阳性	系统性红斑狼疮

第 4 节 骨关节炎

19. A 疼痛是骨关节炎的主要症状，也是导致功能障碍的主要原因（A 对），故本题选 A。

20. A 疼痛是非化脓性骨关节炎的主要症状，也是导致功能障碍的主要原因，特点是隐匿发作，多于活动后发生，休克可以缓解，严重者疼痛为持续性（A 对），故本题选 A。

21. E 骨关节炎，好发于负重关节（E 错），故本题选 E。其余四项是骨关节炎的好发部位。

22. B 骨关节炎的关节肿胀，多因骨质增生引起，有时为积液和滑膜肥厚所致；因骨质增生可形成方形手、膝外翻和膝内翻等表现（B 错），故本题选 B。

23. D ①该患者老年男性，主要表现为大关节肿痛，且类风湿因子阴性，昭昭老师提示：一般小关节肿痛＋类风湿因子阳性诊断为类风湿性关节炎；大关节肿痛＋类风湿因子阴性诊断为骨关节炎（D 对），故本题选 D。②其余四个选项疾病，昭昭老师总结如下。

疾　病	诊断公式
强直性脊柱炎	强直性脊柱炎 = 腰背痛（骶髂关节痛）或四肢大关节痛 + HLA-B27（+）
反应性关节炎	反应性关节炎 = 继发于身体其他部位感染的急性非化脓性关节炎
统性红斑狼疮	统性红斑狼疮 = 蝶形红斑或盘状红斑 + 多系统病变 + 多种抗体阳性（抗 Sm，抗 dsDNA）
类风湿性关节炎	类风湿性关节炎 = 全身、对称、四肢小关节肿痛 + 类风湿结节 + 晨僵＞1 小时

24. A　对于骨关节炎治疗，对乙酰氨基酚是首选用药（A 对），故本题选 A。昭昭老师速记："股（骨）""份（酚）"有限公司

第八单元　儿科疾病

第 1 节　先天性心脏病

1. D　先心病分为三种：①左向右分流型（潜伏青紫型），如房缺、室缺、动脉导管未闭；②右向左分流型（青紫型），如法洛四联症、大动脉转位；③无分流型（无青紫型），如肺动脉狭窄、主动脉缩窄等（D 对），故本题选 D。

2. D　①法洛四联症由室间隔缺损 + 右心室流出道梗阻 + 主动脉骑跨 + 右心室肥厚 4 个畸形组成，由于右心室流出道受阻致使右心室压力增高并超过左心室，使血流经室缺处，从右向左分流，可出现持续性青紫（D 对），故本题选 D。②房间隔缺损、室间隔缺损、动脉导管未闭均可发生从左向右分流，故平时不出现青紫。当哭闹、屏气致使肺动脉压增高超过左心压时，出现右向左分流而出现暂时性青紫。肺动脉狭窄无分流，不会产生青紫。

3. D　①房间隔缺损可于胸骨左缘第 2、3 肋间闻及收缩期杂音，肺动脉瓣区 P_2 亢进（D 对），故本题选 D。②肺动脉瓣狭窄可于胸骨左缘第 2 肋间闻及收缩期杂音，肺动脉瓣区 P_2 减弱。室间隔缺损可于胸骨左缘第 3、4 肋间闻及收缩期杂音，可有肺动脉瓣区亢进。动脉导管未闭可于胸骨左缘第 2 肋间闻及连续性机械性双期杂音。法洛四联症可于胸骨左缘第 2、3、4 肋间闻及收缩期杂音，肺动脉瓣区 P_2 减弱。

4. D　①当室缺时，胸骨左缘第 3、4 肋间可闻及 I ～ Ⅳ 级粗糙的全收缩期杂音（D 对），故本题选 D。②房缺可于胸骨左缘第 2 肋间闻及 Ⅱ ～ Ⅲ 级喷射性收缩期杂音。

5. B　法洛四联症包括室间隔缺损、右心室流出道梗阻、主动脉骑跨、右心室肥厚 4 种情形，可于胸骨左缘第 2、3、4 肋间闻及 Ⅱ ～ Ⅲ 级粗糙的收缩期杂音，此为肺动脉狭窄所致，因此法洛四联症杂音响度主要取决于肺动脉狭窄的程度（B 对），故本题选 B。

第 2 节　小儿腹泻

6. E　①轮状病毒引发的腹泻主要是蛋花汤样大便，无腥臭味；隐孢子虫引起的糊状便或水样便，偶有少量脓血；鼠伤寒沙门氏菌和产毒性大肠埃希菌导致的腹泻一般亦带有黏液和脓血。②致病性大肠埃希菌可导致黏液脓血病（E 对），故本题选 E。

7. E　昭昭老师总结脱水的分度如下表，故本题选 E。

分　度	临床表现	丢失量占体重百分比	昭昭老师速记
轻度	有泪，有尿	5%	一般不考试
中度	尿少明显，四肢暖	5% ~ 10%	暖的是中度
重度	外周循环衰竭，休克的描述，四肢冷	10% ~ 15%	冷的是重度

8. A　重度脱水或有循环衰竭者，应首先静脉推注或快速静脉滴入以扩充血容量，改善血液循环及肾功能，一般用 2：1 等张含钠液（2 份生理盐水加 1 份 1.4% 碳酸氢钠），总量不超过 300 mL，于 30 ~ 60 分钟内静脉推注或快速滴入（A 错），故本题选 A。

9. B　根据脱水的性质：等渗——1/2 张含钠液（2：3：1）；低渗——2/3 张含钠液（4：3：2）；高渗——1/3 张含钠液（2：6：1）（B 错），故本题选 B。

昭昭老师总结脱水的分度如下。

分　度	临床表现	渗透压	昭昭老师速记
轻度	有泪，有尿	低渗：血清钠 < 130 mmol/L	一般不考试
中度	尿少明显，四肢暖	等渗：血清钠 130 ~ 150 mmol/L	暖的是中度
重度	外周循环衰竭，休克的描述，四肢冷	高渗：血清钠 > 150 mmol/L	冷的是重度

10. D　该患儿，四肢凉→重度脱水；血钠 125 mmol/L < 130 mmol/L→低渗（D 对），故本题选 D。

11. A　①患儿表现为呕吐，腹泻 3 天，无尿，12 小时嗜睡与烦躁交替，双眼深陷，口唇干燥，皮肤弹性差，四肢冷，见花纹，这些表现为重度脱水。②代谢性酸中毒主要是由于失碱造成的，主要表现为精神萎靡、呼吸深快、口唇樱桃红、腹痛、呕吐、昏睡、昏迷、心律失常和心衰等（A 对），故本题选 A。

12. D　补液公式如下：轻度：90 ~ l20 mL/kg；中度：120 ~ 150 mL/kg；重度：150 ~ 180 mL/kg，该患儿的临床表现应该是中度脱水。

13. E　出院后，建议家长提倡母乳喂养，及时添加辅助食品，每次限一种，以逐步增加为原则。

14. D　不同程度脱水的临床表现与判断标准指标总结如下。

分　度	临床表现	丢失量占体重百分比	昭昭老师速记
轻度	有泪，有尿	5%	一般不考试
中度	尿少明显，四肢暖	5% ~ 10%	暖的是中度
重度	外周循环衰竭，休克的描述，四肢冷	10% ~ 15%	冷的是重度

15. E 2 岁男婴 + 水样便 + 四肢厥冷 = 重度脱水；血钠 138 mmol/L（130 ~ 150 mmol/L）= 等渗性脱水。该患者大便为水样便，考虑为产毒性大肠埃希菌。

16. B 该患者无膝腱反射，考虑低钾血症。

17. E 重度脱水合并休克患者，需要 2：1 的等张含钠液来补充血容量。

18. D 重度休克患者第一天的补液总量是 150 ~ 180 mL/kg。

第 3 节　小儿急性肾小球肾炎

19. A 急性肾小球肾炎病因多种多样，但绝大多数的病例属 A 组 p 溶血性链球菌急性感染后引起的免疫复合性肾小球肾炎（A 对），故本题选 A。

20. B 急性期卧床休息 2 ~ 3 周，肉眼血尿消失，可下床活动；血沉正常可上学；尿阿迪氏计数正常，可参加体育锻炼；尿检完全正常可恢复体力活动。（昭昭老师速记："活动"活动血尿"消失"；"上学"书包很"沉"的；穿着"阿迪"去"锻炼"；"体力活动""完全正常"）

21. E 猩红热是由 A 组乙型溶血性链球菌引起的急性呼吸道传染病。

22. D 腮腺炎的常见并发症有脑膜脑炎、睾丸炎、卵巢炎、胰腺炎。

23. E 猩红热的主要并发症有：急性期可并发心肌炎，恢复期可并发急性肾小球肾炎。

第 4 节　维生素 D 缺乏性佝偻病

24. C ①营养性维生素 D 缺乏性佝偻病是由于儿童体内维生素 D 不足使钙、磷代谢紊乱，产生的一种以骨骼病变为特征的全身慢性营养性疾病，主要见于 2 岁以下婴幼儿。维生素 D 缺乏性手足搐搦症是因维生素 D 缺乏致血清钙离子浓度降低，神经肌肉兴奋性增高引起，表现为全身惊厥、手足肌肉抽搐或喉痉挛等。多见于 6 个月以内的小婴儿。②维生素 D 缺乏早期是甲状旁腺反应迟钝（C 对），PTH 尚不能充分代偿，致使血磷正常而血钙降低，故本题选 C。③因血中钙离子降低，使神经肌肉兴奋性增高而引起相应症状。正常血清总钙浓度为 2.25 ~ 2.27 mmol/L，依靠维生素 D、甲状旁腺素和降钙素三者进行调节而保持相对稳定。

25. B 营养性维生素 D 缺乏性手足搐搦症，应立即控制惊厥解除喉痉挛，补充钙剂。①急救处理可用苯巴比妥、水合氯醛或地西泮迅速控制症状，对喉痉挛者应保持呼吸道通畅，必要时行气管插管。②钙剂治疗用 10% 葡萄糖酸钙 5 ~ 10 mL 加入葡萄糖 10 ~ 20 mL 缓慢静脉注射（10 分钟以上）或静脉滴注，钙剂注射不可过快，否则有引起心跳骤停的危险。惊厥反复发作者每日可重复使用钙剂 2 ～ 3 次，直至惊厥停止，以后改口服钙剂治疗。钙剂不宜与乳类同服，以免形成凝块影响其吸收。③维生素 D 治疗应用钙剂后即可同时用维生素 D 治疗，用法与佝偻病治疗方法相同（B 对），故本题选 B。

26. E　营养性维生素 D 缺乏性手足搐搦症分为典型发作（惊厥、喉痉挛和手足搐搦）和隐匿型（面神经征、腓反射、陶瑟征），故本题选 E。

昭昭老师总结营养性维生素 D 缺乏性手足搐搦症如下。

疾　病	特　点
营养性维生素 D 缺乏性手足搐搦症	①典型发作：惊厥、喉痉挛和手足搐搦； ②隐匿型：面神经征、腓反射、陶瑟征

27. D　患儿惊厥不伴发热，首先排除外热惊厥，而且有多汗、枕秃、方颅等佝偻病表现，血钙降低，血磷升高，结合反复惊厥病史，支持维生素 D 缺乏性手足搐搦症（D 对），故本题选 D。

28. E　患者有方颅、夜惊，没有添加辅食，考虑佝偻病，缺乏维生素 D，维生素 D 缺乏加之甲状旁腺功能代偿不全，致血钙降低到 1.75 ～ 1.88 mmol/L 以下，神经肌肉兴奋性增高，出现惊厥、喉痉挛或手足搐搦。

29. A　血钙低于 1.75 ～ 1.88 mmol/L，或者离子钙低于 1.0 mmol/L，可做出正确诊断。此外，用钙剂治疗后抽搐停止，手足痉挛很快缓解亦有助于诊断。

30. A　惊厥是由低钙导致的，所以，本题中先用止痉药，在治疗维生素 D 缺乏性手足搐搦症时，应立即控制惊厥，解除喉痉挛，补充钙剂，然后补充维生素 D。要严格遵守治疗原则和用药顺序，先治"标"，后治"本"，不可颠倒。急救处理应迅速控制惊厥或喉痉挛，可用苯巴比妥、水合氯醛或地西泮迅速控制症状，保持呼吸道通畅，必要时行气管插管。

第 5 节　新生儿黄疸

31. E　①新生儿处于饥饿、缺氧状态会加重黄疸，但并不是胆红素生成过多的原因（E 对），故本题选 E。②其余四项是新生儿胆红素生成过多的原因。

32. E　①生后 24 h 出现黄疸，首先考虑病理性黄疸。②败血症一般表现为生理性黄疸延长或加重。③新生儿肝炎生后 1 ～ 3 周出现黄疸或更晚。④胆道闭锁一般生后 2 周出现黄疸。⑤新生儿溶血病轻型者，出生时与正常新生儿无异，1 ～ 2 天后逐渐出现黄疸和贫血，程度日益加深，或稍有嗜睡拒食（E 对），故本题选 E。

33. C　①未结合胆红素在肝细胞内转化，与葡萄糖醛酸结合形成结合胆红素，又称为直接胆红素。②胆道闭锁：目前已证实本症多数是由于宫内病毒感染导致的生后进行性胆管炎、胆管纤维化和胆管闭锁；若管壁薄弱则形成胆总管囊肿。多在出生后 2 周始显黄疸并呈进行性加重；

粪色由浅黄转为白色；肝进行性增大，边硬而光滑；肝功改变以结合胆红素增高为主（C 对），故本题选 C。

34. D　足月儿出生后 2 ~ 3 天出现黄疸，黄疸程度较轻，4 ~ 5 天为高峰，7 ~ 10 天消退（D 对），故本题选 D。

第 6 节　小儿热性惊厥

35. E　①该患儿出生时有窒息史，生后 10 h 出现神经系统症状，具备缺血缺氧性脑病的病因（E 对），故本题选 E。②若为颅内感染需有宫内感染的前提，且发病时间过早，重度贫血、低钙及胆红素脑病需提示相关病史。

36. E　烦躁、嗜睡、眼球上窜、凝视；球结膜水肿，前囟隆起；昏睡、昏迷、惊厥；瞳孔改变：对光反应迟钝或消失；呼吸节律不整，呼吸心跳解离（有心跳，无呼吸）；有脑膜刺激征；脑脊液检查除压力增高外，其他均正常。在肺炎的基础上，除高热惊厥、低血糖、低血钙及中枢神经系统感染（脑炎、脑膜炎）外，如有上述表现提示脑水肿，伴其他一项以上者可确诊，可确诊是中毒性脑病。
昭昭老师总结：小儿肾炎如果头痛了就是高血压脑病；小儿肺炎如果昏迷了就是中毒性脑病；成人肝病如果昏迷了就是肝性脑病；成人肺疾病如果昏迷了就是肺性脑病；成人高血压如果头痛、头晕就是高血压脑病。

第 7 节　常见发疹性疾病

37. B　①多在发热 3 ~ 4 天后出现皮疹，此时全身中毒症状加重，体温骤然升高，可达 40℃，咳嗽加剧，出现烦躁或嗜睡，重者有谵妄、抽搐（疹出热盛），持续 3 ~ 4 天。②皮疹先见于耳后、发际，渐及额部、面部、颈部，然后自上而下延至躯干和四肢，最后达手掌和足底（B 对），故本题选 B。③皮疹初为红色斑丘疹，呈充血性，略高出皮面。初发时皮疹稀疏，疹间皮肤正常，其后部分融合成片，颜色加深呈暗红色。不伴痒感。颈淋巴结和脾脏轻度大，肺部可闻及干、湿啰音，胸部 X 线检查可见肺纹理增多或轻重不等弥漫性肺部浸润。

38. B　接触麻疹病人后 5 天内立即肌注免疫血清球蛋白 0.25 mL/kg，可预防麻疹；若 5 天后注射者，仅能减轻症状。被动免疫只能维持 3 ~ 8 周，以后应采取主动免疫（B 对），故本题选 B。

39. B　幼儿急疹表现为突然高热，持续 3 ~ 5 天，上呼吸道症状较轻，热骤降而出现皮疹，皮疹分布以面、颈及躯干为主，疹退后无脱屑及色素沉着；常伴有耳后及颈部淋巴结肿大；因此是热退后出疹，故本题选 B。

40．D 风疹的典型标志是耳后、枕部、颈后淋巴结触痛（D 对），故本题选 D。

第九单元 传染病与性病、寄生虫病

第 1 节 病毒性肝炎

1．E 乙肝的各种标记物的特点如下表，根据每个指标的特点，故本题选 E。

昭昭老师总结乙肝标志物特点如下。

标记物	特 点	昭昭老师速记
HBcAg	无法检测	无法查，就"不""查"（Bc）
抗 -HBs	抗 -HBs 是好东西，是保护性抗体	有了这个抗体就有了抵抗力，速记为：保护自己不"S"。注意丙肝的抗 HCV 可不是保护性的，抗 HCV 阳性就是丙肝！
HBeAg	病毒复制强和传染强的标志	小"姨"很强
乙肝大三阳	乙肝大三阳 =HBsAg（+）、HBeAg（+）、抗 -HBcAg（+）	为什么是大呢，因为 HBeAg 是病毒复制强和传染强的标志
乙肝小三阳	乙肝小三阳 =HBsAg（+）、抗 -HBe（+）、抗 -HBcAg（+）	同

2．D 抗 HBc-IgM 是 HBV 急性感染或慢性感染者病毒近期活动的标志（D 对），故本题选 D。

3．B 抗 HBs 为一种有保护性的抗体（B 对），往往在乙肝恢复期，表面抗原消失后数周在血清中检出，表明疾病康复，故本题选 B。

昭昭老师总结乙肝标志物特点如下。

标记物	特 点	昭昭老师速记
HBcAg	无法检测	无法查，就"不""查"（Bc）
抗 -HBs	抗 -HBs 是好东西，是保护性抗体	有了这个抗体就有了抵抗力，速记为：保护自己不"S"。注意丙肝的抗 HCV 可不是保护性的，抗 HCV 阳性就是丙肝！
HBeAg	病毒复制强和传染强的标志	小"姨"很强
乙肝大三阳	乙肝大三阳 =HBsAg（+）、HBeAg（+）、抗 -HBcAg（+）	为什么是大呢，因为 HBeAg 是病毒复制强和传染强的标志
乙肝小三阳	乙肝小三阳 =HBsAg（+）、抗 -HBe（+）、抗 -HBcAg（+）	同

4. A 血清 ALT 是肝炎病毒感染的一项非特异指标，许多 ALT 升高者也并非全部为肝炎病毒感染者（A 对），故本题选 A。

5. D 乙肝病史 10 年 + 凝血酶原活动度 < 40%，考虑诊断为：重型乙肝。病史如此之长，肯定是慢性的（D 对），故本题选 D。

第 2 节　流行性脑脊髓膜炎

6. A 脑膜炎球菌分为 13 个血清群，以 A、B、C 三个群最常见。我国以 A 群为主（昭昭老师速记：春水"流""啊（A）"流），B 群有上升趋势。欧美以 B、C 群为主，A 群极少（A 对），故本题选 A。

7. E ①流脑起病急、进展快，以脑膜的急性炎症为主，临床上出现发热、颅内压高、脑膜刺激征等共同特点。②由于流脑败血症期的主要病变是血管内皮损害，血管壁炎症、坏死和血栓形成，血管周围出血，因此皮肤黏膜的瘀点瘀斑是其特征性表现（E 对），故本题选 E。

8. D 发热 + 昏迷 + 瘀点、瘀斑 = 流脑，流脑快速检查：瘀点的菌检，故本题选 D。

9. E ①确诊流脑的依据是在血液、脑脊液或未经污染的体液中分离到脑膜炎双球菌（E 对），故本题选 E。②如果只能从未污染的血液或体液中检出革兰氏染色阴性的双球菌，则为推定病例。抗原试验阳性但培养阴性的病人则为可能病例。

第 3 节　狂犬病（暂无）

第 4 节　艾滋病

10. E HIV 主要侵犯和破坏部分 T 淋巴细胞，导致机体细胞免疫明显受损，最终并发严重机会性感染和肿瘤，病死率极高（E 错），故本题选 E。其余四项描述是正确的。

11. E ①艾滋病没有顽固性休克的临床表现（E 错），故本题选 E。②HIV 是一种能攻击人体内脏系统的病毒。它把人体免疫系统中最重要的 T_4 淋巴组织作为攻击目标，大量破坏 T_4

淋巴组织，产生高致命性的内衰竭。这种病毒在地域内终生传染，破坏人的免疫平衡，使人体成为各种疾病的载体。③HIV 本身并不会引发任何疾病，而是当免疫系统被 HIV 破坏后，人体由于抵抗能力过低，丧失复制免疫细胞的机会，从而感染其他的疾病导致各种复合感染而死亡。

12. E ①肺孢子虫是一种机会性致病病原体，由其引起的感染世界各地均有报道，但各国及各地区的感染率和发病率不一。②肺孢子虫常与 HIV 合并感染，也是造成 AIDS 患者死亡的主要原因。③卡氏肺孢子虫肺炎是艾滋病病人最常见的并发症，其中艾滋病成人患者感染率为59%，儿童患者为81%，是艾滋病病人的主要死亡原因之一（E 对），故本题选 E。

第 5 节　性传播疾病

13. C ①女性淋病的主要并发症是淋菌性盆腔炎（C 错），故本题选 C。②盆腔炎误诊误治很容易发展为盆腔及附件感染，反复发作可造成输卵管狭窄或闭塞，可引起宫外孕、不孕或慢性下腹痛。

14. D 梅毒树胶样肿又称梅毒瘤，浆细胞恒定出现是本病的特点（D 对），故本题选 D。

15. D 梅毒患者足量驱梅治疗后，无论是否转阴，均要定期随访2 年以上（D 错），故本题选 D。

16. A 梅毒抵抗力极弱，血液中的梅毒在4 ℃放置3 天即死亡，所以，血库冷藏 3 天后的血液是没有传染性的（A 对），故本题选 A。其余四项描述是正确的。

17. B ①尖锐湿疣不容易癌变（B 错），故本题选 B。②尖锐湿疣主要由 HPV6、Ⅱ型病毒感染泌尿生殖系统引起（不选 A）；增殖的 HPV 病毒只能在皮肤上层细胞核中查到（不选 C）；扁平疣和尖锐湿疣没有隶属关系（不选 D）；男性的尖锐湿疣多位于外生殖器和肛周部位（不选 E）。

18. D 复发性皮损一般在原部位出现（D 错），故本题选 D。

19. B 生殖器疱疹病毒只侵犯皮肤黏膜，当原发性生殖器疱疹病毒的皮损消退后，残留的病毒长期潜伏在那里，在机体抵抗力低时复发（B 错），故本题选 B。

第 6 节　肠道寄生虫病（暂无）

第十单元 五官疾病

第 1 节 结膜炎

1. D 急性卡他性结膜炎的主要临床表现是结膜充血（D 对），故本题选 D。

2. E 常见致病菌为 Koch-Weeks 杆菌、肺炎双球菌、葡萄球菌、淋球菌和流感嗜血杆菌，不包括变形杆菌（E 对），故本题选 E。

第 2 节 中耳炎

3. B 急性化脓性中耳炎最有效的治疗方法是全身应用足量抗生素药物（B 对），故本题选 B。

4. B 化脓性中耳炎及乳突炎可并发多种颅内、外并发症，简称耳源性并发症，最常见的传播途径是循破坏、缺损的骨壁侵犯传播（B 对），故本题选 B。

5. A 急性中耳炎在鼓膜穿孔前用 2% 石碳酸甘油滴耳，可消炎止痛。鼓膜穿孔后应立即停药，因该药遇脓液后释放出碳酸，可腐蚀鼓室黏膜及鼓膜（A 对），故本题选 A。

6. C 对骨疡型、胆脂瘤型中耳炎行乳突根治术，以彻底清除病灶，防止并发症，并尽量达到提高听力的目的（C 对），故本题选 C。

第 3 节 鼻炎与鼻窦炎

7. B 急性鼻炎最常见的致病微生物是鼻病毒（B 对），故本题选 B。

8. A 变应性鼻炎又称变态反应性鼻炎，是发生于鼻黏膜的变应性疾病，以鼻痒、喷嚏、鼻溢清涕、鼻黏膜肿胀为主要特点。本病属 I 型变态反应，鼻分泌物涂片检查见嗜酸性细胞增多（A 对），故本题选 A。

9. C 因肥厚性鼻炎改变了下鼻甲的厚度，造成了生理结构的改变，所以呈持续性（C 对），故本题选 C。

10. A　变应性鼻炎变态反应的类型是 I 型（A 对），故本题选 A。 昭昭老师速记："1 个""变态"。

第 4 节　牙周炎

11. D　牙周炎的四大症状：牙周袋形成、牙龈炎症、牙槽骨吸收、牙齿松动，不包括牙移位（D 错），故本题选 D。

12. D　判断有无牙周炎的重要指征是龈出血（D 对），故本题选 D。

第 5 节　过敏性皮肤病

13. B　①接触性皮炎是皮肤或黏膜接触某些物质后，在接触部位发生的急性或慢性皮炎。②斑贴试验可证实致敏物或原发刺激物（B 对），故本题选 B。

14. C　蛇毒属于动物毒素，可直接刺激肥大细胞释放组胺，导致荨麻疹，为非变态反应途径（C 对），故本题选 C。

15. E　胆碱能性荨麻疹：多见于青年，在遇热、出汗、情绪激动时，皮肤上出现 1 ~ 3 mm 的小风团，周围有明显红晕，自觉剧痒（E 对），故本题选 E。

16. A　急性荨麻疹病因复杂，最主要的原因是由食物、药物引起（A 对），故本题选 A。

17. E　荨麻疹病因复杂，常见原因有食物、药物、感染、内脏疾病、动植物因素、物理因素及精神因素等，但是没有临床证据表明与遗传有关（E 错），故本题选 E。

18. A　皮肤划痕试验阳性为荨麻疹特征性表现，加之起病急、瘙痒难忍等表现（A 对），故本题选 A。

第 6 节　真菌性皮肤病

19. B　慢性湿疹常呈不同程度的苔藓样变，皮肤损伤境界清楚，慢性病程，痒感明显。需与慢性单纯性苔藓（神经性皮炎）相鉴别，后者常发于颈部、肘、膝关节伸侧及骶尾部，呈典型的苔藓样变，无渗出倾向，瘙痒呈阵发性（B 对），故本题选 B。

20. C 体癣皮损初起为红色丘疹、丘疱疹或小水疱（C 错），故本题选 C。其余四项的描述是正确的。

第 7 节 浅表软组织急性化脓性感染

21. D 为了防止脓肿发生感染，最好的处理方式就是拔除指甲（D 对），故本题选 D。

22. D ①手部手术时多在区域组织阻滞麻醉（不选 A）；对脓液应做细菌培养及药敏试验，以选择合适的抗生素（不选 B、C）；炎症消退后，早期进行功能锻炼，恢复肢体功能（不选 E）。②伤口应置引流物（D 错），有利于通畅引流，故本题选 D。

23. D 切开排脓为末节指侧面做纵切口而非横切口，远侧不超过甲沟的 1/2，近侧不超过指节横纹，剪去突出的脂肪使脓液引流通畅（D 错），故本题选 D。

第 8 节 急性乳腺炎

24. B 急性乳腺炎多见于哺乳期妇女，表现为乳房红肿热痛，多由于乳汁淤积和乳头受损导致（B 对），故本题选 B。

25. B 抗生素可通过乳汁影响婴幼儿的健康，不宜预防给药（B 错），故本题选 B。其余的四项描述是正确的。

26. B 患者是年轻女性，发现乳房肿块位于外上象限，无其他不适症状，肿块表面光滑，易于推动，这些符合乳腺纤维腺瘤的表现。故本题选 B。

27. E 患者是中年女性，双侧乳房疼痛一年，并且与月经周期有关，腋窝淋巴结不大，最可能的疾病是乳腺囊性增生病。故本题选 E。

28. C 老年女性乳腺较大肿块，与皮肤有粘连，最可能的诊断为乳腺癌。故本题选 C。

第 9 节　腹股沟疝

29. D　①通过肿块的位置，以及压迫腹股沟韧带中点上方，站立时肿物仍复出，一般为腹股沟直疝（D 对），故本题选 D。②压迫腹股沟韧带中点上方，站立时肿物不复出，一般为腹股沟斜疝。

30. D　麦克凡法适用于腹股沟斜疝、直疝患者，尤其是较大的斜疝、复发性疝，对于股疝病人也常用麦克凡法修补，此法可直接堵住股环（D 对），故本题选 D。

31. A　绞窄性疝指嵌顿不及时解除，疝囊内的肠管及其系膜受压不断加重可使动脉血流减少以致完全阻断，而发生肠壁坏死，伴有肠梗阻（A 对），故本题选 A。

第 10 节　痔

32. E　①痔可以脱出（不选 A）；痔可出现便血，鲜红色，轻者便纸染血，排便或下蹲肛门用力时滴血、喷射出血（不选 B）；痔可出现肛门不适、瘙痒（不选 C）；单纯或早期内痔无疼痛，外痔有疼痛（不选 D）。②痔多采取保守治疗，早期无症状无须治疗（E 错），故本题选 E。

33. B　患者考虑是肛管直肠疾病，最简单方便有效的检查方法是直肠指诊。

第十一单元　常见肿瘤

第 1 节　肺　癌

1. A　①早期肺癌特别是周围型肺癌往往没有任何症状，大部分在胸部 X 线检查时发现；②癌肿在较大的支气管内生长后，常出现刺激性咳嗽，极易误认为伤风感冒；③另一个常见症状是血痰，通常为痰中带血点、血丝或断续地少量咯血，大量咯血很少见，由于肿瘤阻塞较大支气管可出现胸闷、气促、发热、胸痛等症状，故本题选 A。

2. A　肺癌侵犯纵隔压迫上腔静脉时，上腔静脉回流受阻，产生头面部、颈部和上肢水肿以及胸前部瘀血和静脉曲张，可引起头痛、头晕或眩晕（A 对），故本题选 A。

3. E　①肺上沟癌又称"潘科斯特综合症""肺尖肿瘤""肺尖癌"。上沟癌作为肺癌的一种，常以肩痛为主要症状。包绕肺的顶端（即肺尖）的地方，形成了胸壁的一个特殊区域。来自颈部、支配上肢的感觉和运动的神经纤维均经此区进入上肢。②肺上沟癌肿瘤侵至此区，往往会感到受累侧上肢的疼痛、乏力，这种疼痛往往需要镇痛剂才得以缓解。肺上沟癌癌肿常压迫颈交感神经引起同侧瞳孔缩小，上眼睑下垂，额部汗少等霍纳（Horner）综合征，压迫臂丛神经引起同侧肩关节、上肢内侧剧烈疼痛和感觉异常，侵蚀及破坏第一、二肋骨时引起局部压痛（E 对），故本题选 E。

4. C　杵状指常见于支气管肺癌（C 对），故本题选 C。

5. D　①肺癌咳嗽是最常见的症状，以咳嗽为首发症状。②痰中带血或咯血亦是肺癌的常见症状，以此为首发症状者约占 30%。以胸痛为首发症状者约占 25%。常表现为胸部不规则的隐痛或钝痛。约有 10% 的患者以此为首发症状，多见于中央型肺癌，特别是肺功能较差的病人。有 5% ~ 18% 的肺癌患者以声嘶为第一主诉，通常伴随有咳嗽（D 对），故本题选 D。

6. E　①患者有长期吸烟史，另外患者为老年男性，属肺癌的高发人群。②咳嗽，痰中带血丝，声嘶，右锁骨上窝触及一肿大淋巴结，质硬，无压痛符合肺癌临床表现（E 对），故本题选 E。

7. B　老年女性；既往有结核病史，低热、消瘦 4 个月，伴咳嗽、咳痰带血；典型的 Horner 综合征表现：右上肢内侧疼痛、无力，右侧瞳孔缩小，右上睑下垂；胸部 X 线片：右侧肺尖部致密阴影，可诊断为肺癌伴 Horner 综合征（B 对），故本题选 B。

8. B　①慢性支气管炎或 COPD 多表现为长期反复咳嗽、咳痰增多和（或）黄脓痰（不选 E）。②肺栓塞一般急性起病，伴发热，很少咳血丝痰两个月（不选 D）。③一般而言，肺结核无低热、盗汗、乏力（不选 C）。④患者无长期黄脓痰病史，本次发病亦无脓痰及发热（不选 A）。④该患者男性，45 岁以上，咯血为主就诊，伴右胸痛，气促加重，最有可能是肺癌（B 对），故本题选 B。

9. E　纤维支气管镜检查是目前诊断肺癌最重要的手段之一，对明确肿瘤的部位、大小，气管的阻塞、隆突情况及获取组织提供病理学诊断均具有重要意义（E 对），故本题选 E。

10. B　中心型肺癌的 X 线胸片的特征是肺门肿块影（B 对），故本题选 B。

11. E　①中央型肺癌胸部 X 线片，其直接 X 线征象多为一侧肺门类圆形阴影（E 对），边缘毛糙，可有分叶或切迹等表现，当肿块与肺不张、阻塞性肺炎并存时，可呈现反"S"形 X 线征象，支气管造影可见支气管壁不规则增厚、狭窄、中断或腔内肿物，故本题选 E。②间接 X 线征象：由于肿块在气管内生长，可使支气管完全或部分阻塞，可形成局限性肺气肿，肺不张、阻塞性肺炎和继发性肺脓疡等征象。

12. D　对以同侧淋巴结受累为特征的Ⅲ期患者，行原发病灶及受累的淋巴结手术切除治疗，有纵隔、器官等结构及远处转移者禁忌手术治疗（D 对），故本题选 D。

13. C　小细胞肺癌治疗原则以化疗为主，辅以手术或放疗（C 对），故本题选 C。

14. B　周围型肺癌：早期局限性小斑片阴影，增大后为圆形或类圆形，密度增高，边缘清楚呈分叶状，有印迹或**毛刺**，肺门淋巴结肿大；癌性空洞，壁厚、偏心、内壁不规则，凹凸不平，可有液平面；胸腔积液、肋骨破坏，故本题选 B。

15. E **继发型肺结核**：包括浸润型（成人中的继发型肺结核为最常见类型）；结核球；干酪性肺炎；纤维空洞。感染途径主要为内源性感染，X 线检查病灶多在**锁骨上下，病灶性质多样性**：可见浸润渗出性病灶、干酪性病灶、纤维硬结病灶、空洞、播散病灶，故本题选 E。

16. C **肺炎链球菌肺炎**：X 线胸片典型表现为**肺段或肺叶的急性炎性实变**，可有少量胸腔积液，故本题选 C。

第 2 节　食管癌

17. E　Barret 食管是指食管下段的复层鳞状上皮被单层柱状上皮所替换的一种病理现象。本身可无特殊症状，当呈现食管炎、溃疡、癌变时才会出现相应的反流症状，Barret 食管是食管腺癌的主要癌前病变（E 对），故本题选 E。

18. B　食管癌患者出现持续背痛，说明已侵及食管外组织，为晚期症状（B 对），故本题选 B。

19. A　食管癌患者，**早期切除**常可达到根治效果，中下段食管癌首选手术切除，如不能手术，可选择放射治疗（A 对），故本题选 A。

第 3 节　胃　癌

20. A　胃癌的癌前状态分为癌前疾病和**癌前病变**，前者有慢性萎缩性胃炎、胃息肉、胃溃疡和残胃炎；后者有**肠型化生和异型增生**（A 对），故本题选 A。

21. B　胃镜下便于活体组织病理学检查，能明确胃癌的诊断（B 对），故本题选 B。

22. E　亚甲蓝喷洒后，**癌组织可染成蓝色**，而正常黏膜不着色，故诊断为早期胃癌，故本题选 E。

23. B　**超声内镜**能准确判断癌的壁内浸润深度、异常肿大的淋巴结以及明确肿瘤对周围器官的浸润情况，对肿瘤分期、治疗方案选择及预后判断有重要意义，故本题选 B。

24. B　对早期胃癌**首选手术治疗**，故本题选 B。

第4节　结、直肠癌

25. D　排便习惯和粪便性状的改变是结肠癌最早出现的症状，多表现为排便次数增加、腹泻、便秘，粪便中带血、脓或黏液（D对），故本题选D。

26. D　结肠癌的主要临床表现有：排便习惯和粪便性状的改变，这是结肠癌最早出现的症状。多表现为排便次数增加、腹泻、便秘（D对），故本题选D。

27. B　家族性结肠息肉病的病人，到40岁时约有一半将发展成结肠癌，而70岁以后几乎100%发展成结肠癌。行预防性结肠切除，可有效地防止本病病人发生结肠癌（B对），故本题选B。

28. B　乙状结肠镜和纤维结肠镜检查：75%的大肠癌位于乙状结肠镜所能窥视的范围内。镜检时不仅可以发现癌肿，还可观察其大小、位置以及局部浸润范围。通过乙状结肠镜可以采取组织做病理检查（B对），故本题选B。

29. A　直肠癌可表现血便、里急后重（A对），故本题选A。

第5节　乳腺癌

30. A　乳腺癌好发于乳腺的外上象限（A对），故本题选A。

31. D　本病又名乳房湿疹样癌，是一种特殊类型的癌性疾病，主要为乳腺癌或顶泌汗腺癌扩展至乳头及其周围表皮的损害（D对），故本题选D。

32. B　①急性乳腺炎病人的主要症状是感觉乳房疼痛、局部红肿、发热，常伴有患侧淋巴结肿大、压痛，白细胞升高等。②该患者主要表现为无痛性肿块，故考虑是肿瘤而不是炎症，急性乳腺炎的突出表现是乳房的红、肿、热、痛（B对），故本题选B。

33. B　①乳腺纤维腺瘤发病年龄较轻（20岁左右），常在无意中发现乳内有无痛性肿块，多为单发，亦可为多发，也可在双侧乳腺内同时发生，以乳腺外上象限较为多见。②该患者，肿瘤生长缓慢，常呈圆形、椭圆形，质地韧实，边缘清楚，表面光滑，移动良好，触诊有滑动感，无触压痛，无乳头溢液（B对），故本题选B。

34. E　乳癌的确诊需要有组织病理学依据（E对），故本题选E。基本上所有癌症的确诊都需要活检。

35. C　三苯氧胺又名他莫昔芬，是一种抗肿瘤的激素类药物，主要用于治疗乳腺癌，也用于卵巢癌、子宫内膜癌及子宫内膜异位症等的治疗（C 对），故本题选 C。

第 6 节　子宫颈癌

36. C　①对重度不典型增生，一般多主张行全子宫切除术。如迫切要求生育，也可在锥形切除后定期密切随访。②该患者年龄 51 岁，应无生育要求，故应行全子宫切除术（C 对），故本题选 C。

37. A　根据患者孕 34 周，接近足月，胎儿及胎心均未见异常，宫颈细胞学检查巴氏Ⅲ级，宫颈活检初步诊断为子宫颈原位癌，不是紧急手术指征（A 对），故本题选 A。

38. D　①活检为宫颈上皮重度不典型增生，为癌前病变，无生育要求者行子宫全切术，年轻、希望生育者可行宫颈锥形切除术，术后密切随访。②该患者年龄 50 岁，无生育要求，故首选全子宫切除术（D 对），故本题选 D。

第四章　合理用药

1. D　①只有哌拉西林对孕妇及胎儿无影响（D 对），故本题选 D。②其余的四种药物会对婴幼儿有影响。

2. B　引起医院内感染的致病菌，主要是革兰阴性菌（B 对），故本题选 B。院外感染，主要是革兰阳性菌。

3．D 抗生素的使用指征：操作时间长、创伤大的手术；切口接近感染区的手术；开放性创伤；癌肿手术、肠道手术；血管手术；**人工制品植入手术**（D 对）；脏器移植手术。故本题选 D。

4．E 已经感染的病人，**使用抗菌药物**针对感染进行治疗时，应该明确**是否存在感染、感染的部位及病原体，病原体可能存在的耐药性，明确致病菌的特点**（E 对），故本题选 E。

5．D 抗菌药物疗程，因感染**不同而异**，一般宜用至体温正常、症状消退后的 72 ~ 96 h（D 对），故本题选 D。

6．D 胆汁中药物浓度**最高**的头孢菌素类药物是头孢呋辛（D 对），故本题选 D。

第五章　急诊急救

第一单元　急、危、重症

1．B 根据患者的症状、体征考虑诊断急性腹膜炎，属**感染性休克**的范畴（B 对），故本题选 B。

2．C 据患者临床表现诊断为**中度休克**，失血量应为 20% ~ 40%，失血量在 800 ~ 1 600 mL 左右（C 对），故本题选 C。

昭昭老师关于休克的诊断和出血量的总结如下。

休克分度	诊　断	失血量
轻度休克	**轻度**休克＝神志清楚＋脉搏＜100/分＋**收缩压正常或稍升高**	20% 以下，800 mL 以下
中度休克	**中度**休克＝神志淡漠＋脉搏＜100/分＋收缩压 70 ~ 90 mmHg	40% 以下，800 mL ~ 1 600 mL
重度休克	**重度**休克＝意识模糊、昏迷＋脉搏 100 ~ 120/分＋收缩压＜70 mmHg	40% 以上，1 600 mL 以上

3．D 休克的患者应采取头、**躯干抬高 20° ~ 30°，下肢抬高 15° ~ 20°**（D 对），故本题选 D。

4．C ①感染性休克的外科救治：补充血容量；控制感染（应用抗菌药物）；纠正酸碱失衡；使用皮质激素；采用血管扩张药物。②控制感染应与休克并行，而**不能待休克好转后再手术处理**（C 错），故本题选 C。

5．A ①有效循环血量不足是感染性休克的突出矛盾，故扩容治疗是抗休克的基本手段。②扩容所用液体应包括胶体和晶体，各种液体的合理组合才能维持机体内环境的恒定。胶体液有低分子右旋糖酐、血浆、白蛋白和全血等。晶体液中碳酸氢钠复方氯化钠液较好。**平衡盐溶液的电解质含量与血浆内含量相仿**，因此以平衡盐溶液为主，配合适量的血浆或全血（A 对），故本题选 A。

6．C ①双侧股骨干骨折可造成机体的大量失血，且 3 小时未经处理，出血量很大，结合患者脉搏细弱，血压 60/40 mmHg，四肢冰冷，无尿等情况来估计，患者属于重度休克（C 对，A、B 错），故本题选 C。②患者没有感染病史及诱因（不选 D）；患者的情况为低排高阻型休克，心输出量下降，血管收缩（不选 E）。

7. B　①患者属于重度休克，情况危急，首选的治疗措施应是迅速扩充血容量，同时检测生命指标，维持有效循环，防止不可逆损伤（B 对），故本题选 B。②静脉用强心药物可加大心肌耗氧量，进一步加重心肌损伤（不选 A）；手术应在患者情况稳定的前提下进行（不选 C）；利尿剂应在血容量补足的前提下应用，否则进一步造成血容量丢失（不选 D）；抗生素应用于抗感染，可在生命体征稳定后预防性应用（不选 E）。

8. A　颈、股动脉搏动消失是诊断心脏骤停的金标准（A 对），故本题选 A，听诊心音消失是银标准。

9. C　应先触摸大动脉搏动，诊断有无发生心脏骤停（C 对），故本题选 C。

10. B　①心肌梗死时发生心肌缺血坏死，由于缺血坏死局部多种炎性致痛物质的释放，最先出现的症状即是胸痛，且程度剧烈，难以缓解（B 对），故本题选 B。②部分患者疼痛部位不典型，可位于上腹部，由于迷走神经受刺激及组织灌注不足可出现频繁恶心、呕吐，但这些都见于部分患者，非最突出症状（不选 A）；心力衰竭或心律失常可在起病最初几天发生，但一般不是最早出现（不选 C，D）；发热一般出现在疼痛发生 24 ~ 48 h 之后（不选 E）。

11. D　急性心肌梗死患者是在冠脉粥样斑块的基础上有血栓形成使管腔闭塞，受该血管供应的心肌发生坏死，故急性心肌梗死早期最重要的治疗措施是心肌再灌注，以减少心肌的坏死（D 对），故本题选 D。

12. E　癫痫持续状态是指癫痫部分或全身性发作在短时间内频繁发生或持续存在，全身性发作在两次发作之间意识不清，全身或部分发作持续 30 分钟以上，是最危险的癫痫状态。治疗的关键是从速控制发作（E 对），故本题选 E。

13. A　①糖尿病酮症酸中毒是糖尿病的最常见急性并发症，多见于 1 型糖尿病患者，常有不当停用胰岛素、感染、劳累等诱因，主要症状有多尿、烦渴无力，消化道症状如恶心、呕吐，神经系统症状如嗜睡、意识模糊。查体可见脱水表现及酸中毒表现，知面色潮红、呼吸深快，以及特征性的烂苹果味呼吸，故本题选 A。②糖尿病高渗性昏迷多见于老年人，起病较慢，1 ~ 2 周内病情达高峰，主要表现为嗜睡、幻觉、抽搐等（不选 B）；乳酸性酸中毒常有服用苯乙双胍史，起病急，1 ~ 24 h 内病情达高峰（不选 C）；尿毒症酸中毒并非糖尿病的急性并发症（不选 D）；低血糖昏迷起病很急，以小时计，表现为饥饿感、多汗、心悸、手抖等（不选 E）。

14. C　①糖尿病酮症酸中毒首先静脉滴注的药物是胰岛素（C 对），故本题选 C。②糖尿病酮症酸中毒的治疗主要是补液 + 小剂量胰岛素治疗：开始用等渗液或者 0.9% 氯化钠，如果经过扩容后，效果不理想，再输入低渗液体，如 0.45% 氯化钠；小剂量胰岛素为 0.1 U /（kg·h），首次负荷剂量为 10 ~ 20 U。

第二单元　常见损伤

1. E　对诊断实质性脏器损伤帮助最大的检查项目是诊断性腹腔穿刺术或灌洗术（E 对），故本题选 E。

昭昭老师提示：有创检查为最准确的检查。

2. E　①常见受损内脏依次是脾 → 肾 → 肝 → 胃 → 结肠等。②胰、十二指肠、膈、直肠等由于解剖位置较深，故损伤发病率较低。③脾之所以最常受损，是因为脾属于网状内皮系统，位于腹腔的左上方，呈暗红色，质软而脆，当局部受暴力打击时，易破裂出血（E 对），故本题选 E。

3. B、4. D　①昭昭老师提示脑内出血为高密度，脑梗死为低密度。②急性脑内血肿其表现为 CT 示脑内高密度灶（4 题选 D）；急性硬脑膜外血肿 CT 示梭形高密度灶（3 题选 B）。

昭昭老师关于硬膜下血肿和硬膜外血肿的总结如下。

项　目	硬膜外血肿	硬膜下血肿
机制	多为脑膜中动脉破裂	多为脑皮质表面的小血管破裂所致
检查	脑 CT 示双凸镜高密度影（呈梭形）（昭昭速记：人在"外"面多照"镜"子）	脑 CT 示新月形阴影（昭昭速记：花前"月下"）
治疗	合并脑疝首选：手术治疗	合并脑疝首选：手术治疗

第三单元　意　外

1. D　敌敌畏中毒患者可呼出刺激性大蒜味。

2. B　肝昏迷患者由于血中硫醇衍生物增加，故呼出肝臭味。烂苹果味多见于糖尿病酮症酸中毒。

3. E　①有机磷农药中毒表现多样化。轻者以 M 样症状为主，中度者表现 M 和 N 样症状，重度者同时出现 M、N 样症状和中枢神经系统症状。②瞳孔明显缩小、大汗、流涎是 M 样症状；血压升高是 N 样症状。③本例患者符合上述表现，属于有机磷中毒（E 对），故本题选 E。

4. D　①有机磷农药中毒表现多样化。轻者以 M 样症状为主，中度者表现 M 和 N 样症状，重度者同时出现 M、N 样症状和中枢神经系统症状。②瞳孔明显缩小、大汗、流涎是 M 样症状；血压升高是 N 样症状；神志模糊是神经系统症状（D 对），故本题选 D。

5. B　①有机磷中毒可经皮肤、呼吸道吸收，经胃肠道排泄（不选 E）；肝内水样产物比原来毒性弱（不选 D）；肝内氧化产物比原来毒性强（不选 C）；在体内排泄出，毒性时间短（不选 A）。②有机磷经肾排泄（B 对），故本题选 B。

6. C　①一般服毒物后 4 ~ 6 小时洗胃最佳，超过 4 ~ 6 小时，大部分毒物已吸收，但如服毒物量较大，部分毒物仍可留在胃内，多数仍有必要洗胃（C 对），故本题选 C。②洗胃通常采用胃管洗胃法，洗胃液每次不超过 500 mL（小儿酌减），过多则易将毒物驱入肠内。③洗胃液一般采用温清水。

7. B 有机磷农药中毒死亡的主要原因是呼吸衰竭，因此需注意保持呼吸道通畅，给氧，必要时应用人工呼吸器；治疗肺水肿的药物首选阿托品；注意维持水、电解质和酸碱平衡；应用抗生素防治感染；针对休克、心律失常、心力衰竭、脑水肿采取相应防治措施（B 对），故本题选 B。

8. E ①有机磷农药中毒时应用阿托品，如出现"阿托品化"表现，应减少用量、延长给药间隔时间或停用（E 错），故本题选 E。②如出现瞳孔明显扩大、神志模糊、烦躁、惊厥、昏迷和尿潴留等症状，提示阿托品中毒，应立即停用阿托品。

9. B ①毛果芸香碱（或新斯的明）能兴奋 M 胆碱受体，可迅速对抗阿托品中毒症状（包括谵妄和昏迷），因其在体内代谢迅速，患者可在 1 ~ 2 小时内再度昏迷，故需反复给药（B 对），故本题选 B。②阿托品中毒患者出现瞳孔明显扩大、神志模糊、烦躁、谵语、惊厥、昏迷和尿潴留等症状，应立即停用阿托品。

10. D 瞳孔缩小属于毒蕈碱样体征，不可根据此诊断为重度中毒（D 错），故本题选 D。其余四个选项描述是正确的。

11. E 患者出现的是毒蕈碱样症状，其口鼻分泌物为白色泡沫样分泌物（E 对），故本题选 E。

12. C 此病人服用有机磷农药中毒，表现昏迷状态，呼吸困难，皮肤湿冷，双瞳孔如针尖大小，由于有机磷是酸性毒物，所以胃液最好选用碳酸氢钠水，故本题选 C。但敌百虫中毒时忌用 $NaHCO_3$ 水洗胃。

13. D 治疗有机磷农药中毒时应用阿托品，瞳孔应该较前增大才说明有效，因此瞳孔较前缩小不是阿托品治疗的有效指标，故本题选 D。而其余四项都是阿托品治疗的有效指标。

14. C 一氧化碳中毒时，CO 与血红蛋白结合，形成碳氧血红蛋白（COHb），使皮肤、黏膜呈樱桃红色，为一氧化碳中毒最具特征性的表现（C 对），故本题选 C。

15. E 急性一氧化碳中毒的临床表现有昏迷、口唇黏膜呈樱桃红色、抽搐、呼吸困难，但无贫血表现（E 错），故本题选 E。

16. B ①CO 一经吸入，即可产生大量碳氧血红蛋白，严重影响血红蛋白的携氧及其解离，造成组织缺氧。②中枢神经系统对缺氧最敏感，故脑部最先受累，脑缺氧导致脑细胞内水肿和细胞间质水肿（B 对），故本题选 B。

17. D 急性一氧化碳中毒为一氧化碳与血红蛋白结合形成碳氧血红蛋白（D 错），故本题选 D。其余的四项描述是正确的。

18. C 急性一氧化碳中毒患者在意识障碍恢复后，经过 2 ~ 60 天的"假愈期"，可出现神经精神症状，为急性一氧化碳中毒迟发脑病（C 对），故本题选 C。

19. D 吸入氧可加速 COHb 解离和 CO 排出，吸入含 5%CO₂ 的氧更能有效地刺激呼吸，加速 CO 排出，轻度中毒持续吸氧，流量可达 10 L/min，中、重度中毒首选高压氧治疗，能迅速纠正组织缺氧和排出 CO；呼吸停止患者应用人工呼吸器维持呼吸。群体 CO 中毒且病情严重，此时<u>最方便有效</u>的抢救措施是<u>高压氧治疗</u>（D对），故本题选D。

20. D　当乙醇浓度达87 mmol/L以上时，患者陷入深昏迷、心率快、血压下降，甚至大小便失禁、抽搐、<u>呼吸麻痹</u>，后者是其主要的死亡原因（D对），故本题选D。

21. E　慢性中毒可发生<u>酒精中毒性心肌病</u>（E错），故本题选E。

22. A　单纯性戒断反应在减少饮酒后<u>6～24小时</u>发生，出现震颤、焦虑不安、兴奋、失眠、心动过速、血压升高、大量出汗、恶心、呕吐（A对），故本题选A。

23. B　急性中毒口服者在<u>30分钟内</u>可催吐（B错），故本题选B。

24. C　阿托品属于抗胆碱类药物，<u>不属于镇静催眠类药物</u>（C错），故本题选C。

25. C　当为重度中毒时，可出现<u>深昏迷、生理反射消失、病理反射阳性、呼吸慢、不规则，脉细、心律失常，血压下降，体温较低，休克，呼吸衰竭，严重者死亡</u>（C错），故本题选C。

26. B　镇静催眠药物中毒忌用硫酸镁，因<u>镁剂可加重对中枢神经系统的抑制作用</u>（B错），故本题选B。

27. D　巴比妥类药物中毒可引起<u>中枢呼吸抑制</u>，治疗应选用呼吸中枢兴奋剂。同时应给予洗胃、导泻、碱化尿液、利尿等治疗（D对），故本题选D。

28. D　因安眠药中毒需用胃管洗胃时，洗胃液用量一般需5 000～10 000 mL（D对），故本题选D。

29. B　<u>纳洛酮</u>可以保护大脑功能，有助于<u>缩短昏迷</u>时间。故本题选B。

30. D　<u>安易醒又称为氟马西尼</u>，是苯二氮卓类拮抗剂，通过竞争抑制苯二氮卓受体而阻断该类药物的<u>镇静催眠</u>作用。故本题选D。

31. A　中暑可分为热射病（中暑高热）、日射病、热衰竭（中暑衰竭）和热痉挛（中暑痉挛）四种类型，其中热射病是<u>最常见</u>的一种类型（A对），故本题选A。

32. D　中暑<u>最危重</u>的临床类型是<u>热射病</u>（D对），故本题选D。

昭昭老师总结如下。

类　型	特　点
热惊厥	①发热时患者可表现为不同程度的中枢神经系统功能障碍，在小儿易出现全身或局部肌肉抽搐，称为<u>热惊厥</u>。 ②在老年人身上同样也会出现，表现为<u>四肢抽搐、双目圆睁、牙关紧咬、伴有白沫</u>
热衰竭	①高温环境劳动，出现的<u>血液循环机能衰竭</u>，血压下降、脉搏呼吸加快、大量出汗、皮肤变凉、血浆和细胞间液量减少、晕眩、虚脱等症状。 ②这时体温正常，在<u>炎热的天气下做体力劳动或长跑</u>，都可能引致热衰竭
热痉挛	①在干热环境下劳动，出汗过度，钠离子随汗液排出，发生肢体和腹壁肌肉的痉挛现象；患者体温并不升高，补充食盐水即可缓解。 ②热痉挛通常是<u>受热导致虚脱的第一次警告</u>，过度劳累之后，胳膊、腿和腹部等处的肌肉都会发生这种痉挛，一般由于身体盐分缺乏而引起（因为流汗过多，特别是食盐不足时）
热射病	①由于<u>散热途径受阻</u>，引起热蓄积，体温调节障碍所致。 ②临床特点是在<u>高温环境下</u>突然发病，表现为高热，开始大量出汗，以后无汗，皮肤干热，伴有意识障碍和昏迷等中枢神经系统症状，严重者可以导致死亡

33. D　高温作业工人应<u>比普通人多</u>补充水分、盐分、蛋白质及热量（D错），故本题选D。

34. E　<u>窒息</u>的常见原因如下表，流鼻涕不属于窒息的原因（E错），故本题选E。

类　型	原　因
机械性窒息	因机械作用引起呼吸障碍，如溢、绞、扼颈项部，用物堵塞呼吸孔道，压迫胸腹部，以及患急性喉头水肿或食物吸入气管等造成的窒息
中毒性窒息	如一氧化碳中毒，大量的一氧化碳由呼吸道吸入肺，进入血液，与血红蛋白结合成碳氧血红蛋白，阻碍了氧与血红蛋白的结合与解离，导致组织缺氧造成的窒息
病理性窒息	如溺水和肺炎等引起的呼吸面积的丧失；脑循环障碍引起的中枢性呼吸停止；新生儿窒息及空气中缺氧的窒息（如关进箱、柜内，空气中的氧逐渐减少等）

35. B　机械性窒息的患者不会有强烈的咳嗽，不能说话或呼吸，成人和儿童双手抵住喉部，脸会短时间内变成红色或青紫色。心跳加快而微弱，病人处于昏迷或者半昏迷状态，发绀明显，呼吸逐渐变慢而微弱，继而不规则，到呼吸停止，心跳随之减慢而停止。瞳孔散大，对光反射消失（B 错），故本题选 B。

36. E　常规成人和儿童的 Heimlich 急救法：施救者站在患者身后，从背后抱住其腹部，双臂围绕其腰腹部，一手握拳，拳心向内按压于患儿肚脐和肋骨之间的部位；另一手捂按在拳头之上，双手急速用力向里向上挤压，反复实施数次，直至阻塞物吐出为止（E 对），故本题选 E。

昭昭老师提示：带英文字母的往往是正确答案。

37. B　①淡水为低渗液（B 对），进入血液循环引起血浆渗透压降低，故本题选 B。②海水含 3.5% 的氯化钠、大量钙盐和镁盐，可以起渗透压增加、高钙高镁血症。

38. A　淡水和海水淹溺均引起全身缺氧并引起各种并发症（A 对），故本题选 A。

39. B　双上肢 =2×9%（其中双上臂占 7%，双前臂占 6%，双手占 5%），故本题选 B。

40. C　关于烧伤的分度：Ⅰ度是指伤及表皮浅层，生发层健在；浅Ⅱ度是指伤及表皮生发层、真皮乳头层（C 对）；深Ⅱ度是指伤及皮肤的真皮层，介于浅Ⅱ度和Ⅲ度之间；Ⅲ度是指皮肤全层烧伤甚至达到皮下、肌肉或骨骼，故本题选 C。

41. D　①烧伤创面清创处理后可酌情采取包扎或暴露疗法。包扎疗法时应从肢体远端向近端包扎，力量均匀、勿过紧，以免远端末梢循环差（D 对），故本题选 D。②其他项处理是正确的。

42. C　大面积烧伤后的第一天，由于体液的大量渗出和血流动力学的变化，极易发生低血容量性休克。为使病人安全度过休克期，液体复苏是早期处理最重要的措施（C 对），故本题选 C。

43. D　烧伤最常见的死亡原因是感染（D 对），故本题选 D。

44. B　Ⅱ度冻伤 2 ~ 3 周后，可痂下愈合，少有瘢痕（B 对），故本题选 B。其余的四项描述正确。

45. E　①冻伤病人急救时，将伤肢或冻僵的肢体浸入 40° 到 43° 温水中；轻轻按摩冻伤周围组织以复温；用人体体温温暖局部；心跳呼吸停止者需行抢救。②冻伤病人急救时不宜用火烘烤（E 错），故本题选 E。

46. E　电击伤的临床诊断应包括电击或触电史、皮肤电灼伤或触电后跌伤、意识丧失、抽搐、心律失常、心脏骤停（E 对），故本题选 E。

47. E　电击伤后电流能量可转化为热量，可使局部组织温度升高，引起灼伤，且常伴有小营养血管闭塞，引起组织缺血（E错），故本题选E。

48. B 雷电击属于高压电击,常发生意识丧失、心脏和呼吸骤停,如未及时复苏则会死亡(B 对),故本题选 B。

49. A 低电压和高电压都可使器官的生物电节律周期发生障碍,15 ～ 150 Hz 的低频交流电危害性较高频交流电为大,尤其是 50 ～ 60 Hz 时,易作用于心电周期,从而引起心室颤动（A错）,故本题选 A。

50. C 银环蛇咬伤致死的主要原因是呼吸衰竭（C对）,故本题选 C。

51. E 在伤肢近侧 5 ～ 10 cm 处或在伤指（趾）根部予以绑扎,在护送途中应每隔 20 分钟松绑一次,每次 1 ～ 2 分钟（E对）,故本题选 E。

52. A 蜜蜂蜇伤后,可用 3% 氨水涂擦（A对）,故本题选 A。

第六章 中医辨证施治和适宜技术应用

第一单元 中医学基本概念

第 1、2 节 整体观念和辨证论治

1. E 整体观念的内容包括：①人体是一个有机整体：五脏一体观,形神一体观;②人与自然环境的统一性;③人与社会环境的统一性,故本题选 E。

2. E 五脏一体观,即构成人体的脏腑、形体、官窍等各个组成部分,通过经络的沟通联络作用,构成以五脏为中心的五个生理病理系统,系统之间在结构与功能上是完整统一的,故本题选 E。

3. A ①整体就是完整性和统一性。②整体观念,是中医学关于人体自身的完整性及人与自然、社会环境的统一性认识,故本题选 A。

4. A 中医学的基本特点是整体观念和辨证论治,故本题选 A。

5. E ①"症",是指疾病的单个症状,以及舌象、脉象等体征,如发热、畏寒、口苦、胸闷、便溏、苔黄、脉弦等。②"证",即证候,是疾病过程中某一阶段或某一类型的病理概括,一般由一组相对固定的、有内在联系的、能揭示疾病某一阶段或某一类型病变本质的症状和体征构成。③"病",即疾病,是指有特定病因,发病形式、发病机制、发展规律和转归的一种完整的过程。如感冒、痢疾、疟疾、麻疹、哮喘和中风等。消渴属于病,故本题选 E。

6．B　辨证，就是将四诊（望、闻、问、切）所收集的资料（症状和体征），通过分析综合，辨清疾病的原因、性质、部位，以及邪正之间的关系，概括、判断为某种性质的证候的过程。论治，又称施治，是根据辨证的结果，确定相应的治疗原则和方法的过程，故本题选 B。

7．D、8．C　人体是一个有机的整体：中医学认为人体是一个以心为主宰，五脏为中心的有机整体，故 7 题选 D，8 题选 C。

9．D、10．E　中医学的特点是整体观念和辨证论治，整体观念是指导思想，辨证论治是治疗特点，故 9 题选 D，10 题选 E。

第 3 节　阴　阳

11．A　阳虚则生内寒，出现虚寒证，系阳虚无以制阴而致阴盛，须用"益火（目的或者根本）之源，以消阴翳（临床上虚寒证属阴的范畴）"，补阳以制阴，《内经》称之为"阴病治阳"。故本题选 A。

12．A　阴阳偏盛：阴或阳的偏盛，主要是指"邪气盛则实"的病理变化。"阳盛则热，阴盛则寒"是阳偏盛和阴偏盛病机的特点。前者其病属热属实，后者其病属寒属实。损其有余，又称损其偏盛，是指阴或阳的一方偏盛有余的病证，应当用"实则泻之"的方法来治疗。①抑其阳盛：对"阳盛则热"所致的实热证，应用清泻阳热，"治热以寒"，用"热者寒之"的法则治疗。②损其阴盛：对"阴盛则寒"所致的实寒证，应当温散阴寒，"治寒以热"，用"寒者热之"的法则治疗。故本题选 A。

13．B　阳偏衰产生的是"阳虚则寒"的虚寒证，治疗当扶阳抑阴，《内经》称之为"阴病治阳"。故本题选 B。

14．B　阴阳互根，是指一切事物或现象中相互对立着的阴阳两个方面，具有相互依存、互为根本的关系。即阴和阳任何一方都不能脱离另一方而单独存在，每一方都以相对的另一方的存在作为自己存在的前提和条件。"独阴不生，独阳不长"说明阴阳之间不能脱离彼此而相互独立，体现了二者的互根关系，故本题选 B。

15．E　阴阳互根，是指一切事物或现象中相互对立着的阴阳两个方面，具有相互依存、互为根本的关系。即阴和阳任何一方都不能脱离另一方而单独存在，每一方都以相对的另一方的存在作为自己存在的前提和条件。如果由于某些原因，阴和阳之间的互根关系遭到破坏，就会导致"独阴不生，独阳不生"，甚则"阴阳离决，精气乃绝"而死亡，故本题选 E。

16．C　以阴阳理论辨析其阴阳属性。如色泽分阴阳，色泽鲜明为病属于阳；色泽晦暗为病属于阴。气息分阴阳：语声高亢洪亮、多言而躁动者，多属实、属热，为阳；语声低微无力、少言而沉静者，多属虚、属寒，为阴。动静喜恶分阴阳：躁动不安属阳，蜷卧静默属阴；身热恶热属阳，身寒喜暖属阴；等等。脉象分阴阳：辨脉之部位、动态、至数、形状也可以分辨病证的阴阳属性。如以部位分，寸为阳，尺为阴；以动态分，则至者为阳，去者为阴；以至数分，则数者为阳，迟者为阴；以形状分，则浮大洪滑为阳，沉涩细小为阴，故本题选 C。

17. D　阴阳，是中国古代哲学的一对范畴，是对自然界相互关联的某些事物或现象对立双方属性的概括。阴阳，既可以表示相互对立的事物或现象，又可以表示同一事物或现象内部对立着的两个方面，故本题选 D。

18. B　阴阳的互根互用是指相互对立的阴阳两个方面，具有相互依存、相互为用的联系。如上为阳，下为阴，没有上也就无所谓下，没有下也就无所谓上。又如组成人体和维持人体生命活动的最基本物质气和血两者的关系，气属阳，血属阴，气为血之帅，血为气之母，二者是互根互用的。人体的阴津损伤，会累及阳气也伤；阳气损伤，会累及阴津也伤，也是基于阴阳互根互用的原理。如果由于某些原因导致阴阳之间互根互用的关系破坏，就会引起"阴损及阳"或"阳损及阴"的阴阳俱损的病变。最终导致"阴阳离决，精气乃绝"。"守"是守于内，"使"是行于外。这是对阴阳双方依存关系的很好说明。结合人体的生理功能而言，阴指物质，阳指功能，物质居于体内，功能表现于外。在外的阳是内在物质的表现，所以说阳为"阴之使"，在内的阴是产生机能活动的物质基础，所以说阴为"阳之守"。故本题选 B。

19. C　味，就是酸、苦、甘、辛、咸五种滋味，辛、甘、淡三味属阳，酸、苦、咸三味属阴。辛的药物能散能行，具有行气活血的功效，甘能补虚（气虚、阳虚等），具有缓急止痛等作用，淡能渗湿，具有利水作用，凡是温热的、干燥的、兴奋的、前进的等，其属性都为阳，故本题选 C。

20. D　昼夜阴阳属性的一般说法是：上午属阳中之阳，下午属阳中之阴，前半夜属阴中之阴，后半夜属阴中之阳。故本题选 D。

21. D　人体形体组织按阴阳属性划分，皮肤为阳中之阳，肌肉为阳中之阴，筋为阴中之阳，骨为阴中之阴，故本题选 D。

22. D　以气息分阴阳，语声高亢洪亮、多言而躁动者，属实、属热，为阳；语声低微无力、少言而沉静者，属虚、属寒，为阴，故本题选 D。

23. C　①阴阳的对立制约，是指属性相反的阴阳双方在一个统一体中的相互斗争、相互排斥和相互制约。阴阳学说认为，自然界一切事物或现象都存在着相互对立的阴阳两个方面，阴阳双方既是对立的，又是统一的，统一是对立的结果。②阴阳的相互制约，是指相互对立的阴阳双方大多具有相互抑制和约束的特性。阴阳双方的相互制约，主要体现为对立事物或现象的相互调控作用。正是由于阴和阳之间的这种相互对立制约，才维持了阴阳之间的动态平衡，因而促进了事物的发生、发展和变化。无论是自然界的变化和人体的生理、病理，均体现了阴阳的对立制约关系。正常者如"冬至四十五日，阳气微上，阴气微下；夏至四十五日，阴气微上，阳气微下"、"动极者镇之以静，阴亢者胜之以阳"、"阴平阳秘，精神乃治"，反常者，则如"阴胜则阳病，阳胜则阴病"、"阳虚则阴盛"、"阴虚则阳亢"等，故本题选 C。

24．D　寒极生热，对于有些寒性病证，当病情发展到寒气极盛的阶段时，常常可以出现阴盛格阳的假热症候，称为寒极生热、重阴必阳。体现了事物阴阳属性由寒转热的变化。故本题选D。

25．C　脉象分阴阳：辨脉之部位、动态、至数、形状也可以分辨病证的阴阳属性。如以部位分，寸为阳，尺为阴；以动态分，则至者为阳，去者为阴；以至数分，则数者为阳，迟者为阴；以形状分，则浮大洪滑为阳，沉涩细小为阴。故本题选C。

26．A　阴阳是对自然界相互关联的某些事物或现象对立双方属性的概括。故本题选A。

27．C　①相对静止的、内守的、下降的、凝聚的、寒冷的、晦暗的、抑制的都属于阴。②利用阴阳分析四诊的资料：色泽：鲜明—阳，晦暗—阴；声息：高亢洪亮—阳，低微无力—阴；症状：热、动、燥—阳，寒、静、湿—阴；脉象：浮、数、大、洪、滑—阳，迟、沉、小、细、涩—阴；病变部位：表、外、上—阳，里、内、下—阴，故本题选C。

28．C　凡是运动的、外向的、上升的、散的、温热的、明亮的、兴奋的都属于阳，故本题选C。

29．B　表证、热证、实证属于阳；里证、虚证、寒证属于阴，故本题选B。

30．E　指属性相反的阴阳双方在一个统一体中的相互排斥、相互制约和相互斗争，故本题选E。

31．C　①互根：是指阴阳双方均以对方存在为自己存在的前提。②互用：是指阴阳双方相互资生、促进、助长对方。（互根失常：孤阴不生，独阳不长；互用失常：阳损及阴，阴损及阳），故本题选C。

32．A　指阴阳在不断的消长运动中保持着相对的平衡状态，从冬至到立春阳气逐渐增长，阴气逐渐减弱，所以是阴消阳长，故本题选A。

33．E　指一事物的总体属性在一定条件下，可以向其相反的方向转化。（物极必反"极、重、甚"）故本题选E。

34．B　阴偏衰—虚热证—阳病治阴（壮水之主，以制阳光）；阳偏衰—虚寒证—阴病治阳（益火之源，以消阴翳），故本题选B。

35．C　阴偏衰—虚热证—阳病治阴（壮水之主，以制阳光）；阳偏衰—虚寒证—阴病治阳（益火之源，以消阴翳），故本题选C。

36．B、37．A　①凡阳虚不能制阴而致阴盛（阳消阴长）的虚寒证，宜用补阳治之。这种治疗原则，称之为"阴病治阳"，又称作"益火之源，以消阴翳"。这是针对单纯阳虚证的治疗原则。②凡阴虚不能制阳而致阳亢（阴消阳长）的虚热证，宜用补阴治之。这种治疗原则，称之为"阳病治阴"，又称作"壮水之主，以制阳光"。这是针对单纯阴虚证的治疗原则，故36题选B，37题选A。

38．D、39．A　"阴虚则热"的虚热证，当"壮水之主，以制阳光"，也可"阳中求阴"，即在补阴时适当佐以补阳药，如肾阴虚衰而相火上僭的虚热证，可用滋阴降火的知柏地黄丸少佐温热药性的肉桂以阳中求阴；"阳虚则寒"的虚寒证，当"益火之源，以消阴翳"，也可"阴中求阳"，即补阳时适当佐以补阴药，如真武汤中大量补阳药中配以芍药，以阴中求阳，故38题选D，39题选A。

40．A、41．D　肝为阴中之阳，心为阳中之阳，脾为阴中之至阴，肺为阳中之阴，肾为阴中之阴，故40题选A，41题选D。

第二单元 诊 法

第1节 望 诊

1. E 久病重病患者面色苍白，却颧颊部嫩红如妆，游移不定者，属戴阳证；满面通红—实热证；午后两颧潮红—阴虚证；故本题选 E。

2. B ①病色是指人体在疾病状态下面部表现的色泽，分为善色与恶色。②善色是指五色光明润泽者，说明脏腑精气未衰，胃气尚能上荣于面，多属新病、轻病、阳证，其病易治，预后良好。③恶色是指五色晦暗枯槁者，说明脏腑精气衰败，胃气不能上荣于面，多属久病、重病、阴证，其病难治，预后较差，故本题选 B。

3. E ①属于我国正常人的面色特点。我国正常人的面色应是红黄隐隐，明润含蓄，是有胃气和有神气的表现。②有胃气即隐约微黄、含蓄不露；有神气即光明润泽、容光焕发，故根据题干要求，本题选 E。

4. D ①青色主寒证、气滞、血瘀、疼痛和惊风。选项 D 水饮是属于黑色的主病。故此题与题干符合的最佳选项是 D。②详情如下：色淡青或青黑—寒盛、痛剧；突见面色青灰，口唇青紫，肢凉脉微—心阳暴脱，心血瘀阻（真心痛）；久病面唇青紫—心气、心阳虚衰，血行瘀阻，或肺气闭塞，呼吸不利；面色青黄（即面色青黄相兼，又称苍黄）—肝郁脾虚；小儿眉间、鼻柱、唇周发青—惊风。故本题选 D。

5. B ①黑色主肾虚、寒证、水饮、瘀血、剧痛。选项 B 湿证是黄色主病，故此题的最佳选项是 B。②详情如下：面黑暗淡或黧黑—肾阳虚；面黑干焦—肾阴虚；眼眶周围发黑—肾虚水饮或寒湿带下；面色黧黑，肌肤甲错—血瘀日久，故本题选 B。

6. C ①白色主虚证（血虚、气虚、阳虚）、寒证、失血证；②详情如下：面色苍白（白中透青）者，多属阳气暴脱之亡阳证。面色淡白无华，舌、唇色淡者，多属血虚证或失血证。面色发白，多为气虚血少，或阳衰寒盛；晄白或晄白虚浮，多为阳虚证或阳虚水泛；面色淡青或青黑者，属寒盛、痛剧。故本题选 C。

7. E ①白色主虚证（包括血虚、气虚、阳虚）、寒证、失血证。②选项 E 是属于黄色主病的内容，故在此最佳的选项是 E，故本题选 E。

8. C ①赤色主热证，亦见于戴阳证。②满面通红者，多属外感发热，或脏腑火热炽盛的实热证，故本题选 C。

9. B ①黄色主脾虚、湿证。②面色淡黄，枯槁无华，称"萎黄"。常见于脾胃气虚，气血不足者，故本题选 B。

10．D　①**面色黧黑**，肌肤甲错多因瘀血阻滞，肌失所养而致。②**肾阳虚衰**，水饮不化可见面色黧黑，但无肌肤甲错，故本题选 D。

11．B　①**面色淡黄，枯槁无华，称"萎黄"**。常见于脾胃气虚，气血不足者。②面色淡黄而虚浮，称为"黄胖"，属脾气虚弱，湿邪内盛。③若面目一身俱黄，称为"黄疸"。黄而鲜明如橘子色者，属"阳黄"，乃湿热熏蒸为患；黄而晦暗如烟熏者，属"阴黄"，乃寒湿郁滞所致。故本题选 B。

12．D　正常面色为红黄隐隐、明润含蓄，故本题选 D。

13．A　满面通红—实热证；两颧潮红—阴虚证；面色青灰—心阳暴脱、心血瘀阻；面红如妆—戴阳证、病重；面黄带晦—阴黄、寒湿证，故本题选 A。

14．C　**面色黄而虚浮—脾虚湿蕴**，故本题选 C。

15．C　**面色暗淡—肾阳虚**；面黑干焦—肾阴虚；眼眶周围色黑—肾虚水饮或寒湿带下；面色黧黑，肌肤甲错—血瘀日久所致；面色晦暗如烟熏—寒湿黄疸，故本题选 C。

16．E　**热证属于红色主病**，故本题选 E。

17．B　该证属于阴虚证，**舌红少苔为阴虚证的主要舌象**，故本题选 B。

18．B　①舌苔润泽有津，干湿适中，不滑不燥，称为润苔。舌面水分过多，伸舌欲滴，扪之湿滑，称为滑苔。②舌苔干燥，扪之无津，甚则舌苔干裂，称为**燥苔**。苔质粗糙，扪之碍手，称为糙苔，故本题选 B。

19．A　**黄苔而质腻者，称黄腻苔**，主湿热或痰热内蕴，或为食积化腐，故本题选 A。

20．B、21．C　①黑色主肾虚、寒证、**水饮**、**瘀血**、剧痛。②青色主寒证、气滞、**血瘀**、疼痛和惊风。③黄色主脾虚、**湿证**，故 20 题选 B，21 题选 C。

第 2 节　闻　诊

22．B　黄带是指带下色黄，质黏，气味臭秽的症状，多属**湿热下注**或湿毒蕴结所致，故本题选 B。

23．C　①白带是指带下色白量多，质稀如涕，淋漓不绝的症状，多属脾肾阳虚，**寒湿下注**所致。②若带下色白、质稠、状如凝乳，或呈豆腐渣状，气味酸臭，伴阴部瘙痒者，多属湿浊下注，故本题选 C。

24．C　①病室臭气触人，多为瘟疫类疾病。②病室有血腥味，病者多患失血。③病室散有腐臭气，病者多患溃腐疮疡。**病室尸臭，多为脏腑衰败**，病情重笃。④病室尿臊气（氨气味），见于肾衰。⑤病室有烂苹果样气味（酮体气味），多为消渴并发症患者，属危重病症。⑥病室有蒜臭气味，多见于有机磷中毒，故本题选 C。

25．B　**病室臭气触人，多为瘟疫类疾病**。病室有血腥味，病者多患失血。病室散有腐臭气，病者多患溃腐疮疡。病室尸臭，多为脏腑衰败，病情重笃。病室尿臊气（氨气味），见于肾衰。

病室有烂苹果样气味（酮体气味），多为消渴并发症患者，属危重病症。病室有蒜臭气味，多见于有机磷中毒，故本题选 B。

26. E 病室有蒜臭气味多见于有机磷中毒，故本题选 E。

27. B 口气酸臭，并伴食欲不振，脘腹胀满者，多属食积胃肠。口气臭秽者，多属胃热。口气腐臭，或兼咳吐脓血者，多是内有溃腐脓疡。口气臭秽难闻，牙龈腐烂者，为牙疳，故本题选 B。

28. C 口气酸臭，并伴食欲不振，脘腹胀满者多属食积胃肠，故本题选 C。

29. A 尿甜并散发烂苹果气味者多属消渴病。其他选项均不出现烂苹果味。故本题选 A。

30. E 咳声如犬吠，伴有声音嘶哑，吸气困难是肺肾阴虚，疫毒攻喉所致，多见于白喉，故本题选 E。

31. C 新病音哑或失音多属实证，多因外感风寒或风热袭肺，或痰湿壅肺，肺失清肃，邪闭清窍所致，即所谓"金实不鸣"，故本题选 C。

32. B 咳声不扬，痰稠色黄，不易咳出多属热证，多因热邪犯肺，灼伤肺津所致。故本题选 B。

33. A 久病，重病呃逆不止，声低气怯无力者属胃气衰败之危候。新病呃逆，其声有力，多属寒邪或热邪客于胃。故本题选 A。

34. C 口干欲饮，饮后则吐者为水逆，多属痰饮停胃，胃气上逆所致，故本题选 C。

35. A 呕声壮厉，吐势较猛，呕吐出黏稠黄水，或酸或苦者多属实热证，常因热伤胃津，胃失濡养所致。故本题选 A。

36. C 呕吐呈喷射状者多为热扰神明，或因头颅外伤，颅内有瘀血、肿瘤所致。故本题选 C。

37. A 久病音哑或失音者，多属虚证，多因各种原因导致阴虚火旺，肺肾精气内伤所致，即所谓"金破不鸣"，故本题选 A。

38. D 实喘：发作急骤，呼吸深长，息粗声高，唯以呼出为快者，为实喘。多为风寒袭肺或痰热壅肺，痰饮停肺，肺失宣肃，或水气凌心所致，D 为虚喘表现。故本题选 D。

39. D ①喘即气喘，指呼吸困难、急迫，张口抬肩，甚至鼻翼翕动，难以平卧。②常由肺、心病变及白喉、急喉风等导致，而辨证还与脾、肾有关。喘有虚实之分。喉中痰鸣是哮证的临床表现，而非喘证的临床表现。故本题选 D。

40. B 咳声重浊紧闷，痰多易咳多属实证，多因寒痰、湿浊停聚于肺,肺失宣降所致，故本题选 B。

41. A 咳声短促,呈阵发性、痉挛性,连续不断,咳后有鸡鸣样回声,并反复发作者,称为顿咳（百日咳），多因风邪与痰热搏结所致，常见于小儿。故本题选 A。

42. B 百日咳—鸡鸣样咳嗽，白喉—犬吠样咳嗽，故本题选 B。

43. D 呕吐物酸腐—食滞胃脘。故本题选 D。

44. C ①病室臭气触人，多为瘟疫类疾病。②病室有血腥味,病者多患失血。③病室散有腐臭气,病者多患溃腐疮疡。病室尸臭,多为脏腑衰败,病情重笃。④病室尿臊气（氨气味），见于肾衰。⑤病室有烂苹果样气味（酮体气味），多为消渴并发症患者，属危重病症。⑥病室有蒜臭气味，多见于有机磷中毒，故本题选 C。

45. D ①病室臭气触人，多为瘟疫类疾病。②病室有血腥味,病者多患失血。③病室散有腐臭气,病者多患溃腐疮疡。病室尸臭,多为脏腑衰败,病情重笃。④病室尿臊气（氨气味），见于肾衰。⑤病室有烂苹果样气味（酮体气味），多为消渴并发症患者，属危重病症。⑥病室有蒜臭气味，多见于有机磷中毒，故本题选 D。

46. D　咳声不扬，痰稠色黄，不易咯出，多属热证，多因热邪犯肺，肺津被灼所致。咳有痰声，痰多易咯，多属痰湿阻肺所致。干咳无痰或少痰，多属燥邪犯肺或阴虚肺燥所致。故此题的最佳选项是 D。

47. C　咳声不扬，痰稠色黄，不易咯出，多属热证，多因热邪犯肺，肺津被灼所致。咳有痰声，痰多易咯，多属痰湿阻肺所致。干咳无痰或少痰，多属燥邪犯肺或阴虚肺燥所致。故此题的最佳选项是 C。

48. D　喘即气喘，指呼吸困难、急迫，张口抬肩，甚至鼻翼翕动，难以平卧，故本题选 D。

49. E　哮是指呼吸急促似喘，声高断续，喉间有哮鸣音的症状，故本题选 E。

50. C、51. D　口气酸臭，并伴食欲不振，脘腹胀满者，多属食积胃肠。口气臭秽者，多属胃热。口气腐臭，或兼咳吐脓血者，多是内有溃腐脓疡。口气臭秽难闻，牙龈腐烂者，为牙疳。故 50 题选 C，51 题选 D。

第3节　问　诊

52. C　①发热不高，一般不超过 38℃，或体温正常仅自觉发热者，称为微热。②长期微热，劳累则甚，兼疲乏、少气、自汗等症者，多属气虚发热。③时有低热，兼面白、头晕、舌淡、脉细等症者，多属血虚发热。④长期低热，兼颧红、五心烦热等症者，多属阴虚发热。⑤每因情志不舒而时有微热，兼胸闷、急躁易怒等症者，多属气郁发热，亦称郁热。⑥小儿于夏季气候炎热时长期发热，兼有烦渴、多尿、无汗等症，至秋凉自愈者，多属气阴两虚发热，故本题选 C。

53. E　①发热不高，一般不超过 38℃，或体温正常仅自觉发热者，称为微热。②长期微热，劳累则甚，兼疲乏、少气、自汗等症者，多属气虚发热。③时有低热，兼面白、头晕、舌淡、脉细等症者，多属血虚发热。④长期低热，兼颧红、五心烦热等症者，多属阴虚发热。⑤每因情志不舒而时有微热，兼胸闷、急躁易怒等症者，多属气郁发热，亦称郁热。⑥小儿于夏季气候炎热时长期发热，兼有烦渴、多尿、无汗等症，至秋凉自愈者，多属气阴两虚发热，故本题选 E。

54. B　①口渴咽干，鼻干唇燥，发于秋季者，多因燥邪伤津所致。口干微渴，发热，脉浮数者，多见于温热病初期，邪热伤津不甚。②大渴喜冷饮，壮热，大汗出者，为里热炽盛，津液大伤的表现。严重腹泻，或汗、吐、下及利尿太过，耗伤津液，均可导致大渴引饮。③口渴咽干，夜间尤甚，颧赤盗汗，五心烦热者，是阴虚津亏，虚火内炽的表现。④口渴而多饮，小便量多，形体消瘦者，属消渴病。小儿夏季见之，且无汗或少汗、发热者，为夏季热。

⑤渴不多饮,兼身热不扬,心中烦闷,苔黄腻者,属湿热证;因邪热伤津则口渴,体内有湿故不多饮。⑥渴不多饮,兼身热夜甚,心烦不寐,舌红绛者,属温病营分证。因邪热耗伤阴津,故口渴,但热邪又能蒸腾营阴上潮于口,故不多饮。⑦渴喜热饮而量不多,或水入即吐者,多由痰饮内停所致。因痰饮内阻,津液不能气化上承于口,故口渴,但体内有饮邪,故不多饮,或水入即吐。⑧口干,但欲漱水不欲咽,兼面色黧黑,或肌肤甲错者,为有瘀血的表现,故本题选B。

55. E 口干但欲漱水而不欲咽,兼面色黧黑,舌紫暗或有瘀斑者:属瘀血内停,故本题选E。

56. D ①十问歌的内容,即一问寒热二问汗,三问头身四问便,五问饮食六胸腹,七聋八渴俱当辨,九问旧病十问因,再兼服药参机变,妇女尤必问经期,迟速闭崩皆可见,再添片语告儿科,天花麻疹均占验。②关于十问歌的内容需要熟练记忆,在临床问诊过程中尤为重要,故本题选D。

57. C 选项C中小便涩痛指小便排出不畅而痛,伴有急迫、灼热等感觉。见于淋证,因湿热下注,膀胱气化不利所致,故本题选C。

58. D 小便频数,澄清量多,夜间明显者多由肾阳不足,肾气不固,膀胱失约所致,故本题选D。

59. C ①余沥不尽是指排尿后小便点滴不尽的症状。②多因肾阳亏虚,肾气不固所致。③常见于老年人和久病体衰者,故本题选C。

60. B 完谷不化即大便中含有较多未消化食物的症状,多见于脾虚、肾虚。故根据题干要求,最佳的选项是B。

61. B ①便秘可因热结肠道,或津液亏少,或阴血不足,导致肠道燥化太过,肠失濡润,传导不利所致;也可因气虚传送无力,或阳虚寒凝,传化乏力,肠道气机滞塞所致。②根据题干要求,最佳的选项是B。

62. B 便质异常:①完谷不化:病久体弱者见之,多属脾虚、肾虚;新起者多为食滞胃肠。②溏结不调:多因肝郁脾虚,肝脾不调所致。若大便先干后稀,多属脾虚。故本题选B。

63. D 便质异常:①完谷不化:病久体弱者见之,多属脾虚、肾虚;新起者多为食滞胃肠。②溏结不调:多因肝郁脾虚,肝脾不调所致。若大便先干后稀,多属脾虚。故本题选D。

64. B 小便频数而短少,急迫者,多属膀胱湿热,气化失职,热迫尿道所致;而小便频数,量多色清,多为肾气不固、膀胱失约所致,故本题选B。

65. B 头汗多因上焦热盛,或中焦湿热蕴结,或病危虚阳上越所致。选项B是手足心汗常见的原因。故在此不是头汗的原因,本题选B。

66. E ①自汗多见于气虚证和阳虚证,盗汗多见于阴虚证。②因此根据题干要求,自汗与盗汗并见的话,最佳的选项只有E,故本题选E。

67. A ①手足心汗指患者手足心汗出较多的症状。②常因阳气内郁,阴虚阳亢或中焦湿热郁蒸所致,故本题选A。

68. A 自汗指患者经常日间汗出,活动后尤甚的症状。兼见畏寒肢冷、神疲、乏力等症,多见于气虚证和阳虚证。因阳气亏虚,不能固护肌表,玄府不密,津液外泄所致。故此题的最佳选项是A。

69. D 根据头痛的不同性质,可辨识病性的寒热虚实:①头痛连项, 遇风加重者:属风寒头痛。②头痛怕热,面红目赤者:属风热头痛。③头痛如裹,肢体困重者:属风湿头痛。④头痛绵绵, 过劳则盛者:属气虚头痛。⑤头痛眩晕,面色苍白者:属血虚头痛。⑥头脑空痛,腰膝酸软者: 属肾虚头痛, 故本题选 D。

70. D 根据头痛的不同性质,可辨识病性的寒热虚实:①头痛连项, 遇风加重者:属风寒头痛。②头痛怕热,面红目赤者:属风热头痛。③头痛如裹,肢体困重者:属风湿头痛。④头痛绵绵, 过劳则盛者:属气虚头痛。⑤头痛眩晕,面色苍白者:属血虚头痛。⑥头脑空痛,腰膝酸软者: 属肾虚头痛, 故本题选 D。

71. A 隐痛指疼痛轻微,尚可忍耐,但绵绵不休的症状。是虚证疼痛的特点。多因阳气精血亏虚, 脏腑经脉失养所致。常见于头、脘腹、胁肋、腰背等部位。冷痛常见于腰脊、脘腹及四肢 关节等处。酸痛常见于四肢、腰背的关节、肌肉处。重痛常见于头部、四肢及腰部。灼痛 常见于咽喉、口舌、胁肋、脘腹、关节等处, 故本题选 A。

72. D 灼痛指疼痛伴有灼热感而喜凉的症状, 是热证疼痛的特点。因火邪窜络,阳热熏灼所 致者, 属实热证;因阴虚火旺所致者, 属虚热证。常见于咽喉、口舌、胁肋、脘腹、关节 等处。隐痛常见于头、脘腹、胁肋、腰背等部位。冷痛常见于腰脊、脘腹及四肢关节等处。 酸痛常见于四肢、腰背的关节、肌肉处。重痛常见于头部、四肢及腰部, 故本题选 D。

73. E 绞痛指疼痛剧烈,如刀绞割而难以忍受的症状。多因瘀血、气滞、结石、虫积等有形实 邪阻闭气机, 或寒邪凝滞气机所致。如心脉痹阻所引起的真心痛, 结石阻塞尿路引起的腰 腹痛,寒邪内侵胃肠所致的脘腹痛等, 往往都具有绞痛的特点, 故本题选 E。

74. B 酸痛多为疼痛伴有酸楚不适的感觉,空痛则疼痛带有空虚之感,窜痛则疼痛部位游走不定, 或走窜攻痛, 胀痛指疼痛带有胀满的感觉, 隐痛为疼痛不剧, 尚可忍耐, 绵绵不休, 故本 题选 B。

75. A 目眩是指患者自觉视物旋转动荡,如在舟车之上,或眼前如有蚊蝇飞动的症状。因肝阳 上亢、肝火上炎、肝阳化风及痰湿上蒙清窍所致者, 多属实证或本虚标实证;因气虚、血亏、 阴精不足所致者, 多属虚证, 故本题选 A。

76. D 临床常见四种类型的失眠:①不易入睡, 甚至彻夜不眠, 兼心烦不寐多见于心肾不交。 ②睡后易醒, 不易再睡多见于心脾两虚。③睡眠时时惊醒, 不易安卧多见于胆郁痰扰。 ④夜卧不安,腹胀嗳气多为食滞内停, 故本题选 D。

77. A 饭后神疲困倦易睡, 兼食少纳呆, 少气乏力为脾气虚弱, 故本题选 A。

78. A 精神极度疲惫, 神识朦胧, 困倦欲睡, 肢冷脉微为心肾阳衰, 故本题选 A。

79. B ①失眠是阳不入阴, 神不守舍的病理表现。②虚证多由阴血亏虚, 心神失养;或心虚胆 怯, 神魂不安;或阴虚火旺, 内扰心神所致。实证多由火邪、痰热内扰心神, 使神不宁, 或食滞内停而致, 故本题选 B。

80. D ①耳鸣指患者自觉耳内鸣响的症状。突发耳鸣, 声大如潮声, 按之鸣声不减或加重者 多属实证, 常因肝胆火盛, 上扰清窍所致;耳鸣声小, 按之可减属虚证, 多因肝肾阴亏所致。 ②耳聋指患者听力减退, 甚至听觉完全丧失的症状。一般暴病耳聋多属实证, 与肝胆火盛有关；久病耳聋、老年耳聋多属虚证，为肾精亏虚所致，故本题选 D。

81. C ①月经先期指连续 2 个月经周期出现月经提前 7 天以上的症状。②多因气虚不能摄血，或因阳盛血热、肝郁血热、阴虚火旺，以致热扰冲任，血海不宁，瘀阻胞络，络伤血瘀所致。营血亏损引起的是月经后期，故本题选 C。

82. D 外感风寒常见头痛，而非头晕的常见原因。外感风寒，郁滞经络，气血运行不畅，则见头痛。①头晕胀痛，口苦，易怒，脉弦数者，多因肝火上炎、肝阳上亢，脑神被扰所致。②头晕面白，神疲乏力，舌淡脉弱者，多因气血亏虚，脑失充养所致。③头晕而重，如物缠裹，痰多苔腻者，多因痰湿内阻，清阳不升所致。④头晕耳鸣，腰酸遗精者，多因肾虚精亏，髓海失养所致。⑤外伤后头晕刺痛者，多因瘀血阻滞脑络所致，故本题选 D。

83. C 肺痨可有咯痰带血，但是无腥臭，咯痰腥臭是肺痈的表现，故本题选 C。

84. E 根据恶寒发热的轻重不同和有关兼症，又可分为以下三种类型：①恶寒重发热轻是风寒表证的特征。②发热重恶寒轻是风热表证的特征。③发热轻而恶风自汗是伤风表证的特征，故本题选 E。

85. C 根据恶寒发热的轻重不同和有关兼症，又可分为以下三种类型：①恶寒重发热轻是风寒表证的特征。②发热重恶寒轻是风热表证的特征。③发热轻而恶风自汗是伤风表证的特征，故本题选 C。

86. A 风寒表证的特征是恶寒重发热轻，故本题选 A。

87. D 久病畏寒指病人经常怕冷，四肢凉，得温可缓的症状。常兼有面色（白光）白，舌淡胖嫩，脉沉迟无力等症。主要见于里虚寒证。因阳气虚衰，形体失于温煦所致，故本题选 D。

88. B 寒热往来，发有定时指病人恶寒战栗与高热交替发作，发有定时，每日发作一次，或二三日发作一次的症状，兼见头痛剧烈、口渴、多汗等症。多见于疟疾病，故本题选 B。

89. B 恶寒与发热同时出现是表证的特征证候，故本题选 B。

90. C 恶寒与发热同时出现是表证的特征证候，故本题选 C。

91. C 潮热指按时发热，或按时热势加重，如潮汐之有定时的症状。下午 3~5 时（即申时）热势较高者，称为日晡潮热，常见于阳明腑实证，故亦称阳明潮热。由于胃肠燥热内结，阳明经气旺于申时，正邪斗争剧烈，故在此时热势加重；午后和夜间有低热者，称为午后或夜间潮热。有热自骨内向外透发的感觉者，称为骨蒸潮热。多属阴虚火旺所致；午后热甚，身热不扬（肌肤初扪之不甚热，但扪之稍久即感灼手），兼见头身困重，胸脘满闷，舌苔黄腻等，称为湿温潮热，属湿温病。故本题选 C。

92. E 热势较高，日晡（下午 3 ~ 5 时）为甚为日晡潮热，常见于阳明腑实证，也称为阳明潮热，故本题选 E。

93. E ①寒热往来指患者自觉恶寒与发热交替发作的症状。是正邪相争、互为进退的病理反映，为半表半里证寒热的特征。②寒热往来无定时：指患者自觉时冷时热，一日多次发作而无时间规律的症状。多见于少阳病，为半表半里证；寒热往来有定时：指患者恶寒战栗与高热交替发作，每日或二三日发作一次，发有定时的症状。兼有剧烈头痛、口渴、多汗等症。常见于疟疾，故本题选 E。

94．A　患者先恶寒战栗而后汗出的症状，属于**正邪相争**，提示病变发展转折点，故本题选 A。

95．D　昭昭老师总结疼痛如下表，故本题选 D。

类　型	说　明
胀痛	①指疼痛兼有胀感的症状。 ②是气滞作痛的特点，但头目胀痛，则多因肝火上炎或肝阳上亢所致
刺痛	①指疼痛如针刺之状的症状。 ②是瘀血致痛的特点。如胸、胁、脘、腹等部位刺痛，多是瘀血阻滞，血行不畅所致
冷痛	①指疼痛有冷感而喜暖的症状。常见于腰脊、脘腹、四肢关节等处。 ②寒邪阻滞经络所致者，为实证；阳气亏虚，脏腑经脉失于温煦所致者，为虚证
灼痛	①指疼痛有灼热感而喜凉的症状。 ②火邪窜络所致者，为实证；阴虚火旺所致者，为虚证
重痛	指疼痛兼有沉重感的症状。多因湿邪困阻气机所致
酸痛	①指疼痛兼有酸软感的症状。 ②多因湿邪侵袭肌肉关节，气血运行不畅所致，亦可因肾虚骨髓失养引起
绞痛	指痛势剧烈，如刀绞割的症状。多因有形实邪阻闭气机，或寒邪凝滞气机所致
隐痛	疼痛不剧烈，尚可忍耐，但绵绵不休的症状。多因阳气精血亏虚，脏腑经脉失养所致。常见于头、胸、脘、腹等部位

96．E　昭昭老师总结疼痛如下表，故本题选 E。

类　型	说　明
胀痛	①指疼痛兼有胀感的症状。 ②是气滞作痛的特点，但头目胀痛，则多因肝火上炎或肝阳上亢所致
刺痛	①指疼痛如针刺之状的症状。 ②是瘀血致痛的特点。如胸、胁、脘、腹等部位刺痛，多是瘀血阻滞，血行不畅所致
冷痛	①指疼痛有冷感而喜暖的症状。常见于腰脊、脘腹、四肢关节等处。 ②寒邪阻滞经络所致者，为实证；阳气亏虚，脏腑经脉失于温煦所致者，为虚证
灼痛	①指疼痛有灼热感而喜凉的症状。 ②火邪窜络所致者，为实证；阴虚火旺所致者，为虚证
重痛	指疼痛兼有沉重感的症状。多因湿邪困阻气机所致
酸痛	①指疼痛兼有酸软感的症状。 ②多因湿邪侵袭肌肉关节，气血运行不畅所致，亦可因肾虚骨髓失养引起
绞痛	指痛势剧烈，如刀绞割的症状。多因有形实邪阻闭气机，或寒邪凝滞气机所致
隐痛	疼痛不剧烈，尚可忍耐，但绵绵不休的症状。多因阳气精血亏虚，脏腑经脉失养所致。常见于头、胸、脘、腹等部位

97．B　前额连眉棱骨痛、头痛连齿—阳明经头痛；两侧太阳穴处痛—少阳经头痛；后头部连项痛—太阳经头痛，故本题选 B。

98．E　空痛—头痛伴有空虚感，多因为气血不足、阴精不足、脏腑经脉失养所致，故本题选 E。

99．C　目眩—自觉视物旋转动荡，如在舟车之上，故本题选 C。

100．A　营血亏虚，或阴虚火旺，心神失养，或心胆气虚，心神不安所致者，为虚证；火邪、痰热内扰心神，心神不安，或食积胃脘所致者，为实证，故本题选 A。

101. E ①大渴喜冷饮，壮热，大汗出者，为里热炽盛，津液大伤的表现。②严重腹泻，或汗、吐、下及利尿太过，耗伤津液，均可导致大渴引饮，故本题选 E。

102. B ①渴喜热饮而量不多，或水入即吐者，多由痰饮内停所致。②因痰饮内阻，津液不能气化上承于口，故口渴；但体内有饮邪，故不多饮，或水入即吐，故本题选 B。

103. D ①指患者虽有饥饿感，但不想进食，勉强进食，量亦很少的症状。②饥不欲食，兼脘痞，干呕呃逆者，多属胃阴虚证，故本题选 D。

104. B 嗜睡亦称多寐、多眠睡。指患者精神疲倦，睡意很浓，经常不自主地入睡的症状。①困倦嗜睡，头目昏沉，胸闷脘痞，肢体困重者，多是痰湿困脾，清阳不升所致。饭后困倦嗜睡，纳呆腹胀，少气懒言者，多因脾失健运，清阳不升所致。精神极度疲惫，神识朦胧，困倦嗜睡，肢冷脉微者，多因心肾阳虚，神失温养所致。大病之后，神疲嗜睡，乃正气未复的表现。②嗜睡伴轻度意识障碍，叫醒后不能正确回答问题者，多因邪闭心神所致。其病邪以热邪、湿浊为多见。此种嗜睡常是昏睡、昏迷的前期表现。邪闭心神的嗜睡，伴有轻度意识障碍，而上述各种嗜睡尽管睡意很浓，但神志正常，故本题选 B。

105. A 口淡乏味多见于脾胃虚弱、寒湿中阻及寒邪犯胃，故本题选 A。

昭昭老师总结口味如下表。

口 味	说 明
口淡	①指患者味觉渐退，口中乏味，甚至无味的症状。 ②多见于脾胃虚弱、寒湿中阻及寒邪犯胃
口甜	①指患者自觉口中有甜味的症状。 ②多因湿热蕴结于脾。口甜而少食、神疲乏力者，多属脾气亏虚
口黏腻	①指患者自觉口中黏腻不爽的症状。 ②常见于痰热内盛、湿热中阻及寒湿困脾
口酸	①指患者自觉口中有酸味，或泛酸，甚至闻之有酸腐气味的症状。 ②多见于伤食、肝胃郁热等
口苦	①指患者自觉口中有苦味的症状。 ②多见于心火上炎或肝胆火热之证
口涩	①指患者自觉口有涩味，如食生柿子的症状。 ②多与舌燥同时出现，为燥热伤津，或脏腑热盛，气火上逆所致
口咸	①指患者自觉口中有咸味的症状。 ②多认为是肾病及寒水上泛之故

106. D 口苦的临床意义是心火上炎，故本题选 D。

107. B 口中粘腻不爽的临床意义是湿热蕴脾，故本题选 B。

108. B 昭昭老师总结七情如下表，故本题选 B。

七 情	说 明
怒则气上	①指过怒导致肝气疏泄太过，气机上逆，甚则血随气逆，并走于上的病机变化。 ②临床可见头胀头痛，面红目赤，呕血，甚则昏厥粹倒等症

七　情	说　明
喜则气缓	①指过度喜乐伤心，导致心气涣散不收，重者心气暴脱或神不守舍的病机变化。 ②临床可见精神不能集中，甚则神志失常，狂乱，或见心气暴脱的大汗淋漓、气息微弱、脉微、欲绝等症
悲（忧）则气消	①指过度悲忧伤肺，导致肺失宣降及肺气耗伤的病机变化。 ②临床可见意志消沉、精神不振、气短胸闷、乏力懒言等症
恐则气下	①指过度恐惧伤肾，致使肾气失固，气陷于下的病机变化。 ②临床可见二便失禁，甚则遗精等症
惊则气乱	①指猝然受惊伤心，导致心神不定，气机逆乱的病机变化。 ②临床可见惊悸不安，慌乱失措，甚则神志错乱等症
思则气结	①指过度思虑伤脾，导致脾气郁滞，运化失职的病机变化。 ②临床可见不思饮食、腹胀纳呆、便秘或便溏等症

109. A 昭昭老师总结七情如下表，故本题选 A。

七　情	说　明
怒则气上	①指过怒导致肝气疏泄太过，气机上逆，甚则血随气逆，并走于上的病机变化。 ②临床可见头胀头痛，面红目赤，呕血，甚则昏厥粹倒等症
喜则气缓	①指过度喜乐伤心，导致心气涣散不收，重者心气暴脱或神不守舍的病机变化。 ②临床可见精神不能集中，甚则神志失常，狂乱，或见心气暴脱的大汗淋漓、气息微弱、脉微、欲绝等症
悲（忧）则气消	①指过度悲忧伤肺，导致肺失宣降及肺气耗伤的病机变化。 ②临床可见意志消沉、精神不振、气短胸闷、乏力懒言等症
恐则气下	①指过度恐惧伤肾，致使肾气失固，气陷于下的病机变化。 ②临床可见二便失禁，甚则遗精等症
惊则气乱	①指猝然受惊伤心，导致心神不定，气机逆乱的病机变化。 ②临床可见惊悸不安，慌乱失措，甚则神志错乱等症
思则气结	①指过度思虑伤脾，导致脾气郁滞，运化失职的病机变化。 ②临床可见不思饮食、腹胀纳呆、便秘或便溏等症

110. C 口涩是指患者自觉口有涩味，如食生柿子的症状。为燥热伤津，或脏腑热盛所致，故本题选 C。

111. B 口苦是指患者自觉口中有苦味的症状。多见于肝胆火旺、湿热内蕴致胆气上逆、心火上炎，故本题选 B。

112. E、113. E 头汗指患者仅见于头部，或头颈部出汗较多的症状，又称为"但头汗出"。多因上焦热盛，或中焦湿热蕴结，或病危虚阳上越所致。故 112 题和 113 题都选 E。

114. B、115. A 失眠是阳不入阴，神不守舍的病理表现。虚证多由阴血亏虚，心神失养；或心虚胆怯，神魂不安；或阴虚火旺，内扰心神所致。实证多由火邪、痰热内扰心神，使心神不宁，或食滞内停而致。临床常见有四种类型：①不易入睡，甚至彻夜不眠，兼心烦不寐多见于心肾不交（115 题选 A）。②睡后易醒，不易再睡多见于心脾两虚。③睡眠时时惊醒，不易安卧多见于胆郁痰扰（114 题选 B）。④夜卧不安，腹胀嗳气多为食滞内停。

116. B　头晕且重，如物裹缠，痰多苔腻者，多因痰湿内阻所致，故本题选 B。
117. C　头晕目眩，过劳加重，面白倦怠，舌淡，脉细弱者多为气血亏虚。故本题选 C。

第4节　切　诊

118. E　涩脉多见于气滞、血瘀和精伤、血少，故本题选 E。
119. E　弦脉主病：肝胆病、疼痛、痰饮，或为胃气衰败者，亦可见于老年健康者，故本题选 E。
120. D　弦脉多见于肝胆病、疼痛、痰饮等，或为胃气衰败者，亦见于老年健康者，故本题选 D。
121. D　缓脉多见于湿病、脾胃虚弱，亦可见于正常人，故根据题干要求，本题选 D。
122. A　弦脉多见于肝胆病、疼痛、痰饮等，或为胃气衰败者。亦见于老年健康者。其他选项的脉象不符合题干要求，故此题的最佳选项是 A。
123. B　滑脉多见于痰湿、食积和实热等病证。亦是青壮年的常脉，妇女的孕脉。故本题选 B。
124. D　弦脉多见于肝胆病、疼痛、痰饮、疟疾等，或为胃气衰败者。亦见于老年健康者，故本题选 D。

昭昭老师总结脉象如下。

脉　象	特　征	临床意义
浮脉	轻取即得，重按稍减而不空，举之有余，按之不足	一般见于表证
沉脉	轻取不应，重按始得，举之不足，按之有余	多见于里证。有力为里实，无力为里虚，亦可见于正常人
迟脉	脉来迟慢，一息不足四至（相当于每分钟脉搏在 60 次以下）	多见于寒证。有力为实寒，无力为虚寒，亦见于邪热结聚之实热证
数脉	脉来急促，一息五至以上而不满七至（每分钟脉搏在 90 ~ 120 次之间）	多见于热证，亦见于里虚证。
滑脉	往来流利，应指圆滑，如盘走珠	多见于痰湿、食积和实热等病证，亦是青壮年的常脉，妇女的孕脉
弦脉	端直以长，如按琴弦	多见于肝胆病、疼痛、痰饮等，或为胃气衰败者，亦见于老年健康者
细脉	脉细如线，但应指明显	多见于气血两虚、湿邪为病
虚脉	三部脉举之无力，按之空豁，应指松软。亦是无力脉象的总称	见于虚证，多为气血两虚
实脉	三部脉充实有力，其势来去皆盛，应指明显。亦为有力脉象的总称	见于实证，亦见于常人

第三单元　八纲辨证

1. C　阳虚证临床表现为畏冷，肢凉，口淡不渴，或喜热饮，或自汗，小便清长或尿少不利，大便稀薄，面色（白光）白，舌淡胖，苔白滑，脉沉迟（或为细数）无力。可兼有神疲、乏力、气短等气虚的表现。选项 C 为阴虚证中的舌苔表现。

2. B　阴虚证临床表现为形体消瘦，口燥咽干，两颧潮红，五心烦热，潮热，盗汗，小便短黄，大便干结，舌红少津或少苔，脉细数等。除了选项 B 为阴虚证临床表现外，其余各项均为亡阴证的表现，故本题选 B。

3. B　阳证指的是凡有兴奋、躁动、亢进、明亮等表现的表证、热证、实证，以及症状表现于外的、上的、容易发现的，或病邪性质为阳邪致病、病情变化较快等，均属阳证范畴。故在所给选项中，只有 B 是正确的。故本题选 B。

4. C　选项 C 是属于实证的表现，在此不是虚证的表现，符合题干要求，故本题选 C。

5. A　实证指人体感受外邪，或疾病过程中阴阳气血失调，体内病理产物蓄积，以邪气盛、正气不虚为基本病理，表现为有余、亢盛、停聚特征的各种证候；虚证指人体阴阳、气血、津液、精髓等正气亏虚，而邪气不著，表现为不足、松弛、衰退特征的各种证候。对于实证而言其发热是蒸蒸壮热，而 A 选项中是虚证的发热表现，故本题选 A。

6. E　寒证常见的临床表现有恶寒，畏寒，冷痛，喜暖，口淡不渴，肢冷蜷卧，痰涎涕清稀，小便清长，大便稀溏，面色（白光）白，舌淡，苔白而润，脉紧迟等。选项 E 为热证的临床表现。故根据题干要求，本题选 E。

7. D　热证常见的临床表现有发热，恶热喜冷，口渴欲饮，面赤，烦躁不宁，痰涕黄稠，小便短黄，大便干结，舌红，苔黄燥少津，脉数等。选项 D 为寒证的临床表现。故根据题干要求，此题的正确选项是 D。

8. D　热证常见的临床表现有发热，恶热喜冷，口渴欲饮，面赤，烦躁不宁，痰涕黄稠，小便短黄，大便干结，舌红，苔黄燥少津，脉数等。选项 D 是寒证的表现，故本题选 D。

9. E　寒证与热证的鉴别，应对疾病的全部表现进行综合观察，尤其是恶寒发热。对寒热的喜恶、口渴与否、面色的赤白、四肢的温凉、二便、舌象、脉象等，是辨别寒证与热证的重要依据。故本题选 E。

10. A　恶寒发热是表证的特征性症状，故可作为表里证的主要鉴别点。辨别表证与里证多依据病史的询问、病证的寒热及舌苔、脉象的变化。一般来说，新病、病程短者，多见于表证；久病、病程长者，常见于里证。发热恶寒者，为表证；发热不恶寒或但寒不热者，均属里证。表证舌苔常无变化，或仅见于舌边尖红；里证常有舌苔的异常表现，脉浮者，为表证；脉沉者，为里证，故本题选 A。

11. A　在所给的选项中，只有 A 选项不是里证的表现，其为表证的表现特点，故本题选 A。

12. E 表证多见于外感病初期，具有起病急、病位浅、病程短的特点。但不是所有的表证都会发展为里证，所以在此，最佳的选项是 E。

13. B ①外感病中，发热恶寒同时并见者属表证；但热不寒或但寒不热者属里证；寒热往来者属半表半里证。②表证以头身疼痛、鼻塞或喷嚏等为常见症状，内脏证候不明显；里证以内脏证候，如咳喘、心悸、腹痛、呕泻之类表现为主症，鼻塞、头身痛等非其常见症状；半表半里证则有胸胁苦满等特有表现。③表证及半表半里证舌苔变化不明显，里证舌苔多有变化；表证多见浮脉，里证多见沉脉或其他多种脉象。此外，辨表里证尚应参考起病的缓急、病情的轻重、病程的长短等，故本题选 B。

14. C ①外感病中，发热恶寒同时并见者属表证；但热不寒或但寒不热者属里证；寒热往来者属半表半里证。②表证以头身疼痛、鼻塞或喷嚏等为常见症状，内脏证候不明显；里证以内脏证候，如咳喘、心悸、腹痛、呕泻之类表现为主症，鼻塞、头身痛等非其常见症状；半表半里证则有胸胁苦满等特有表现。③表证及半表半里证舌苔变化不明显，里证舌苔多有变化；表证多见浮脉，里证多见沉脉或其他多种脉象。此外，辨表里证尚应参考起病的缓急、病情的轻重、病程的长短等，故本题选 C。

15. D 寒热证的鉴别要点：寒热喜恶、口渴、面色、舌象、大小便、脉象等，故本题选 D。昭昭老师总结寒热证鉴别要点如下。

项 目	寒 证	热 证
寒热喜恶	恶寒喜温	恶热喜凉
口渴	不渴	渴喜冷饮
面色	白	红
四肢	冷	热
大便	稀溏	秘结
小便	清长	短赤
舌象	舌淡苔白润	舌红苔黄
脉象	迟或紧	数

16. C 大便秘结，口臭咽干属于热证的症状，故本题选 C。

17. D 疼痛拒按属于实证的症状，故本题选 D。

18. B 昭昭老师总结实证、虚症鉴别要点如下表，故本题选 B。

类 型	虚 证	实 证
病程	长（久病）	短（新病）
体质	多虚弱	多壮士
精神	萎靡	兴奋
声息	声低息微	声高气粗
疼痛	喜按	拒按
胸部胀满	按之不痛，胀满时减	按之疼痛，胀满不减
发热	五心烦热，午后微热	蒸蒸壮热
恶寒	畏寒，得衣近火则减	恶寒，添衣加被不减
舌象	质嫩，苔少或无苔	质老，苔厚腻
脉象	无力	有力

19. B　**阳证**：凡见兴奋、躁动、亢进、明亮等表现的表证、热证、实证，以及症状表现于外的、上的、容易发现的，或病邪性质为阳邪致病、病情变化较快等，均属阳证范畴，故本题选 B。

20. A　**阴证**：凡见抑制、沉静、衰退、晦暗等表现的里证、寒证、虚证，以及症状表现于内的、下的、不易发现的，或病邪性质为阴邪致病、病情变化较慢等，均属阴证范畴，故本题选 A。

第四单元　肺腑辨证

1. B　心阳虚的临床表现为心悸怔仲，心胸憋闷或痛，气短，自汗，畏冷肢凉，神疲乏力，面色㿠白，或面唇青紫，舌质淡胖，或紫暗，苔白滑，**脉弱或结代**（B 对，A、C、D、E 错），故本题选 B。

2. A　**肾精不足证**的临床表现为小儿生长发育迟缓，身体矮小，囟门迟闭，智力低下，骨骼痿软；男子精少不育，女子经闭不孕，性欲减退；成人早衰，腰膝酸软，耳鸣耳聋，发脱齿松，健忘恍惚，神情呆钝，两足痿软，动作迟缓，舌淡，脉弱。患者表现与上述相符（A 对，B、C、D、E 错），故本题选 A。

3. B　心血虚证与心阴虚证的相同点是心失所养、心神不安、心悸失眠多梦（B 对，A、C、D、E 错），故本题选 B。

4. E　脾阳虚证腹痛的临床表现是食少，腹胀，**腹痛绵绵，喜温喜按**，畏寒怕冷，四肢不温，面白少华或虚浮，口淡不渴，大便稀溏，甚至完谷不化，或肢体浮肿，小便短少，或白带清稀量多，舌质淡胖或有齿痕，舌苔白滑，脉沉迟无力（E 对，A、B、C、D 错），故本题选 B。

5. A　肺阴虚临床表现为干咳无痰，或痰少而黏、不易咯出，痰中带血，声音嘶哑，口燥咽干，形体消瘦，五心烦热，潮热盗汗，两颧潮红，舌红少苔乏津，脉细数（A 对，B、C、D、E 错），故本题选 A。

6. E　①肾阴虚证的临床表现为腰膝酸软而痛，头晕，耳鸣，齿松，发脱，男子阳强易举、遗精、早泄，女子经少或经闭、崩漏，失眠，健忘，口咽干燥，形体消瘦，五心烦热，潮热盗汗，骨蒸热，午后颧红，小便短黄，舌红少津、少苔或无苔，脉细数（不选 A、B、C、D）。②**滑精早泄**属于**肾阳虚证**表现（E 错），故本题选 E。

7. C　**脾虚气陷证**指脾气虚弱，中气下陷，以脘腹重坠、内脏下垂及气虚症状为主要表现的虚弱证候。又名脾（中）气下陷证（C 对，A、B、D、E 错），故本题选 C。

8. D　①肝火炽盛的临床表现为头晕胀痛（不选 B），痛如刀劈，面红目赤（不选 C），口苦口干，急躁易怒，耳鸣如潮（不选 E），甚或突发耳聋，失眠，噩梦纷纭，或胁肋灼痛（不选 A），吐血、衄血，小便短黄，大便秘结，舌红苔黄，脉弦数。②**抑郁寡欢不属于肝火炽盛主要症状**（D 错），故本题选 D。

9. A　**寒滞胃肠证**指寒邪侵袭胃肠，阻滞气机，以胃脘、腹部；冷痛，痛势急剧等为主要表现的实寒证候。又名中焦实寒证（A 对，B、C、D、E 错），故本题选 A。

10. A　**肝血虚**的临床表现为头晕眼花，视力减退或**夜盲**，或肢体麻木，关节拘急，手足震颤，或为妇女月经量少、色淡，甚则闭经，爪甲不荣，面白无华，舌淡，脉细（A 对，B、C、D、E 错），故本题选 A。

11. D 肺阴虚证的临床表现为干咳无痰，或痰少而黏、不易咯出，或痰中带血，声音嘶哑，口燥咽干，形体消瘦，五心烦热，潮热盗汗，两颧潮红，舌红少苔乏津，脉细数。患者表现符合上述特点（D 对），故本题选 D。

12. E ①热极生风证主症见手足抽搐（不选 B），颈项强直，两目上视（不选 D），牙关紧闭，角弓反张（不选 C）；兼症见高热神昏（不选 A），躁热如狂；舌象为舌质红绛，脉象为弦数。②不属于热极生风证临床表现的是目合口开（E 对），故本题选 E。

13. D 心火亢盛证的临床表现为发热，口渴，心烦，失眠，便秘，尿黄，面红，舌尖红绛，苔黄，脉数有力。甚或口舌生疮、溃烂疼痛；或见小便短赤、灼热涩痛；或见吐血、衄血；或觅狂躁谵语、神识不清。肝火上炎证以头痛、烦躁、耳鸥、胁痛等及火热症状为主要表现。结合患者表现，考虑为心火亢盛证（D 对，A、B、C、E 错），故本题选 D。

14. C ①肾精不足证的临床表现为小儿生长发育迟缓，身体矮小，囟门迟闭，智力低下，骨骼痿软；男子精少不育，女子经闭不孕，性欲减退；成人早衰，腰膝酸软，耳鸣耳聋，发脱齿松，健忘恍惚，神情呆钝，两足痿软，动作迟缓，舌淡，脉弱（不选 A、B、D、E）。②夜尿频多不属于肾精不足证临床表现（C 对），故本题选 C。

15. D 肾气不固证的临床表现为腰膝酸软，神疲乏力，耳鸣失聪；小便频数而清，或尿后余沥不尽，或遗尿，或夜尿频多，或小便失禁；男子滑精、早泄；女子月经淋漓不尽，或带下清稀量多，或胎动易滑，舌淡，苔自，脉弱（D 对，A、B、C、E 错），故本题选 D。

16. E 脾不统血的临床表现为各种慢性出血，如便血、尿血、吐血、鼻衄、紫斑，妇女月经过多、崩漏，食少便溏，神疲乏力，气短懒言，面色萎黄，舌淡，脉细无力。患者表现符合上述特点（E 对，A、B、C、D 错），故本题选 E。

17. B 胃阴虚证的临床表现为胃脘嘈杂，饥不欲食，或痞胀不舒，隐隐灼痛，干呕，呃逆，口燥咽干，大便干结，小便短少，舌红少苔乏津，脉细数（B 对，A、C、D、E 错），故本题选 B。

18. A 肝阳上亢的临床表现为眩晕耳鸣，头目胀痛，面红目赤，急躁易怒，失眠多梦，头重脚轻，腰膝酸软，舌红少津，脉弦有力或弦细数（A 对，B、C、D、E 错），故本题选 A。

第五单元　经络腧穴总论

1. D 根据下表，故本题选 D。
2. D 根据下表，故本题选 D。
3. C 根据下表，故本题选 C。
4. C 根据下表，故本题选 C。
5. B 根据下表，故本题选 B。

6．D　根据下表，故本题选 D。

7．E、8．D、9．B　根据下表，故 7 题选 E，8 题选 D，9 题选 B。

昭昭老师总结骨度分寸如下。

部　位	起止部位	骨度（寸）	度量法
头面部	前发际正中至后发际正中	12	直寸
	眉间（印堂）至前发际正中	3	直寸
	第 7 颈椎棘突下（大椎）至后发际正中	3	直寸
	眉间（印堂）至后发际正中第 7 颈椎棘突下（大椎）	15	直寸
	前额两发角（头维）之间	9	横寸
	耳后两乳突（完骨）之间	9	横寸
胸腹胁部	胸骨上窝（天突）至胸剑联合中点（歧骨）	9	直寸
	胸剑联合中点（歧骨）至脐中	8	直寸
	脐中至耻骨联合上缘（曲骨）	5	直寸
	两乳头之间	8	横寸
	腋窝顶点至第 11 肋游离端（章门）	12	直寸
背腰部	肩胛骨内缘（近脊柱侧点）至后正中线	3	横寸
	肩峰缘至后正中线	8	横寸
上肢部	腋前、后纹头至肘横纹（平肘尖）	9	直寸
	肘横纹（平肘尖）至腕掌（背）侧横纹	12	直寸
下肢部	耻骨联合上缘至股骨内上髁上缘	18	直寸
	胫骨内侧髁下方至内踝尖	13	直寸
	股骨大转子至腘横纹	19	直寸
	腘横纹至外踝尖	16	直寸

第六单元　常见病、多发病

1．C　漏肩风的针灸配穴：**手阳明经证配合谷**；手少阳经证配外关；手太阳经证配后溪；手太阴经证配列缺。外邪内侵配合谷、风池；气滞血瘀配内关、膈俞；气血虚弱配足三里、气海，故本题选 C。

2．C　病位在面部，与太阳、阳明经筋有关。手足阳经均上行头面部，当邪气阻滞面部经络，**尤其是手太阳和足阳明经筋功能失调，可导致面瘫的发生**，故本题选 C。

3．D　泄泻治疗，**以运脾化湿为基本原则**，故本题选 D。

4．C　**证候：发热烦躁，咳嗽喘促，气急鼻煽**，咯痰黄稠或**喉间痰鸣**，口唇紫绀，咽红肿，面色红赤，口渴欲饮，大便干结，小便短黄，舌质红，苔黄，脉滑数，指纹紫滞，显于气关。治法：清热涤痰，开肺定喘。代表方剂：麻杏石甘汤合葶苈大枣泻肺汤；清金化痰丸，故本题选 C。

5．D　同 4 题，故本题选 D。

6．A 带下过多肾阳虚证的主要证候：带下量多，绵绵不断，质清稀如水；腰酸如折，畏寒肢冷，小腹冷感，面色晦黯，小便清长，或夜尿多，大便溏薄；舌质淡，苔白润，脉沉迟。治法：温肾培元，固涩止带。方药：内补丸或艾附暖宫丸，故本题选A。

7．E 主要证候：带下量多，绵绵不断，质清稀如水；腰酸如折，畏寒肢冷，小腹冷感，面色晦黯，小便清长，或夜尿多，大便溏薄；舌质淡，苔白润，脉沉迟，故本题选E。

8．C 肾阳虚带下的治法：温肾培元，固涩止带，故本题选C。

9．D 主要证候：带下量多，色黄或呈脓性，质黏稠，有臭气，或带下色白质黏，呈豆渣样，外阴瘙痒；小腹作痛，口苦口腻，胸闷纳呆，小便短赤；舌红，苔黄腻，脉滑数。治法：清利湿热，佐以解毒杀虫。方药：止带方，故本题选D。

10．B 月经先后无定期肾虚证：主要证候：经行或先或后，量少，色淡黯，质清；或腰骶酸痛，或头晕耳鸣；舌淡，苔白，脉细弱。治法：补肾调经。方药：固阴煎或左归丸，故本题选B。

11．B 若肝郁者，证见月经先后无定，经量或多或少，色黯红或黯淡，或有块；经行乳房胀痛，腰膝酸软，或精神疲惫；舌淡，苔白，脉弦细。治宜疏肝理气调经，方用逍遥散，故本题选B。

12．A 月经先后无定期肾虚证的主要证候：经行或先或后，量少，色淡黯，质清；或腰骶酸痛，或头晕耳鸣；舌淡，苔白，脉细弱，故本题选A。

13．E 主要证候：经来先后无定，经量或多或少，色黯红或紫红，或有血块，或经行不畅；胸胁、乳房、少腹胀痛，脘闷不舒，时叹息，嗳气食少；苔薄白或薄黄，脉弦，故本题选E。

14．B 主要证候：经前或经期小腹胀痛拒按，经血量少，行而不畅，血色紫黯有块，块下痛暂减；乳房胀痛，胸闷不舒；舌质紫黯或有瘀点，脉弦。治法：理气行滞，化瘀止痛。方药：膈下逐瘀汤或血府逐瘀胶囊，故本题选B。

15．B 同14题，故本题选B。

16．C 主要证候：经前或经期小腹冷痛拒按，得热痛减；月经或见推后，量少，经色黯而有瘀块；面色青白，肢冷畏寒；舌黯，苔白，脉沉紧。治法：温经散寒，化瘀止痛。方药：少腹逐瘀汤或温经散寒汤或痛经丸，故本题选C。

17．C 同16题，故本题选C。

18．A 痛经气滞血瘀证的主要证候：经前或经期小腹胀痛拒按，经血量少，行而不畅，血色紫黯有块，块下痛暂减；乳房胀痛，胸闷不舒；舌质紫黯或有瘀点，脉弦，故本题选A。

19．E 胁痛是指以一侧或两侧胁肋部疼痛为主要表现的病证，是临床上比较多见的一种自觉症状。胁痛之治疗原则当根据"通则不痛"的理论，以疏肝和络止痛为基本治则，结合肝胆的生理特点，灵活运用，故本题选E。

20．C 证候主症：胁肋胀痛，走窜不定，甚则引及胸背肩臂，疼痛每因情志变化而增减，胸闷腹胀，嗳气频作，得嗳气而胀痛稍舒，纳少口苦，舌苔薄白，脉弦。治宜疏肝理气，用逍遥丸，故本题选C。

21．B 证候主症：胁肋刺痛，痛有定处，痛处拒按，入夜痛甚，胁肋下或见有癥块，舌质紫暗，脉沉涩。治宜祛瘀通络，用血府逐瘀胶囊，故本题选B。

22．A 证候主症：胁肋隐痛，悠悠不休，遇劳加重，口干咽燥，心中烦热，头晕目眩，舌红少苔，脉细弦而数。治宜养阴柔肝，用六味地黄丸或一贯煎，故本题选A。

23. D　眩是指眼花或眼前发黑，晕是指头晕甚或感觉自身或外界景物旋转。二者常同时并见，故统称为"眩晕"。轻者闭目即止；重者如坐车船，旋转不定，不能站立，或伴有恶心、呕吐、汗出，甚则昏倒等症状，故本题选D。

24. A　眩晕的治疗原则是补虚泻实，调整阴阳，故本题选A。

25. E　证候主症：眩晕，耳鸣，头目胀痛，口苦，失眠多梦，遇烦劳郁怒而加重，甚则仆倒，颜面潮红，急躁易怒，肢麻震颤，舌红苔黄，脉弦或数。治宜平肝潜阳，清火息风，用天麻钩藤颗粒或养血清脑颗粒，故本题选E。

26. C　阳明头痛的引经药经常采用：葛根、白芷，故本题选C。

27. A　风为百病之长，外感病证，一般以风邪为先导，故本题选A。

28. C　太阳头痛，在头后部，下连于项；阳明头痛，在前额部及眉棱骨等处；少阳头痛，在头之两侧，并连及于耳；厥阴头痛则在颠顶部位，或连目系，故本题选C。

29. E　空痛属于内伤头痛的特点，故本题选E。

30. A　内痔是发生于齿线上，由直肠上静脉丛瘀血、扩张、屈曲所形成的柔软静脉团，好发于肛门右前、右后和左侧正中部位即膀胱截石位3、7、11点处，以便血、坠胀、肿块脱出为主要临床表现，故本题选A。

31. D　中风的基本病机为阴阳失调，气血逆乱，上犯于脑，虚（阴虚气虚），火（肝火、心火），风（肝风、外风），痰（风痰、湿痰），气（气逆），血（血瘀）为其病机六端，故本题选D。

32. E　中风多具有突然昏仆，不省人事，半身不遂，偏身麻木，口眼歪斜，言语謇涩等特定的临床表现。轻症仅见眩晕、偏身麻木、口眼歪斜、半身不遂等。厥证也有突然昏仆、不省人事之表现。一般而言，厥证神昏时间短暂，发作时常伴有四肢逆冷，一般移时可自行苏醒，醒后无半身不遂、口眼㖞斜、言语不利等表现。所以，是否有后遗症是中风与厥证最主要的鉴别点，故本题选E。

33. D　中风以猝然昏仆，不省人事，伴有半身不遂，口眼歪斜，语言不利等症。轻者可无昏仆，而仅见口眼歪斜及半身不遂等症状，但无四肢抽搐，故本题选D。

34. D　疖是指发生在肌肤浅表部位、范围较小的急性化脓性疾病。其特点是肿势局限，范围多小于3 cm，突起根浅，色红、灼热、疼痛，易脓、易溃、易敛。发于暑天的又称"暑疖"或"热疖"。故疖的治疗方法以清热解毒为主，故本题选D。

35. A　不寐的病位主要在心，与肝、脾、肾密切相关，故本题选A。

36. E　不寐的病理变化，总属阳盛阴衰，阴阳失交。其病位主要在心，与肝、脾、肾密切相关，故本题选E。

37. A　证候主症：不易入睡，多梦易醒，心悸健忘，神疲食少，伴头晕目眩，四肢倦怠，腹胀便溏，面色少华，舌淡苔薄，脉细无力。治法：补益心脾，养血安神。代表方：归脾汤加减或参芪五味子片，故本题选A。

38. D　胸痹心血瘀阻证，若气虚血瘀，伴气短乏力，自汗，脉细弱或结代者，当益气活血，用人参养营汤合桃红四物汤加减，重用人参、黄芪等益气祛瘀之品，故本题选D。

39. C 白芥子的药性辛、温，可温肺化痰，治寒痰喘咳。不宜用于热痰证候，故本题选C。

40. A 风寒咳嗽证候主症：咳嗽声重，气急，咽痒，咳痰稀薄色白，常伴鼻塞，流清涕，头痛，肢体酸楚，或见恶寒、发热、无汗等风寒表证，舌苔薄白，脉浮或浮紧。治宜疏风散寒，宣肺止咳，用通宣理肺片或桂龙咳喘宁胶囊，故本题选A。

41. D 证候主症：咳嗽，气息粗促，或喉中有痰声，痰多质黏厚或黄稠，咯吐不爽，或咯血痰，胸胁胀满，咳时引痛，面赤，或有身热，口干而黏，欲饮水，舌质红，舌苔薄黄腻，脉滑数。治法：清热肃肺，豁痰止咳。代表方：清金化痰汤加减或十味龙胆花颗粒、金荞麦片，故本题选D。

42. C 痰热郁肺证候主症：咳嗽，气息粗促，或喉中有痰声，痰多质黏厚或黄稠，咯吐不爽，或咯血痰，胸胁胀满，咳时引痛，面赤，或有身热，口干而黏，欲饮水，舌质红，舌苔薄黄腻，脉滑数，故本题选C。

43. C 外感咳嗽，多为新病，起病急，病程短，常伴恶寒、发热、头痛等肺卫表证。内伤咳嗽，多为久病，常反复发作，病程长，可伴它脏见症，故本题选C。

44. D 风寒感冒：恶寒发热，无汗，头痛身痛，鼻塞流清涕。舌淡，苔薄白，脉浮紧；风热感冒：发热，恶风，头胀痛，鼻塞流浊涕，咽红肿痛，咳嗽。舌边尖红，苔白或微黄，脉浮数。风寒证和风热证都可见脉浮，因此不能作为辨证鉴别依据，故本题选D。

45. A 证候主症：恶寒重，发热轻，无汗，头痛，肢节酸疼，鼻塞声重，或鼻痒喷嚏，时流清涕，咽痒，咳嗽，咳痰稀薄色白，口不渴或渴喜热饮，舌苔薄白而润，脉浮或浮紧。治法：辛温解表。代表方：荆防达表汤或荆防败毒散加减（正柴胡饮颗粒、午时茶颗粒），故本题选A。

46. B 证候主症：腰部冷痛重着，转侧不利，逐渐加重，静卧病痛不减，寒冷和阴雨天则加重，舌质淡，苔白腻，脉沉而迟缓。治宜散寒行湿，温经通络，用小活络丸，故本题选B。

47. A 证候主症：腰痛如刺，痛有定处，痛处拒按，日轻夜重，轻者俯仰不便，重则不能转侧，舌质暗紫，或有瘀斑，脉涩。部分病人有跌仆闪挫病史。治法：活血化瘀，通络止痛。代表方：身痛逐瘀汤加减或舒筋活血片，故本题选A。

48. D 湿热腰痛证候主症：腰部疼痛，重着而热，暑湿阴雨天气症状加重，活动后或可减轻，身体困重，小便短赤，苔黄腻，脉濡数或弦数。治宜清热利湿，舒筋止痛，用四妙丸，故本题选D。

49. C 证候主症：肢体关节、肌肉酸楚、重着、疼痛，肿胀散漫，关节活动不利，肌肤麻木不仁，舌质淡，舌苔白腻，脉濡缓。治宜除湿通络，祛风散寒，用木瓜丸或正清风痛宁片或薏苡仁汤加减，故本题选C。

50. C 证候主症：肢体关节、肌肉疼痛酸楚，屈伸不利，疼痛呈游走性，初起可见有恶风、发热等表证，舌苔薄白，脉浮或浮缓。治法：祛风通络，散寒除湿。代表方：防风汤加减或九味羌活丸、祖师麻片，故本题选C。

51. B 后世甘温除热治法先声的方剂是：小建中汤。而补中益气汤算是甘温除热的代表方剂，故本题选B。

52. C 证候主症：午后潮热，或夜间发热，不欲近衣，手足心热，烦躁，少寐多梦，盗汗，口干咽燥，舌质红，或有裂纹，苔少甚至无苔，脉细数。治法：滋阴清热。代表方：清骨散加减或知柏地黄丸，故本题选C。

53. A 证候主症：大便干结，腹胀腹痛，口干口臭，面红心烦，或有身热，小便短赤，舌红，苔黄燥，脉滑数。治宜泻热导滞、润肠通便，用麻仁丸，故本题选A。

54. A 热秘证候主症：大便干结，腹胀腹痛，口干口臭，面红心烦，或有身热，小便短赤，舌红，苔黄燥，脉滑数。治法：泻热导滞，润肠通便。代表方：麻子仁丸加减，故本题选A。

55. D 证候主症：大便并不干硬，虽有便意，但排便困难，用力努挣则汗出短气，便后乏力，面白神疲，肢倦懒言，舌淡苔白，脉弱。治法：益气润肠。代表方：黄芪汤加减或补中益气丸，故本题选D。

56. C 同54题，故本题选C。

57. B 证候主症：泄泻腹痛，泻下急迫，或泻而不爽，粪色黄褐，气味臭秽，肛门灼热，烦热口渴，小便短黄，舌质红，苔黄腻，脉滑数或濡数。治宜清热燥湿，分利止泻，用香连片，故本题选B。

58. E 证候主症：呕吐吞酸，嗳气频繁，胸胁胀痛，舌淡红，苔薄，脉弦。治宜疏肝理气，和胃降逆，用香砂养胃丸或左金丸，故本题选E。

59. B 常见感冒有普通感冒、流行性感冒，选项A、C、D、E均为普通感冒的常见表现，但是不具有流行性，故本题选B。

60. E 疖病好发于项后发际、背部、臀部，故本题选E。

61. C 面部穴位宜轻刺浅刺，故本题选C。

62. E 证候：大便水样，或如蛋花汤样，泻下急迫，量多次频，气味秽臭，或见少许黏液，腹痛时作，食欲不振，或伴呕恶，神疲乏力，或发热烦躁，口渴，小便短黄，舌质红，苔黄腻，脉滑数，指纹紫。治法：清肠解热，化湿止泻。代表方剂：葛根黄芩黄连汤，故本题选E。

63. A 证候：大便稀溏，夹有乳凝块或食物残渣，气味酸臭，或如败卵，脘腹胀满，便前腹痛，泻后痛减，腹痛拒按，嗳气酸馊，或有呕吐，不思乳食，夜卧不安，舌苔厚腻，或微黄，脉滑实，指纹滞。治法：运脾和胃，消食化滞。代表方剂：保和丸或小儿化食丸，故本题选A。

64. B 证候：发热恶风，头痛有汗，鼻塞流浊涕，咳嗽，气促，咯吐黄痰，咽红肿，喉核红肿，纳呆，舌质红，苔薄黄，脉浮数，指纹浮紫。治法：疏风解表，宣肺止咳。代表方剂：小儿咳喘灵口服液或清宣止咳颗粒，故本题选B。

65. C 证候：恶寒发热，头身痛，无汗，鼻塞流清涕，呛咳频作，呼吸气急，痰稀色白，咽不红，口不渴，面色淡白，纳呆，舌淡红，苔薄白，脉浮紧，指纹浮红。治法：疏风散寒，宣肺止咳。代表方剂：华盖散或通宣理肺丸，故本题选C。

66. A 风寒郁肺证候：恶寒发热，头身痛，无汗，鼻塞流清涕，呛咳频作，呼吸气急，痰稀色白，咽不红，口不渴，面色淡白，纳呆，舌淡红，苔薄白，脉浮紧，指纹浮红，故本题选A。

67. C 痰热闭肺证候：发热烦躁，咳嗽喘促，气急鼻煽，咯痰黄稠或喉间痰鸣，口唇紫绀，咽红肿，面色红赤，口渴欲饮，大便干结，小便短黄，舌质红，苔黄，脉滑数，指纹紫滞，显于气关。

治法：清热化痰，宣肺止咳。代表方剂：麻杏石甘汤合葶苈大枣泻肺汤或清金化痰丸，故本题选 C。

68. C 同 67 题，故本题选 C。

69. B 带下过多湿热下注证，若**湿浊偏甚**，症见带下量多，色白，如豆渣状或凝乳状，阴部瘙痒；脘闷纳差；舌红，苔黄腻，脉滑数。治宜清热利湿，疏风化浊，方用**萆薢渗湿汤**加苍术、藿香或抗妇炎胶囊，故本题选 B。

70. D 主要证候：经前或经期小腹冷痛拒按，得热痛减；月经或见推后，量少，经色黯而有瘀块；面色青白，肢冷畏寒；舌黯，苔白，脉沉紧。治法：**温经散寒，化瘀止痛**。方药：少腹逐瘀汤或温经散寒汤或痛经丸，故本题选 D。

71. E **气滞血瘀型痛经主要证候**：经前或经期小腹胀痛拒按，经血量少，行而不畅，血色紫黯有块，块下痛暂减；乳房胀痛，胸闷不舒；舌质紫黯或有瘀点，脉弦。治法：理气行滞，化瘀止痛。方药：膈下逐瘀汤或血府逐瘀胶囊，故本题选 E。

72. D 肝肾阴虚，肝络失养，患者出现胁痛，悠悠不休，遇劳加重，头晕目眩等症状，本病辨证为胁痛肝络失养证，治法为养阴柔肝，方用**一贯煎加减或六味地黄丸**，故本题选 D。

73. B 湿疮湿热蕴肤证证候：发病快，病程短，皮损潮红，有丘疱疹，灼热瘙痒无休，抓破渗液流脂水；伴心烦口渴，身热不扬，大便干，小便短赤；舌红，苔薄白或黄，脉滑或数。**治法：清热利湿止痒**。方药：龙胆泻肝汤合萆薢渗湿汤加减或二妙丸，故本题选 B。

74. D **肝阳上亢证候主症**：眩晕，耳鸣，头目胀痛，口苦，失眠多梦，遇烦劳、郁怒而加重，甚则仆倒，颜面潮红，急躁易怒，肢麻震颤，舌红苔黄，脉弦或数，故本题选 D。

75. B **血栓性外痔可见肛门缘周围有暗紫色椭圆形肿块突起，表面水肿**。结缔组织性外痔可见肛门缘有不规则赘皮突起。内痔或混合痔一般不能见之于外，当痔核发生脱出时，可见脱出痔块呈暗紫色，时有活动性出血点，故本题选 B。

76. C 暑热浸淫证证候：发于夏秋季节，以小儿及产妇多见。局部皮肤红肿结块，灼热疼痛，根脚很浅，范围局限。伴发热，口干，便秘，溲赤。舌苔薄腻，脉滑数。治法：清暑化湿解毒；代表方：**清暑汤加减**或六神丸，故本题选 C。

77. C 证候主症：不寐多梦，甚则彻夜不眠，急躁易怒，伴头晕头胀，目赤耳鸣，口干而苦，不思饮食，便秘溲赤，舌红苔黄，脉弦而数。**治法：疏肝泻火，镇心安神**。用龙胆泻肝丸，故本题选 C。

78. D **心血瘀阻证候主症**：心胸疼痛，如刺如绞，痛有定处，入夜为甚，甚则心痛彻背，背痛彻心，或痛引肩背，伴有胸闷，日久不愈，可因暴怒、劳累而加重，舌质紫暗，有瘀斑，苔薄，脉弦涩，故本题选 D。

79. A 证候主症：心胸满闷，隐痛阵发，痛有定处，时欲太息，遇情志不遂时容易诱发或加重，或兼有脘腹胀闷，得嗳气或矢气则舒，苔薄或薄腻，脉细弦。治法：疏肝理气，活血通络。代表方：**柴胡疏肝散加减或复方丹参滴丸**，故本题选 A。

80. C 根据患者出现症见身热，微恶风，汗少，肢体酸重，头昏重胀痛，又有咳嗽痰黏，鼻流浊涕，心烦，口渴，舌苔薄黄而腻，脉濡数，此为**暑湿伤表型感冒**的表现，其方用**新加香**

薷饮加减或藿香正气片或暑湿感冒颗粒，故本题选C。

81．C　患者身热，微恶风，汗少为主症可初步判断为感冒，又有头昏重胀而痛，心烦口渴，胸闷恶心，小便短赤之表现属感受暑湿之邪，属感冒之暑湿伤表证，舌苔薄黄腻，脉濡数是暑湿感冒的舌脉表现，故本题选C。

82．A　寒湿腰痛证候主症：腰部冷痛重着，转侧不利，逐渐加重，静卧病痛不减，寒冷和阴雨天则加重，舌质淡，苔白腻，脉沉而迟缓，故本题选A。

83．B　证候主症：腰部疼痛，重着而热，暑湿阴雨天气症状加重，活动后或可减轻，身体困重，小便短赤，苔黄腻，脉濡数或弦数。治法：清热利湿，舒筋止痛，故本题选B。

84．D　证候主症：肢体关节疼痛，痛势较剧，部位固定，遇寒则痛甚，得热则痛缓，关节屈伸不利，局部皮肤或有寒冷感，舌质淡，舌苔薄白，脉弦紧。治法：散寒通络，祛风除湿。代表方：乌头汤加减或小活络丸，故本题选D。

85．C　证候主症：肢体关节，肌肉酸楚，重着，疼痛，肿胀散漫，关节活动不利，肌肤麻木不仁，舌质淡，舌苔白腻，脉濡缓。治法：除湿通络，祛风散寒。代表方：薏苡仁汤加减或木瓜丸，正清风痛宁片，故本题选C。

86．A　阴虚发热证证候主症：午后潮热，或夜间发热，不欲近衣，手足心热，烦躁，少寐多梦，盗汗，口干咽燥，舌质红，或有裂纹，苔少甚至无苔，脉细数，故本题选A。

87．E　气郁发热证证候主症：发热多为低热或潮热，热势常随情绪波动而起伏，精神抑郁，胁肋胀满，烦躁易怒，口干而苦，纳食减少，舌红苔黄，脉弦数，故本题选E。

88．D　血瘀发热证证候主症：午后或夜晚发热，或自觉身体某些部位发热，口燥咽干，但不多饮，肢体或躯干有固定痛处或肿块，面色萎黄或晦暗，舌质青紫或有瘀点、瘀斑，脉弦或涩，故本题选D。

89．C　血虚发热证证候主症：发热，热势多为低热，头晕眼花，身倦乏力，心悸不宁，面白少华，唇甲色淡，舌质淡，脉细弱，故本题选C。

90．B　气虚发热证证候主症：发热，热势或低或高，常在劳累后发作或加剧，倦怠乏力，气短懒言，自汗，易于感冒，食少便溏，舌质淡，苔白薄，脉细弱，故本题选B。

91．D　患者的主症特点为劳累之后低热，头晕乏力，气短懒言，食少纳呆，大便溏薄，舌淡苔白，脉弱，是气虚发热的主症，其治法为健脾益气，甘温除热，故本题选D。

92．C　证候主症：大便并不干硬，虽有便意，但排便困难，用力努挣则汗出短气，便后乏力，面白神疲，肢倦懒言，舌淡苔白，脉弱。治法：益气润肠，故本题选C。

93．A　证候主症：大便干结，腹胀腹痛，口干口臭，面红心烦，或有身热，小便短赤，舌红，苔黄燥，脉滑数。治法：泻热导滞，润肠通便。代表方：麻子仁丸加减，故本题选A。

94．E　寒湿泄泻证候主症：泄泻清稀，甚则如水样，脘闷食少，腹痛肠鸣，或兼外感风寒，则恶寒，发热，头痛，肢体酸痛，舌苔白或白腻，脉濡缓，故本题选E。

95．D　肝气犯胃证候主症：呕吐吞酸，嗳气频繁，胸胁胀痛，舌淡红，苔薄，脉弦，故本题选D。

96．C　证候主症：呕吐吞酸，嗳气频繁，胸胁胀痛，舌淡红，苔薄，脉弦。治法：疏肝理气，和胃降逆，故本题选C。

97．E　证候主症：突然呕吐，胸脘满闷，发热恶寒，头身疼痛，舌苔白腻，脉濡缓。治法：疏邪解表，化浊和中。代表方：藿香正气散加减，故本题选E。

98．C　证候主症：胃脘胀痛，痛连两胁，遇烦恼则痛作或痛甚，嗳气、矢气则痛舒，胸闷嗳气，喜长叹息，大便不畅，舌苔多薄白，脉弦。治法：疏肝解郁，理气止痛。代表方：柴胡疏肝散加减或胃苏颗粒或气滞胃痛颗粒，故本题选C。

99．E　证候主症：胃痛暴作，恶寒喜暖，得温痛减，遇寒加重，口淡不渴，或喜热饮，舌淡苔薄白，脉弦紧。治法：温胃散寒，行气止痛。代表方：良附丸加减或温胃舒颗粒，故本题选E。

100．D　暑湿感冒的治法为清暑祛湿解表，用藿香正气水或新加香薷饮加减，故本题选D。

101．B　遇风寒痛增，得温痛缓，畏风恶寒、舌淡苔白、脉缓，刺络拔罐治疗的方式是三棱针垫刺肩髃穴，使少量出血，加拔罐（B对），故本题选B。

102．B　湿疮血虚风燥证的证候：病程久，反复发作，皮损色暗或色素沉着，或皮损粗糙肥厚，剧痒难忍，遇热或肥皂水洗后瘙痒加重；伴有口干不欲饮，纳差，腹胀；舌淡，苔白，脉弦细。治法：养血润肤，祛风止痒。方药：当归饮子或四物消风饮加减或皮肤病血毒丸，故本题选B。

103．C　湿疮湿热蕴肤证治法：清热利湿止痒。方药：龙胆泻肝汤合萆薢渗湿汤、二妙丸加减，故本题选C。

104．A　注射疗法是运用具有腐蚀作用的药物注入痔核及痔核周围而产生无菌性炎症反应，使小血管闭塞和痔核内纤维组织增生，从而促使痔核硬化、萎缩或坏死、枯脱而达到痊愈的目的。适应证：各期内痔、混合痔的内痔部分，故本题选A。

105．D　挂线疗法具有操作简便、引流通畅、瘢痕小、对肛门功能无影响等优点。适应证：适用于距离肛门4 cm以内，有内外口的低位肛漏；亦作为复杂性肛漏切开疗法或切除疗法的辅助方法，故本题选D。

106．C　感冒暑湿伤表证的证候主症：身热，微恶风，汗少，肢体酸重或疼痛，头昏重胀痛，咳嗽痰黏，鼻流浊涕，心烦口渴，或口中黏腻，渴不多饮，胸闷脘痞，泛恶，腹胀，大便或溏，小便短赤，舌苔薄黄而腻，脉濡数。治法：清暑祛湿解表。代表方：新加香薷饮加减，故本题选C。

107．B　感冒风热犯表证的证候主症：身热较著，微恶风，汗泄不畅，头胀痛，面赤，咳嗽，痰黏或黄，咽燥，或咽喉乳蛾红肿疼痛，鼻塞，流黄浊涕，口干欲饮，舌苔薄白微黄，舌边尖红，脉浮数。治法：辛凉解表。代表方：银翘散或葱豉桔梗汤加减，故本题选B。

108．A　感冒风寒束表证的证候主症：恶寒重，发热轻，无汗，头痛，肢节酸疼，鼻塞声重，或鼻痒喷嚏，时流清涕，咽痒，咳嗽，咳痰稀薄色白，口不渴或渴喜热饮，舌苔薄白而润，脉浮或浮紧。治法：辛温解表。代表方：荆防达表汤或荆防败毒散加减，故本题选A。

109．E　腰痛之肾阳虚证的证候主症：腰部冷痛，缠绵不愈，局部发凉，喜温喜按，遇劳更甚，卧则减轻，常反复发作，少腹拘急，面色（白光）白，肢冷畏寒，舌质淡，脉沉细无力。治法：补肾壮阳，温煦经脉。代表方：右归丸加减，故本题选E。

110．C　湿热腰痛的证候主症：腰部疼痛，重着而热，暑湿阴雨天气症状加重，活动后或可减轻，身体困重，小便短赤，苔黄腻，脉濡数或弦数。治法：清热利湿，舒筋止痛。代表方：**四妙丸加减，**故本题选 C。

111．C　**寒湿腰痛**的证候主症：腰部冷痛重着，转侧不利，逐渐加重，静卧病痛不减，寒冷和阴雨天则加重，舌质淡，苔白腻，脉沉而迟缓，故本题选 C。

112．A　**湿热腰痛**的证候主症：腰部疼痛，重着而热，暑湿阴雨天气症状加重，活动后或可减轻，身体困重，小便短赤，苔黄腻，脉濡数或弦数，故本题选 A。

113．B　**瘀血腰痛**的证候主症：腰痛如刺，痛有定处，痛处拒按，日轻夜重，轻者俯仰不便，重则不能转侧，舌质暗紫，或有瘀斑，脉涩。部分病人有跌仆闪挫病史，故本题选 B。

114．B　**痛痹**的证候主症：肢体关节疼痛，痛势较剧，部位固定，遇寒则痛甚，得热则痛缓，关节屈伸不利，局部皮肤或有寒冷感，舌质淡，舌苔薄白，脉弦紧。治法：散寒通络，祛风除湿。代表方：**乌头汤加减，**故本题选 B。

115．A　**行痹**的证候主症：肢体关节、肌肉疼痛酸楚，屈伸不利，疼痛呈游走性，初起可见有恶风、发热等表证，舌苔薄白，脉浮或浮缓。治法：祛风通络，散寒除湿。代表方：**防风汤加减，**故本题选 A。

116．C　**行痹**的证候主症：肢体关节、肌肉疼痛酸楚，屈伸不利，疼痛呈游走性，初起可见有恶风、发热等表证，舌苔薄白，脉浮或浮缓，故本题选 C。

117．B　**着痹**的证候主症：肢体关节、肌肉酸楚、重着、疼痛，肿胀散漫，关节活动不利，肌肤麻木不仁，舌质淡，舌苔白腻，脉濡缓，故本题选 B。

118．A　内伤发热之**气郁发热**证的证候主症：发热多为低热或潮热，热势常随情绪波动而起伏，精神抑郁，胁肋胀满，烦躁易怒，口干而苦，纳食减少，舌红苔黄，脉弦数。治法：疏肝理气，解郁泄热。代表方：**丹栀逍遥散加减，**故本题选 A。

119．D　内伤发热之**血瘀发热**证的证候主症：午后或夜晚发热，或自觉身体某些部位发热，口燥咽干，但不多饮，肢体或躯干有固定痛处或肿块，面色萎黄或晦暗，舌质青紫或有瘀点、瘀斑，脉弦或涩。治法：活血化瘀。代表方：**血府逐瘀汤加减，**故本题选 D。

120．B　内伤发热之**阴虚发热**证的证候主症：午后潮热，或夜间发热，不欲近衣，手足心热，烦躁，少寐多梦，盗汗，口干咽燥，舌质红，或有裂纹，苔少甚至无苔，脉细数。治法：滋阴清热。代表方：**清骨散加减，**故本题选 B。

121．C　内伤发热之**气虚发热**证的证候主症：发热，热势或低或高，常在劳累后发作或加剧，倦怠乏力，气短懒言，自汗，易于感冒，食少便溏，舌质淡，苔白薄，脉细弱。治法：益气健脾，甘温除热。代表方：**补中益气汤加减，**故本题选 C。

122．E　内伤发热之**血虚发热**证的证候主症：发热，热势多为低热，头晕眼花，身倦乏力，心悸不宁，面白少华，唇甲色淡，舌质淡，脉细弱。治法：益气养血。代表方：**归脾汤加减，**故本题选 E。

123．C　外邪犯胃之呕吐，若伴见脘痞嗳腐，饮食停滞者，可**藿香正气散去白术，加鸡内金、神曲以消食导滞，**故本题选 C。

124．A　外邪犯胃之呕吐，如风寒偏重，症见寒热无汗，头痛身楚，可**藿香正气散加荆芥、防风、**

羌活祛风寒，解表邪，故本题选 A。

第七单元 中成药应用

第 1 节 应用禁忌

1. D 中成药与西药一般应尽量避免配伍使用，若必须合用，建议间隔使用，同时注意药物的相互作用，避免发生不良反应（D 对，A、B、C、E 错），故本题选 D。

2. A 中药桃仁、白果、杏仁等，不能与催眠镇静药（如氯氮平、地西泮等）合用。因为它们会抑制呼吸中枢，损害肝功能（A 对），故本题选 A。

3. B 含雄黄的中成药（如牛黄解毒丸、六神丸等）不宜与酶制剂合用，因为雄黄的主要成分为硫化砷，砷可同与酶蛋白、氨基酸分子结构上的酸性基团形成不溶性沉淀，从而抑制酶的活性，降低疗效（B 对，A、C、D、E 错），故本题选 B。

4. E 中成药与西药联合使用时，易出现不良反应，常见的有：①降低药物的疗效；②影响体内酶代谢或破坏酶的作用；③增加药物的毒副作用；④加重或诱发并发症；⑤药物作用相互拮抗使药物作用降低或丧失；⑥引起沉淀或过敏反应；⑦影响药物排泄。若必须合用，建议间隔使用，同时注意药：物的相互作用，避免发生不良反应（不选 A、B、C、D）。致畸、致癌、致突变不是中成药与西药联合使用可能会出现的不良反应（E 错），故本题选 E。

5. B ①附子理中丸与金匮肾气丸均含有附子，二者配合应用，相当于增加了附子的用量，可能引起毒副作用，故属于配伍禁忌（B 对，A、C、D、E 错），故本题选 B。②配伍禁忌，除了两个具有相似功效的中成药合并使用外，还包括两个含有"十八反""十九畏"药对的中成药同用。

6. D ①含麻黄碱的中成药（如麻杏止咳露、止咳定喘丸、防风：通圣丸等），与降压药不宜合用。②因为麻黄碱可使血管收缩，可能会降低降压药的作用（D 对，A、B、C、E 错），故本题选 D。

7. D 妊娠禁用药多是大毒的药物、引产堕胎药、破血消癥药、峻下逐水药。丽其他选项，均属于妊娠慎用药（D 对，A、B、C、E 错），故本题选 D。

8. C ①含有鞣质的中药（如五倍子、石榴皮、山茱萸、虎杖、大黄等），不宜与四环素类、红霉素、克林霉素等同服。②这些中药中所含的鞣质可与这些抗生素在胃肠道结合产生沉淀，降低生物利用度（C 对，A、B、D、E 错），故本题选 C。

9. B ①小活络丹（含有乌头碱）、香连丸（含有黄连碱）、贝母枇杷糖浆（含有贝母碱），若与西药阿托品、咖啡因、氨茶碱同服，很容易增加毒性，出现药物中毒（B 对），故本题选 B。②A、C、D 选项属于"影响体内酶代谢或破坏酶的作用"。③E 选项属于"降低药物的疗效"。

10. A ①中成药的用药禁忌主要包括：证候禁忌、配伍禁忌、饮食禁忌和孕妇、老年人、儿童等特殊人群用药禁忌等几个方面。②该患者为神志昏迷的闭证，应选用开窍药；开窍药因药性寒热不同而分为凉开、温开两类。患者辨证为"寒闭"，应选用温开宣窍的苏合香丸；而安宫牛黄丸，属于凉开剂，能清热解毒、豁痰开窍，属于凉开宣窍、醒神救急之品，主治中风、热厥、小儿急惊风等证，用于心肝有热、风痰阻窍所致高热烦躁，面赤气粗，舌绛脉数，两拳固握，牙关紧闭的热闭神昏证。若见面青身凉，苔白脉迟，寒闭神昏者，则当禁用本药，故属于证候禁忌（A 对，B、C、D、E 错）。故本题选 A。

11. E 银杏叶制剂与阿司匹林合用，可增加血小板功能的抑制，造成出血现象；与含对乙酰氨基酚、麦角胺或咖啡因等成分的药物同服，会引起膜下血肿；与噻嗪类利尿剂同服会引起血压升高（E 对，A、B、C、D 错），故本题选 E。

12. D ①妊娠禁用药多是大毒的药物、引产堕胎药、破血消；瘀药、峻下逐水药，如砒霜、雄黄、轻粉、斑蝥、蟾酥、麝香、马钱子、乌头、附子、土鳖虫、水蛭、虻虫、三棱、莪术、商陆、甘遂、大戟、芫花、牵牛子、巴豆等。慎用药包括有通经祛瘀类的桃仁、红花、牛膝、蒲黄、五灵脂、穿山甲、王不留行、凌霄花、虎杖、卷柏、三七等；行气破滞类的枳实、大黄、芒硝、番泻叶、郁李仁等；辛热燥烈类的干姜、肉桂等；滑利通窍类的冬葵子、瞿麦、木通、漏芦等。②含有上述成分的中成药，也就相应被视为妊娠禁用药和妊娠慎用药（D 对，A、B、C、E 错），故本题选 D。

13. A 含酸性药物的中成药，如六味地黄丸与西药氢氧化铝凝胶、氨茶碱、碳酸氢钠、复方氢氧化铝片（胃舒平）不宜同时服用。因后四种西药为碱性药物，同时服用会发生酸碱中和，使中药、西药均失去治疗作用。氨茶碱也是具有碱性的药物，不能与六味地黄丸合用（A 对，B、C、D、E 错），故本题选 A。

14. C ①水肿患者，多为水钠潴留，故应限制盐的摄入（C 错），故本题选 C。②其余四项描述是正确的。

15. D ①儿童用药注意事项：儿童应根据体重或年龄计算用药剂量和给药途径；避免滥用滋补类药物和注射液；尽量避免使用含有毒性较大成分的中成药；尽量缩短儿童用药疗程，及曼时减量或停药（不选 A、B、C、E）。②禁止使用含有兴奋性成分的药物为运动员用药注意事项（D 错），故本题选 D。

16. D 方药证候不符，如辨证不当或适应证把握不准确，多属人为因素，与药物没有关联性（D 错），故本题选 D。

第 2 节 用 法

1. E 吸入法是将药物雾化后，让患者直接吸入的给药方法；此外，一些开窍醒神，辟秽化浊的散剂如通关散、避瘟散等也可直接吸入鼻窍中给药；一些止咳平喘的烟剂（如定喘烟），辟秽解毒的香剂（如苍术艾叶香）等，都是燃后取烟吸入用药的（E 对，A、B、C、D 错），故本题选 E。

2. D 含化法是将药物含于口中缓缓溶解，再慢慢咽下，使其在口腔局部发挥治疗作用，多用于治咽痛、喉痹、乳蛾、口糜、齿痛等疾患，如六神丸、喉症丸等（D 对，A、B、C、E 错），故本题选 D。

3. B 栓剂为将药物置于肛门或阴道中，待药物融化吸收后，发挥治疗作用，如苦参栓、野菊花栓等（B 对，A、C、D、E 错），，故本题选 B。

4. E 驱虫药，最好清晨空腹服，以增加药物对虫体的作用（E 对，A、B、C、D 错），故本题选 E。

5. A 中成药调服法是儿童常用的服药法（A 对，B、C、D、E 错），故本题选 A。即用乳汁或糖水将散剂调成稀糊状喂服的一种服法，这样既可矫味又不致呛喉，此法也可用于吞咽困难者。神志昏迷患者可使用鼻饲法给药。含化法多用治咽痛、喉痹、乳蛾、口糜、齿痛等疾患。

6. C 中成药中的胶剂如鹿角胶、龟板胶、鳖甲胶、阿胶等，单服时均可加黄酒或糖、水，隔水加热使之溶化（又称烊化）后服下，称之为炖服法（C 对，A、B、D、E 错），故本题选 C。

第 3 节 肺系病证常用中成药

1. E 感冒清热颗粒用于风寒感冒，症见头痛发热，恶寒身痛，鼻流清涕，咳嗽，咽干。其他四种均用于风热感冒，故本题选 E。

2. B 藿香正气水的主要功效有解表化湿，理气和中。用于外感风寒、内伤湿滞或夏伤暑湿所致的感冒，症见头痛昏重，胸膈痞闷，脘腹胀痛，呕吐泄泻；胃肠型感冒见上述证候者，故本题选 B。

3. C 藿香正气水具有解表化湿、理气和中的功能，主治外感风寒，内伤湿滞或夏伤暑湿所致的感冒，症见头痛昏重、胸膈痞闷、脘腹胀痛、呕吐泄泻，故本题选 C。

4. C 银翘解毒丸的功能是疏风解表，清热解毒，故本题选 C。

5. B 防风通圣丸的功能是解表通里，清热解毒，故本题选 B。

6. E　板蓝根颗粒具有清热解毒、凉血利咽的功能，故本题选 E。

7. B　急支糖浆的功能为清热化痰，宣肺止咳，故本题选 B。

8. D　通宣理肺丸的功能为解表散寒，宣肺止嗽，故本题选 D。

9. B　急支糖浆主治外感风热所致的咳嗽，症见发热、恶寒、胸膈满闷、咳嗽咽痛；急性支气管炎，慢性支气管炎急性发作见上述证候者，故本题选 B。

10. D　养阴清肺膏有养阴润燥、清肺利咽的功能。养阴清肺膏用于阴虚肺燥，咽喉干痛，干咳少痰或痰中带血，故本题选 D。

11. A　橘红丸的功能是清肺，化痰，止咳。用于痰热咳嗽，痰多，色黄黏稠，胸闷口干，故本题选 A。

12. C　玉屏风颗粒的功能是益气，固表，止汗。用于表虚不固，自汗恶风，面色㿠白，或体虚易感风邪者，故本题选 C。

13. D　连花清瘟胶囊的功能为清瘟解毒、宣肺泄热。用于治疗流行性感冒属热毒袭肺证，症见：发热或高热，恶寒，肌肉酸痛，鼻塞流涕，咳嗽，头痛，咽干咽痛，舌偏红，苔黄或黄腻等，故本题选 D。

14. D　连花清瘟胶囊具有清瘟解毒、宣肺泄热的功能，主治流行性感冒属热毒袭肺证，故本题选 D。

15. D　桂龙咳喘宁胶囊主治外感风寒、痰湿内阻引起的咳嗽，具有止咳化痰、降气平喘的功能；金荞麦片具有清热解毒、排脓祛瘀、祛痰止咳平喘的作用，主要治疗肺痈、急性支气管炎等；半夏糖浆具有止咳化痰作用，治疗咳嗽痰多；橘红痰咳液具有理气祛痰、润肺止咳的作用，治疗由感冒、咽炎引起的痰多咳嗽、气喘等证；蛇胆川贝枇杷膏具有润肺止咳、祛痰定喘的功能，用于治疗燥邪犯肺引起的咳嗽咯痰、胸闷气喘等，故本题选 D。

第 4 节　心脑系病证常用中成药

16. B　清开灵口服液的功能是清热解毒，镇静安神。用于外感风热时毒、火毒内盛所致高热不退、烦躁不安、咽喉肿痛、舌质红绛、苔黄、脉数者；上呼吸道感染、病毒性感冒、急性化脓性扁桃体炎、急性咽炎、急性气管炎、局热等病症属上述证候者，故本题选 B。

17. A　安宫牛黄丸的功能是清热解毒、镇惊开窍。用于热病，邪入心包，高热惊厥，神昏谵语；中风昏迷及脑炎、脑膜炎、中毒性脑病、脑出血、败血症见上述证候者，故本题选 A。

18. B　苏合香丸的适应证为痰迷心窍所致的痰厥昏迷、中风偏瘫及中暑、心胃气痛。具有芳香开窍、行气止痛的功能，故本题选 B。

19. D　苏合香丸的功能是芳香开窍，行气止痛，故本题选 D。

20. C　天王补心丸的功能是滋阴养血，补心安神。用于心阴不足，心悸健忘，失眠多梦，大便干燥，故本题选 C。

21. B　天王补心丸全方配伍，滋养清泄重敛，共奏滋阴养血、补心安神之功，故善治心阴不足所致的心悸健忘、失眠多梦、大便干燥等，故本题选 B。

22. E　血府逐瘀口服液由炒桃仁、红花、地黄、川芎、赤芍、当归、牛膝、柴胡、桔梗、枳壳、甘草组成，其中桃仁、红花为君药；地黄、川芎、赤芍、当归、牛膝为臣药；柴胡、桔梗、枳壳为佐药；甘草为使药。全方配伍，苦辛泄散，共奏活血祛瘀、行气止痛之功，故善治气滞血瘀之胸痹，头痛日久，故本题选 E。

23. A　速效救心丸为含服，其他均为口服，故本题选 A。

24. B　血府逐瘀口服液具有活血祛瘀、行气止痛的作用；用于气滞血瘀所致的胸痛、头痛日久、痛如针刺而有定处、内热烦闷、心悸失眠、急躁易怒，故本题选 B。

25. E　复方丹参片具有活血化瘀、理气止痛的作用；用于气滞血瘀所致的胸痹，症见胸闷、心前区刺痛，冠心病心绞痛见上述证候者，故本题选 E。

26. A　华佗再造丸的功能是活血化瘀，化痰通络，行气止痛；用于痰瘀阻络之中风恢复期和后遗症，症见半身不遂、拘挛麻木、口眼歪斜、言语不清，故本题选 A。

27. C　川芎茶调丸具有疏风止痛的作用；用于外感风邪所致的头痛，或有恶寒、发热、鼻塞，故本题选 C。

第 5 节　脾胃系病证常用中成药

28. E　保和丸具有消食、导滞、和胃；用于食积停滞，脘腹胀满，嗳腐吞酸，不欲饮食，故本题选 E。

29. A　保和丸主治食积停滞，脘腹胀满，嗳腐吞酸，不欲饮食，故本题选 A。

30. A　保和丸的功能为消食、导滞、和胃，方中山楂酸甘温通，能消一切饮食积滞，尤善消肉食油腻之积，所以为君药，故本题选 A。

31. A　气滞胃痛颗粒疏肝理气，和胃止痛。用于肝郁气滞，胸痞胀满，胃脘疼痛，故本题选 A。

32. A　补中益气丸具有补中益气、升阳举陷的作用。用于脾胃虚弱、中气下陷所致的泄泻、脱肛、阴挺，症见体倦乏力、食少腹胀、便溏久泻、肛门下坠或脱肛、子宫脱垂，故本题选 A。

33. A　归脾丸有益气健脾、养血安神的作用。用于心脾两虚，气短心悸，失眠多梦，头昏头晕，肢倦乏力；食欲不振，崩漏便血。其中木香理气醒脾，与补气养血药配伍，使之补不碍脾，补而不滞，故本题选 A。

34. C　补中益气丸有补中益气、升阳举陷之功，故善治脾胃虚弱、中气下陷诸病证，症见体倦乏力、食少腹胀、肛门下坠或脱肛、子宫脱垂，故本题选 C。

35. B　红参甘补性温，善补气复脉、生津止渴、安神益智，故为君药，故本题选 B。

36．A　生脉饮具有益气复脉、养阴生津的作用。用于气阴两亏，心悸气短，脉微自汗，故本题选A。

37．B　参苓白术丸的功能是补脾胃，益肺气。用于脾胃虚弱，食少便溏，气短咳嗽，肢倦乏力，故本题选B。

38．D　四神丸（片）的功能是温肾散寒，涩肠止泻。用于肾阳不足所致的泄泻，症见肠鸣腹胀、五更溏泄、食少不化、久泻不止、面黄肢冷，故本题选D。

39．C　本题考查的是四神丸的主治。四神丸主治肠鸣腹胀，五更泄泻，食少不化，久泻不止，面黄肢冷，故本题选C。

第 6 节　肝胆系病证常用中成药

40．A　茵栀黄颗粒的功能为清热解毒，利湿退黄，所以该题应该选A。

41．A　本题考查的是茵栀黄颗粒的主治。茵栀黄颗粒主治肝胆湿热所致的黄疸，症见面目悉黄、胸肋胀痛、恶心呕吐、小便黄赤，所以该题应该选A。

42．A　本题考查的是消炎利胆片的功能。消炎利胆片的功能为清热、祛湿、利胆。用于肝胆湿热所致的胁痛、口苦；急性胆囊炎、胆管炎见上述证候者，所以该题应该选A。

43．A　逍遥丸（颗粒）的功能为疏肝健脾，养血调经，用于肝郁脾虚所致的郁闷不舒、胸胁胀痛、头晕目眩、食欲减退、月经不调，故本题选A。

第 7 节　肾系病证常用中成药

44．B　五苓散的功能是温阳化气，利湿行水。用于阳不化气、水湿内停所致的水肿，症见小便不利、水肿腹胀、呕逆泄泻、渴不思饮，故本题选B。

45．A　本题考查的是方义简释。五苓散（片）的君药为泽泻，除善利水渗湿外，又能消肿，所以该题应该选A。

46．B　排石颗粒的功能是清热利水，通淋排石。用于下焦湿热所致的石淋，症见腰腹疼痛、排尿不畅或伴有血尿；泌尿系结石见上述证候者，故本题选B。

47．C　方中重用熟地黄滋补肾阴，填精益髓生血，为君药。山茱萸补益肝肾，并能涩精；山药补养脾阴而补肾固精，共为臣药。三药配合，肾肝脾三阴并补，是为"三补"。泽泻利湿泄热而降肾浊，并能减熟地黄之滋腻；茯苓淡渗脾湿，并助山药健运，与泽泻共降肾浊；丹皮清泄虚热，并制山茱萸之温性，三药称为"三泻"，共为佐药。诸药相合，共奏滋补肾阴之功，故本题选 C。

48．D 同 47 题，故本题选 D。

49．B 知柏地黄丸的功能是滋阴降火。用于阴虚火旺，潮热盗汗，口干咽痛，耳鸣遗精，小便短赤，故本题选 B。

50．D 金匮肾气丸的功能是温补肾阳，化气行水。用于肾虚水肿，腰膝酸软，小便不利，畏寒肢冷，故本题选 D。

51．E 杞菊地黄丸的功能是滋肾养肝。用于肝肾阴亏，眩晕耳鸣，羞明畏光，迎风流泪，视物昏花，故本题选 E。

第 8 节　其他病证常用中成药

52．C 制川乌、制草乌辛热燥散，毒大力强，善祛风除湿、散寒止痛，小活络丸中的君药为制川乌和制草乌，故本题选 C。

53．D 尪痹颗粒的功能是补肝肾，强筋骨，祛风湿，通经络。主治肝肾不足、风湿痹阻所致尪痹，故本题选 D。

54．A 消渴丸主要治疗气阴两虚的消渴症，具有滋肾养阴、益气生津的功能。用于气阴两虚所致的消渴病，症见多饮、多尿、多食、消瘦、体倦乏力、眠差、腰痛，2 型糖尿病见上述证候者，故本题选 A。

第 9 节　调经类常用中成药

55．D 乌鸡白凤丸补气养血，调经止带，用于气血两虚，身体瘦弱，腰膝酸软，月经不调，崩漏带下，故本题选 D。

56．E 本题考查妇科常用中成药的功能主治。同 55 题，故本题选 E。

57．D 艾附暖宫丸的功能是理气养血，暖宫调经。用于血虚气滞、下焦虚寒所致的月经不调、痛经，症见行经后错、经量少、有血块、小腹疼痛、经行小腹冷痛喜热、腰膝酸痛，故本题选 D。

58．C 本题考查妇科常用中成药的功能主治。益母草颗粒具有活血调经的作用，用于血瘀所致的月经不调、产后恶露不绝，故本题选 C。

59．A 桂枝茯苓丸的组成有桂枝、桃仁、牡丹皮、赤芍、茯苓，可活血、化瘀、消癥。用于妇人宿有癥块，或血瘀经闭，行经腹痛，产后恶露不尽，故本题选 A。

60. D　更年安片的功能是滋阴清热，除烦安神。用于肾阴虚所致的绝经前后诸证，症见烦热出汗、眩晕耳鸣、手足心热、烦躁不安；围绝经期综合征见上述证候者，故本题选 D。

61. B　同 59 题，故本题选 B。

第 10 节　止带类常用中成药

62. E　妇科千金片的功能是清热除湿，益气化瘀。用于湿热瘀阻所致的带下病、腹痛。症见带下量多、色黄质稠、臭秽，小腹疼痛，腰部酸痛，神疲乏力；慢性盆腔炎、子宫内膜炎、慢性宫颈炎见上述证候者，故本题选 E。

63. B　花红颗粒的功能是清热解毒，燥湿止带，祛瘀止痛。用于湿热瘀滞所致带下病、月经不调，症见带下量多、色黄质稠、小腹隐痛、腰骶酸痛、经行腹痛；慢性盆腔炎、附件炎、子宫内膜炎见上述证候者，故本题选 B。

64. D　本题考查的是妇科千金片的功能主治。妇科千金片的功能是清热除湿，益气化瘀，用于湿热瘀阻所致的带下病，腹痛，故本题选 D。

第 11 节　小儿肺系病证常用中成药

65. A　小儿肺咳颗粒的功能是健脾益肺，止咳平喘，故本题选 A。

第 12 节　小儿脾胃系病证常用中成药

66. A　小儿化食丸的功能是消食化滞，泻火通便。用于食滞化热所致的积滞。症见厌食、烦躁、恶心呕吐、口渴、脘腹胀满、大便干燥，故本题选 A。

67. B　小儿泻速停颗粒的功能是清热利湿，健脾止泻，缓急止痛。治疗小儿泄泻、腹痛、纳差（尤适用秋季腹泻及迁延性、慢性腹泻），故本题选 B。

68. C　同 67 题，故本题选 C。

69．C　健儿消食口服液的功能是健脾益胃，理气消食。用于小儿饮食不节损伤脾胃引起的纳呆食少，脘胀腹满，手足心热，自汗乏力，大便不调，以至厌食、恶食，故本题选C。

第13节　皮肤与外科常用中成药

70．B　本题考查连翘败毒丸的主治及注意事项：①连翘败毒丸主治热毒蕴结肌肤所致的疮疡；②连翘败毒丸疮疡属阴证者慎用，肝功能不良者须在医生指导下使用，忌食辛辣、油腻食物及海鲜等发物；孕妇禁用，故本题选B。

71．C　本题考查京万红软膏的主治。京万红软膏具有活血解毒、消肿止痛、去腐生肌的作用。①如意金黄散：主治热毒瘀滞肌肤所致疮疡肿痛、丹毒流注。②拔毒生肌散：主治热毒内蕴所致的溃疡。③京万红软膏：主治水、火烫伤，疮疡肿痛、创面溃烂。④阳和解凝膏：主治脾肾阳虚、痰瘀互结所致的阴疽、瘰疬未溃、寒湿痹痛。⑤紫草膏：主治热毒蕴结所致的溃疡，故本题选C。

72．B　同71题，故本题选B。

73．B　连翘败毒丸的功能是清热解毒，消肿止痛。用于热毒蕴结肌肤所致的疮疡，症见局部红肿热痛、未溃破者，故本题选B。

74．D　本题考查的是马应龙麝香痔疮膏的主治。①马应龙麝香痔疮膏主治湿热瘀阻所致的各类痔疮、肛裂，症见大便出血，或疼痛，有下坠感；亦可用于肛周湿疹。具有清热燥湿，活血消肿，去腐生肌的功能。②小金丸：痰气凝滞所致的瘰疬、瘿瘤、乳岩、乳癖。③地榆槐角丸：脏腑实热，大肠火热所致的肠风便血、痔疮肛瘘、湿热便秘、肛门肿痛。④京万红软膏：水火电烫伤，疮疡肿痛，皮肤损伤，创面溃疡。⑤乳癖消胶囊：痰热互结所致的乳癖、乳痛，故本题选D。

第14节　骨伤科常用中成药

75．B　跌打丸的功能是活血散瘀，消肿止痛。用于跌打损伤，筋断骨折，瘀血肿痛，闪腰岔气，故本题选B。

76．D　云南白药胶囊的功能是化瘀止血，活血止痛，解毒消肿。用于跌打损伤，瘀血肿痛，吐血、咳血、便血、痔血、崩漏下血，手术出血，疮疡肿毒及软组织挫伤，闭合性骨折，支气管扩张及肺结核咳血，溃疡病出血，以及皮肤感染性疾病，故本题选D。

77．A 七厘散的功能是化瘀消肿，止痛止血。用于跌仆损伤，血瘀疼痛，外伤出血，故本题选 A。

78．B 同 77 题，故本题选 B。

79．C 同 76 题，故本题选 C。

80．B 同 75 题，故本题选 B。

81．B 本题考查的是七厘散（胶囊）和云南白药（胶囊、片）共有的功能。①七厘散（胶囊）的功能是化瘀消肿、止痛止血；②云南白药（胶囊、片）的功能是化瘀止血、活血止痛、解毒消肿。因此七厘散（胶囊）和云南白药（胶囊、片）共有的功能是化瘀消肿、止痛止血，故本题选 B。

第 15 节　五官科常用中成药

82．C 本题考查鼻炎康片的功能及注意事项。鼻炎康片具有清热解毒，宣肺通窍，消肿止痛的功能，主治风邪蕴肺所致的急、慢性鼻炎。适用于过敏性鼻炎属实热证者，故本题选 C。

83．B 本题考查黄氏响声丸的功能。黄氏响声丸与清咽滴丸均是开音利咽剂。黄氏响声丸主治风热外束、痰热内盛所致的急、慢性喉瘖，具有疏风清热、化痰散结、利咽开音的功能。清咽滴丸主治外感风热所致的急喉痹，故本题选 B。

84．A 口腔溃疡散的功能是清热，消肿，止痛。用于火热内蕴所致的口舌生疮、黏膜破溃、红肿灼痛；复发性口疮、急性口炎见上述证候者，故本题选 A。

85．A 同 84 题，故本题选 A。

86．D 本题考查的是明目地黄丸的主治。明目地黄丸具有滋肾、养肝、明目的作用。主治肝肾阴虚所致的目涩畏光、视物模糊，故本题选 D。

87．C 明目地黄丸的功效是滋肾，养肝，明目，故本题选 C。

北京航空航天大学出版社
读者意见反馈表

尊敬的读者：

您好！

首先，非常感谢您购买我们的图书。您对我们的信赖与支持将激励我们出版更多更好的精品图书。为了解您对本书以及我社其他图书的看法和意见，以便今后为您提供更优秀的图书，请您抽出宝贵时间，填写这份意见反馈表，并寄至：

北京市海淀区学院路 37 号北京航空航天大学出版社市场部（收）

邮编：100191　　　　　　　传真：010 – 82317028

E-mail：106778237@qq.com　　　网址：http://www.buaapress.com.cn

凡提出有利于提高我社图书质量的意见和建议的读者，均可获得北京航空航天大学出版社价值 20 元的图书（价格超过 20 元的图书只需补差价）。期待您的参与，再次感谢！

《全科医生（乡村全科）执业助理医师资格考试精选真题考点精析》

读者个人信息：

姓名：_____　　　　性别：_____　　　　年龄：_____

身份：学生□　　　　　社会在职人员□　　　　其他□

文化程度：大专及以下□　　本科□　　　　　研究生□

电话：_____　手机：_____　E-mail：_____　QQ：_____

通讯地址：_____　邮编：_____

您获知本书的来源：

新华书店□　　民营书店□　　辅导班老师推荐□　　网络□

他人推荐□　　媒体宣传(请说明)_____　　其他(请说明)_____

您购买本书的地点：

新华书店□　　民营书店□　　辅导班□　　网上书店□　　其他(请说明)_____

您对本书的评价：

内容质量：很好□　　较好□　　一般□　　较差□　　很差□

您的建议：_____

体例结构：很好□　　较好□　　一般□　　较差□　　很差□

您的建议：_____

封面、装帧设计：很好□　较好□　　一般□　　较差□　　很差□

您的建议：_____

内文版式：很好□　　较好□　　一般□　　较差□　　很差□

您的建议：_____

印刷质量：很好□　　较好□　　一般□　　较差□　　很差□

您的建议：_____

总体评价：很好□　　较好□　　一般□　　较差□　　很差□

影响您是否购书的因素:(可多选)

内容质量□　　　体例结构□　　　封面、装帧设计□　　　内文版式□　　　印刷质量□

封面文字□　　　封底文字□　　　内容简介□　　　　　前言□　　　　　目录□

作者□　　　　　出版社□　　　　价格□　　　　　　　广告宣传□　　　其他（请说明）_____

您是否知道北京航空航天大学出版社:知道□　　　　不知道□

您是否买过北京航空航天大学出版社的图书:

买过(书名:_____)□　　　没买过□

您对本书的具体意见和建议:

_____

_____

_____

_____

您还希望购买哪方面的图书:

_____

_____

_____

_____

您对北京航空航天大学出版社的具体意见和建议:

_____

_____

_____

_____

其他意见和建议:

_____

_____

_____

_____

_____

北京航空航天大学出版社，助力考试成功！